Wolfgang Klimm

Kariologie

Leitfaden für Studierende und Zahnärzte

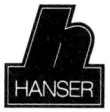

Carl Hanser Verlag München Wien

Der Verfasser
Prof. Dr. Wolfgang Klimm, Universitätsklinikum Carl Gustav Carus der Technischen Universität Dresden, Zentrum für Zahn-, Mund- und Kieferheilkunde, Poliklinik für Zahnerhaltung

Die Deutsche Bibliothek – CIP-Einheitsaufnahme

Klimm, Wolfgang:
Kariologie : ein Leitfaden für Studierende und Zahnärzte / Wolfgang Klimm. – München ; Wien : Hanser, 1997
ISBN 3-446-18461-9

Hinweis
Medizin und Zahnmedizin sind in ständiger Entwicklung begriffen. Der Fortschritt der Wissenschaft führt permanent zu neuen Erkenntnissen. Der Leser dieses Buches ist daher gehalten, Therapieempfehlungen, insbesondere Angaben zur Dosierung von Medikamenten, in eigener Verantwortung zu prüfen. Zwar verwenden Autoren, Herausgeber und Verlag größte Mühe darauf, daß der Inhalt des Buches dem Wissensstand bei der Abfassung entspricht, Änderungen sind jedoch grundsätzlich möglich. Die Entscheidung für eine bestimmte Therapie liegt letztlich in der Verantwortung des behandelnden Arztes bzw. Zahnarztes.

Die im Text genannten Präparate und Bezeichnungen sind zum Teil patent- und urheberrechtlich geschützt. Aus dem Fehlen eines besonderen Hinweises bzw. des Zeichens® darf nicht geschlossen werden, daß kein Schutz besteht.

Dieses Werk ist urheberrechtlich geschützt.
Alle Rechte, auch die der Übersetzung, des Nachdrucks und der Vervielfältigung des Buches oder von Teilen daraus, vorbehalten.
Kein Teil des Buches darf ohne schriftliche Genehmigung des Verlages in irgendeiner Form (Fotokopie, Mikrofilm oder ein anderes Verfahren), auch nicht für Zwecke der Unterrichtsgestaltung, reproduziert oder unter Verwendung elektronischer Systeme verarbeitet werden.

© Carl Hanser Verlag München Wien 1997
Internet: http://www.zahnheilkunde.de
Umschlaggestaltung: Kaselow Design, München
Gesamtherstellung: Buch- und Offsetdruckerei Wagner, Nördlingen
Printed in Germany

In memoriam

Friedrich Hermann Louis Klimm
(1913–1996)

Vorwort

Die Kariologie ist die Lehre von der Zahnkaries. Sie gilt als integraler Bestandteil des Curriculums Zahnmedizin. Nach der derzeit gültigen und der im Entwurf vorliegenden neuen Approbationsordnung für Zahnärzte erfolgt die zahnärztliche Prüfung im Fach Zahnerhaltungskunde in den drei Fachbereichen Kariologie und Endodontologie, Parodontologie sowie Kinderzahnheilkunde. Dabei wird die in der Kariologie und Endodontologie erreichte Note doppelt gewertet.

Andererseits ist der praktisch tätige Zahnarzt im Rahmen der Zahnerhaltung tagtäglich mit der Zahnkaries konfrontiert und bedarf neuester und gesicherter Erkenntnisse zur Prophylaxe, Therapie und Metaphylaxe dieser häufigen Erkrankung des Menschen.

Was liegt daher näher als der Versuch, die Kariologie aufgrund ihres hohen Stellenwertes im Ensemble der zahnmedizinischen Teildisziplinen als Leitfaden für Studierende der Zahnmedizin und den Zahnarzt gesondert abzuhandeln?

Auf der Grundlage seiner langjährigen Erfahrungen im Hörsaal und in der zahnärztlichen Fortbildung ist es die Intention des Autors, komplizierte wissenschaftliche Sachverhalte transparent und verständlich darzustellen sowie Anleitungen zum praktischen Handeln nachvollziehbar zu gestalten. Der Schlüssel für die Realisierung dieses Ziels sollte in der Beschränkung auf Wesentliches, Typisches und Gesichertes liegen. Hierbei finden die „Klassiker" der Kariologie ebenso Berücksichtigung wie die „Modernen". Da das Bild oft mehr aussagt als das geschriebene Wort, wird mit vereinfachten schematischen Darstellungen ebenso gearbeitet wie mit charakteristischen Realbildern. Es wird versucht, das praktische Vorgehen am Patienten Schritt für Schritt in Behandlungssystematiken darzulegen und selektiv zu bebildern. Fettgedrucktes und der gerahmte Merksatz sollen die Les- und Lernbarkeit des Textes erleichtern. Auch Metaphern, Zitate, Sinnbilder und Symbole dienen diesem Anliegen.

Für die Unterstützung meiner Arbeit am Buch bedanke ich mich aufrichtig bei den Damen OA Dr. *I. Natusch*, Prof. Dr. *G. Hetzer*, *G. Oßwald* und *G. Bellmann* (Dresden) sowie den Herren Dr. *G. Buchmann*, Dr. *S. Pfau* und Dr. *T. Klinke* (Dresden), Dr. *A. Gabert* (Leipzig), Dr. *A. L. M. Vogels* (Nijmegen), Prof. Dr. *J. M. Hardie* (London) und Prof. Dr. *B.*

Guggenheim (Zürich). Herr ZA R. *Dorniok* setzte mit unendlicher Geduld die Zeichenvorlagen am Computer um. Unermüdliche Hilfe wurde mir durch meine Sekretärin, Frau M. *Ehrlich,* durch die Niederschrift des Manuskripts zuteil.

Hierbei leistete Frau *U. Krantz* wertvolle Mithilfe.

Der Hanser Verlag hat die Entstehung des vorliegenden Buches verständnisvoll und großzügig begleitet. Hier gebührt Herrn *J. W. Wolters* und Frau *U. Barche* besonderer Dank.

Dresden und Leipzig, März 1997   *Hermann Wolfgang Klimm*

Inhalt

1	Definition der Karies	13
2	Epidemiologie der Karies	14
2.1	Kariesepidemiologische Methodik	15
2.1.1	Kariesepidemiologische Begriffe	15
2.1.2	Arten kariesepidemiologischer Studien	17
2.1.3	Kariesepidemiologische Befunderhebung	17
2.1.4	Kariesindizes	19
2.2	Karies und Ernährung	21
2.2.1	Historische Aspekte	22
2.2.2	Ernährungsstudien	25
2.2.3	Karies und Zucker heute	33
2.3	Karies und Geographie	34
2.3.1	Klima	35
2.3.2	Spurenelemente	35
2.3.3	Sozioökonomische Einflüsse	36
2.4	Karies und Mundhygiene	36
2.5	Karies und Lebensalter	38
2.6	Karies und Geschlecht	38
2.7	Karies und Vererbung	39
2.8	Karies in den Industrieländern	40
2.9	Karies in den Entwicklungsländern	46
3	Ätiologie und Pathogenese der Karies	48
3.1	Kariestheorien	48
3.1.1	„Chemisch-parasitäre Theorie"	48
3.1.2	Parasitentheorien	51
3.1.3	Pulpaphosphatase-Theorie	52
3.1.4	Glykogen-Theorie	53
3.1.5	„Organotrope Kariestheorie"	53
3.1.6	Zahnlymphe-Theorie	54
3.1.7	Ulciphilia-Theorie	55
3.1.8	Proteolyse-Theorie	55
3.1.9	„Nichtsaure Kariestheorie" (Phophatasetheorie)	56
3.1.10	Proteolyse-Chelations-Theorie	57

3.1.11	Resistenztheorie	58
3.1.12	Korrosionstheorie	60
3.1.13	Weitere Kariestheorien	61
3.2	Karies als exogener Prozeß	63
3.2.1	Parabionten	63
3.2.2	Sondenernährung	64
3.3	Karies als mikrobieller Prozeß	65
3.3.1	In-vitro-Versuche	65
3.3.2	Tierversuche	66
3.3.3	Untersuchungen am Menschen	71
3.4	Ursachenkomplex der Karies	73
3.5	Plaquehypothesen	74
3.5.1	Spezifische Plaquehypothese	74
3.5.2	Unspezifische Plaquehypothese	75
3.5.3	Ökologische Plaquehypothese	75
3.6	Begriffe der Mikroökologie	76
3.7	Mikroökologie der Mundhöhle	77
3.8	Mikroökologie der Karies	79
3.8.1	Wirtsfaktoren	79
3.8.2	Bakterielle Plaque als Biozönose	92
3.8.3	Substrat der Biozönose	117
3.8.4	Zeit	123
4	**Histopathologie und Histobakteriologie der Karies**	**126**
4.1	Schmelzkaries	126
4.1.1	Initiale Glattflächenkaries	126
4.1.2	Initiale Fissurenkaries	132
4.1.3	Superfizielle Glattflächenkaries	132
4.1.4	Superfizielle Fissurenkaries	133
4.2	Dentinkaries	133
4.2.1	Frühe Dentinläsion vor Schmelzkavitation	133
4.2.2	Fortgeschrittene Dentinläsion nach Schmelzkavitation	137
4.3	Wurzelkaries	141
4.3.1	Initiale Wurzelkaries	142
4.3.2	Fortgeschrittene Wurzelkaries	143
4.3.3	Stationäre Wurzelkaries	144

5	Diagnostik der Karies	146
5.1	Anamnese	146
5.2	Klinischer Befund und Diagnose	146
5.2.1	Voraussetzungen und Mittel der klinischen Befunderhebung	146
5.2.2	Tiefe der Karies	147
5.2.3	Verlauf der Karies	148
5.2.4	Lokalisation der Karies	150
5.2.5	Ausbreitung der Karies	156
5.2.6	Sonderformen der Karies	157
5.3	Röntgendiagnostik der Karies	158
5.4	Weitere Verfahren zur Kariesdiagnostik	161
6	Diagnostik des erhöhten Kariesrisikos	163
6.1	Anamnese	164
6.1.1	Ernährung und Mundhygiene	164
6.1.2	Fluoride	166
6.1.3	Erkrankungen und Medikamente	166
6.1.4	Beruf	166
6.1.5	Inanspruchnahmeverhalten und Sozialstatus	167
6.2	Klinischer Befund	167
6.2.1	Bisheriger und gegenwärtiger Kariesbefall	167
6.2.2	Mundhygienezustand	168
6.2.3	Plaquebildungsrate	169
6.3	Speichelbefunde	170
6.3.1	Speichelsekretionsrate	170
6.3.2	Pufferkapazität	171
6.3.3	S.-mutans-Test	171
6.3.4	Laktobazillentest	174
7	Prophylaxe der Karies	175
7.1	Säulen der Kariesprophylaxe	176
7.1.1	Ernährungslenkung und Ernährungsberatung	176
7.1.2	Mundhygiene	183
7.1.3	Fluoridanwendung	190
7.1.4	Fissurenversiegelung	208

8	Therapie der Karies	213
8.1	Nichtinvasive Kariestherapie	213
8.2	Minimalinvasive Kariestherapie	214
8.3	Invasive Kariestherapie	216
8.3.1	Kurativer und ästhetischer Wert der Füllung	216
8.3.2	Kavitätenklassen	216
8.3.3	Präparationsregeln	217
8.3.4	Präparationsinstrumentarium	219
8.3.5	Pulpaschonendes Vorgehen	219
8.3.6	Indikation und Kontraindikation der invasiven Füllungstherapie	220
8.3.7	Amalgamfüllung	221
8.3.8	Kompositfüllung	234
8.3.9	Glasionomerzementfüllung	255
8.3.10	Kompomerfüllung	260
8.3.11	Metallgußfüllung	262
8.3.12	Kompositinlay	274
8.3.13	Keramikinlay und -onlay	281
8.3.14	Keramikverblendschalen	287
8.3.15	Cerec®-System	291
8.3.16	Goldhämmerfüllung	294
8.3.17	Bewertung der Füllungstherapie	296
	Literatur	300
	Register	332

1 Definition der Karies

> Zahnkaries* ist ein lokalisierter pathologischer Vorgang (Krankheit) bakteriellen Ursprungs, der mit einem fortschreitenden Verfall (Demineralisation) der Zahnhartsubstanzen einhergeht und schließlich zur Höhlenbildung (Kavität) führt (*Baume* 1962, FDI 1976).
> * caries f<lat> = Morschheit, Fäulnis

Dieser treffenden Definition der Fédération Dentaire Internationale (FDI) ist aus wissenschaftlicher Sicht nichts hinzuzufügen, und es wird im folgenden unter ätiologisch-pathogenetischem, klinischem und pathohistologischem Aspekt darum gehen, den Beweis für die Richtigkeit dieser Begriffsbestimmung anzutreten.

2 Epidemiologie der Karies

Epidemiologie (f<grch>) ist die Lehre von der Verbreitung, den Ursachen und der Bekämpfung infektiöser und nichtinfektiöser Erkrankungen in definierten Bevölkerungsgruppen in einem bestimmten Raum und einer bestimmten Zeit. Sie unterteilt sich in deskriptive, konstruktive und experimentelle Epidemiologie.

Die deskriptive (beschreibende) Kariesepidemiologie befaßt sich mit der Verbreitung der Karies innerhalb von ethnischen, nationalen, geographischen, sozialen sowie Alters- und Geschlechtsgruppen (FDI 1976). Die konstruktive (erläuternde oder analytische) Kariesepidemiologie hingegen fragt nach den Ursachen (z.b. Ernährung, Klima, Spurenelemente) der unterschiedlichen Kariesverbreitung zwischen einzelnen Bevölkerungsgruppen und innerhalb dieser Gruppen (FDI 1976). Die experimentelle Kariesepidemiologie plant und realisiert gezielte Maßnahmen gegen die Karies und bewertet deren Effektivität. Die drei Formen der Kariesepidemiologie greifen ineinander (Abb. 1), und es ist aus Gründen der Logik und Didaktik wenig sinnvoll, sie im nachfolgenden Text isoliert abzuhandeln.

Die FDI hat sich seit 1961 aus Gründen der Vergleichbarkeit kariesepidemiologischer Untersuchungen und der Verständigung auf nationaler

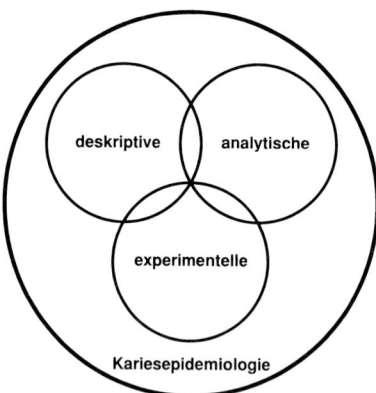

Abb. 1 Formen der Kariesepidemiologie

und internationaler Ebene bemüht, zu einer Standardisierung der kariesepidemiologischen Begriffe und Methoden zu gelangen. Ausdruck dieser Aktivitäten sind das Dokument „Allgemeine Grundsätze für eine internationale Normung der Kariesstatistiken" (*Baume* 1962) und dessen überarbeitete Fassung „Classification of epidemiologic studies of dental caries and definitions of related terms" (*Horowitz* et al. 1975) sowie die „Klassifizierung epidemiologischer Studien über Zahnkaries und Definition verwandter Begriffe" (FDI 1976).

2.1 Kariesepidemiologische Methodik

2.1.1 Kariesepidemiologische Begriffe

Aus der Vielzahl der in den genannten FDI-Dokumenten enthaltenen Begriffe sind die wichtigsten ausgewählt und im folgenden definiert:

Initialkaries: Beginnender Karieszprozeß ohne offensichtlichen Oberflächendefekt, der in der Regel als weißlicher, kreidiger oder dunkelverfärbter Fleck klinisch nicht leicht feststellbar ist und röntgenographisch sichtbar sein kann.

Klinische Karies: Kariöser Prozeß im Stadium einer offensichtlichen Höhlenbildung (Kavität), der in der Regel klinisch (visuell-taktil) oder röntgenographisch mit Bestimmtheit diagnostiziert werden kann.

Primärkaries: Eindeutige kariöse Kavität, die in keinerlei Zusammenhang mit einer Füllung steht.

Sekundärkaries: Sicher diagnostizierbare kariöse Läsion, die am Füllungsrand auftritt.

Kariesgrad: Ausdruck der Tiefe (Schwere) einer kariösen Läsion (z.B. Initialkaries oder klinische Karies).

Behandelte (ehemalige) Karies: Kariöse Läsion, die mit einer Füllung versehen wurde oder Anlaß zur Zahnentfernung gab.

Alte Füllung: Füllung, die bei der Erstuntersuchung vorlag.

Neue Füllung: Füllung zum Ersatz einer primär- oder sekundärkariösen Läsion, die bei einer vorhergehenden Untersuchung mit Bestimmtheit diagnostiziert wurde.

Sofortige Füllung: Füllung in einer Zahnfläche, die bei einer vorhergehenden Untersuchung noch kariesfrei war.

Kariesbefall (caries experience): Gesamtumfang aller Kariesschäden (Lebenskariesbefall) bei einem Individuum, d. h. alle kariösen, gefüllten oder durch Karies verlorengegangenen Zähne oder Zahnflächen.

Kariesverbreitung (caries prevalence): Gesamtumfang aller Kariesschäden in einer Gruppe oder Population.

Kariesanstieg (caries incidence), **Karieszuwachs** (caries increment): Zahl neuer kariöser Zähne oder Zahnflächen, die innerhalb eines bestimmten Zeitraums bei einem Individuum oder innerhalb einer Bevölkerungsgruppe entstehen.

Kariesfortschritt (caries progression): Räumliche Ausdehnung einer unbehandelten kariösen Läsion in einer bestimmten Zeit.

Kariesrückgang (caries reduction): Verminderter Kariesanstieg und/oder Kariesfortschritt innerhalb eines bestimmten Zeitraums oder geringere Kariesverbreitung innerhalb einer Gruppe im Vergleich zu einer anderen.

Karieseinschränkung (caries control): Verhinderung oder Verminderung des Kariesneubefalls und -fortschritts durch die Anwendung von Präparaten und Maßnahmen.

Kariesstillstand (caries arrestment): Ausdruck der spontanen oder hervorgerufenen Unterbrechung des Kariesfortschritts (mit Ausnahme der Füllungstherapie).

Kariesaktivität (caries activity): Ergebnis des Zusammenspiels von Mikroorganismen, Substrat, Wirtsfaktoren und Zeit, das sich durch beginnende Karies und Kariesfortschritt äußert.

Kariesfrei (caries-free): Vorliegen eines gesunden Zahnes, einer gesunden Fläche oder eines gesunden Gebisses bei fehlendem Kariesvorkommen in Gegenwart (aktive Karies) und Vergangenheit (Füllungen, Kariesstillstand).

Kariesprophylaktische Mittel, Kariespräventiva (caries prophylactic agents, caries preventives): Mittel, die eine Hemmung des Kariesanstiegs und des Kariesfortschritts bewirken.

Kariesprädilektionsstellen (caries predilection sites): Anatomische Bezirke des Zahnes, die bevorzugt von Karies befallen werden (Grübchen, Fissuren, Glatt- und Approximalflächen).

2.1.2 Arten kariesepidemiologischer Studien

Kariesepidemiologische Studien werden in **Erhebungen** (surveys) und **klinische Versuche** (clinical trials) eingeteilt (*Horowitz* et al. 1975, FDI 1976). **Erhebungen für die kariesepidemiologische Forschung** können beschreibenden oder analytischen Charakter tragen (s. 2). **Erhebungen zur Planung, Durchführung und Bewertung eines Gesundheitsdienstes** dienen der Festlegung von Prioritäten hinsichtlich der Prophylaxe, Therapie und Metaphylaxe der Karies. Der **klinische Versuch** beurteilt die prophylaktische oder therapeutische Wirkung eines Mittels oder einer Maßnahme hinsichtlich der Kariesverbreitung oder des Kariesanstiegs. Der **klinische Versuch zur Bestimmung der Kariesverbreitung** ohne Kontrollgruppe vergleicht die Kariesverbreitung in ein und derselben Population oder Stichprobe vor (Basisuntersuchung) und während einer prophylaktischen oder therapeutischen Beeinflussung. Wird eine Kontrollgruppe hinzugezogen, ist ein Vergleich der Kariesverbreitung zwischen der Versuchsgruppe und der unbeeinflußten Kontrollgruppe möglich. Der **klinische Versuch zur Bestimmung des Kariesanstiegs** ist auch als kontrollierter klinischer Versuch bekannt. Die Untersuchung über den Kariesanstieg gilt als epidemiologisches Experiment (s. 2), bei dem eine oder mehrere prophylaktisch oder therapeutisch beeinflußte Versuchsgruppen hinsichtlich des Kariesanstiegs mit einer Placebo- oder Kontrollgruppe verglichen werden.

Hinweise zur Durchführung klinischer Versuche enthält der FDI-Bericht „Grundsätzliche Forderungen für kontrollierte klinische Versuche über kariesprophylaktische Präparate und Maßnahmen (*Horowitz* et al. 1973).

2.1.3 Kariesepidemiologische Befunderhebung

Die kariesepidemiologische Befunderhebung ist an eine Reihe von Bedingungen geknüpft und bedient sich unterschiedlicher Untersuchungsmethoden (*Horowitz* et al. 1975, FDI 1976).

Zur Einschränkung intra- und interindividueller Variabilität bei der Interpretation der Kariesbefunde ist vor der Befunderhebung eine Trainingszeit der Untersucher zur **Kalibrierung** (Vereinheitlichung) vorzusehen. Für die Kennzeichnung der zu untersuchenden Zähne hat sich das zweiziffrige System der FDI (1971) durchgesetzt. Dabei gibt die erste Ziffer den Quadranten, die zweite Ziffer den Zahn innerhalb des Quadranten an:

Bleibende Zähne:

(oben rechts)	(oben links)
18 17 16 15 14 13 12 11	21 22 23 24 25 26 27 28
48 47 46 45 44 43 42 41	31 32 33 34 35 36 37 38
(unten rechts)	(unten links)

Milchzähne:

(oben rechts)	(oben links)
55 54 53 52 51	61 62 63 64 65
85 84 83 82 81	71 72 73 74 75
(unten rechts)	(unten links)

Bei der **Gesamtaufzeichnung** (total recording) werden alle bleibenden Zähne, Milchzähne oder beide Zahnarten systematisch erfaßt. Sie beginnt im 1. bzw. 5. Quadranten mit 18 (eins-acht) bzw. 55 (fünf-fünf). Die **teilweise Aufzeichnung** (partial recording) berücksichtigt lediglich einzelne Zähne, Zahngruppen oder eine Gebißhälfte, die für das gesamte Gebiß repräsentativ sein sollen.

Die einfachste Methode der kariesepidemiologischen Befunderhebung ist die **Durchsicht** (screening). Sie dient z. B. der Ermittlung von Kariesfrequenz mittels Zungenspatel und unter ausreichender Beleuchtung. Die **Mundinspektion** (inspection) ist die Standardmethode zur Bestimmung der Kariesverbreitung in größeren Stichproben und Populationen mit Hilfe von Spiegel, Sonde und optimaler Beleuchtung. Bei der **vollständigen Untersuchung** (complete examination), die als Standardmethode für klinische Versuche gilt, wird die Mundinspektion durch Sensibilitätsprüfungen, Perkussion, einen vollständigen Röntgenstatus und Laboruntersuchungen ergänzt. Dagegen beinhaltet die **begrenzte Untersuchung** (limited examination) den Gebrauch von Spiegel und Sonde sowie Durchleuchtung (Transillumination) und Bißflügel-Röntgenaufnahmen. Unter einer **Reihenuntersuchung** (serial examination) versteht man die Untersuchung der gleichen Person in bestimmten Zeitabständen oder die regelmäßige Untersuchung verschiedener Stichproben der gleichen Population. Die **Voruntersuchung** (pilot examination) erfaßt die Kariesverbreitung in einer kleineren Untersuchungsgruppe und stellt die Grundlage größerer Studien dar. Klinische Versuche sind als **Blindversuch** (blind examination) oder als **Doppelblindversuch** (double-blind examination) angelegt (*Horowitz* et al. 1975, FDI 1976). Beim Blindversuch wird dem Untersucher vorenthalten, zu welcher Gruppe die Versuchsperson gehört. Beim Doppelblindversuch ist weder dem Untersucher noch dem zu Untersuchenden die Gruppenzugehörigkeit der Versuchsperson (Proband) bekannt.

2.1.4 Kariesindizes

Ein Index drückt ein bestimmtes Merkmal quantitativ aus oder gibt einen Zustand als Verhältnis oder Zahl wieder. Er dient als Indikator zur Bestimmung dieses Zustandes (*Horowitz* et al. 1975, FDI 1976).

1. Die **Kariesfrequenz** (caries frequency) drückt die Zahl karieskranker Personen als Verhältnis zur Zahl der untersuchten Personen aus:

$$\text{Kariesfrequenz} = \frac{\text{Zahl Karieskranker}}{\text{Zahl der Untersuchten}}$$

Die Frequenz kann als Proportion oder als Prozentsatz angegeben werden. Bei Prozentangaben wird die Proportion mit 100 multipliziert.

2. Bei der **Kariesmorbidität** (caries morbidity) besteht ein Verhältnis zwischen der Zahl kariöser Zähne und der Zahl der untersuchten Personen oder 100 untersuchten Zähnen.

3. Der DMF-Index (*Klein* et al. 1938) ist der Mengenausdruck des Lebenskariesbefalls bleibender Zähne bei einer Einzelperson oder der Kariesverbreitung in einer Bevölkerungsgruppe. Er stellt die Summe kariöser (D = decayed), fehlender (M = missing) und gefüllter (F = filled) bleibender Zähne (T = teeth) oder Zahnflächen (S = tooth surfaces) dar. Der zahn- oder flächenbezogene Index wird wie folgt berechnet:

$$\text{DMF-T} = \frac{\text{Summe kariöser, fehlender, gefüllter Zähne}}{\text{Zahl der Untersuchten}}$$

DMF-T max = 28 (ohne Einbeziehung der Weisheitszähne)

$$\text{DMF-S} = \frac{\text{Summe kariöser, fehlender, gefüllter Zahnflächen}}{\text{Zahl der Untersuchten}}$$

DMF-S max = 128 (Eckzahn, Schneidezahn – 4 Flächen, Prämolar, Molar – 5 Flächen).

Da der DMF-Index in seiner ursprünglichen Form kariöse Läsionen im Stadium der Kavitation erfaßt, stellt er eine relativ grobe Methode dar. Durch Graduierungen, die eine Beurteilung beginnender Kariesläsionen ermöglichen, wurde er verfeinert. So ist der Empfindlichkeitsgrad der D-Komponente im Approximalbereich durch eine röntgenographische Graduierung erhöht worden (*Marthaler* 1966, *Curilović* et al. 1983):

$D_1 =$ Transluzenz in der äußeren Schmelzhälfte
$D_2 =$ Transluzenz bis in die innere Schmelzhälfte
$D_3 =$ Transluzenz bis in die äußere Dentinhälfte
    (unabhängig von klinischer Kavitation)
$D_4 =$ Transluzenz bis in pulpanahe Dentinhälfte.

Die subtile klinische Beurteilung einer Kariesprädilektionsstelle ist durch folgende Einteilung gegeben (*Marthaler* 1966):

0 = keine Anzeichen von Karies
1(D_1) = erste feststellbare Veränderungen
2(D_2) = deutliche Veränderungen ohne Verlust der Oberflächenkontinuität
3(D_3) = kleine Kavität mit Dentinveränderungen
4(D_4) = große Kavität > 2 mm

Die Läsionsgrade 1–3 wurden für unterschiedliche Typen der Prädilektionsstellen spezifiziert (Tab.1).

Die Aussage des DMF-Index wird durch die getrennte Angabe seiner Komponenten D, M und F erhöht.

4. Der dmf-Index ist der quantitative Ausdruck des Kariesbefalls der Milchzähne bei einem Kind oder der Kariesverbreitung in einer kindlichen Population. Um den physiologischen Zahnwechsel zu umgehen, wird auf den m-Wert verzichtet und demzufolge der df-t- oder df-s-Index erhoben. Der def-Index ist der quantitative Ausdruck für den aktuellen Kariesbefall oder die aktuelle Kariesverbreitung. Er erfaßt die kariösen (d), extraktionsreifen (e – need to be extracted) und gefüllten (f) Milchzähne.

5. Der **Wurzelkariesindex** (Root Caries Index, *Katz* 1980, 1982, 1984) dient der quantitativen Erfassung der Zahnwurzelkaries nach Wurzelfreilegung infolge des Rückgangs von Alveolarknochen und Gingiva (Rezession). Der als Prozentsatz angegebene Index errechnet sich wie folgt:

$$\text{RCI} = \frac{(R-D) + (R-F)}{(R-D) + (R-F) + (R-N)} \times 100\%$$

R – N = Rezession mit gesunder Wurzeloberfläche
R – D = Rezession mit kariöser Wurzeloberfläche
R – F = Rezession mit gefüllter Wurzeloberfläche.

Tabelle 1 Läsionsgrade für die Beurteilung unterschiedlicher Prädilektionsstellen (*Marthaler* 1966)

Grad	Fissuren	Glattflächen	Approximalflächen der Frontzähne
0	keine kariösen Veränderungen		
1(D_1)	leicht braune schmale Linie	weißer Fleck mit harter Oberfläche < 2 mm	
2(D_2)	deutliche braune oder schwarze Linie	weißer Fleck > 2 mm	dunkelbraune Oberflächenverfärbung
3(D_3)	Kavität, Zerstörung der Schmelzoberfläche		
4(D_4)	Kavität mit einer Ausdehnung > 2 mm		

2.2 Karies und Ernährung

Die Ernährung spielt eine zentrale Rolle bei der Entstehung und Verbreitung der Karies.

Dabei ist der lokalen Wirkung der Nahrung auf die Zähne die Hauptbedeutung beizumessen. Systemische Effekte der Nahrung sind von geringer Relevanz (*Theilade* und *Birkhed* 1986). So scheinen zwischen Mangelernährung, Zahnentwicklung und späterem Kariesbefall keine direkten Zusammenhänge zu bestehen (*Gülzow* 1995). Die zentrale Bedeutung der Ernährung soll nachstehend aus epidemiologischer Sicht erläutert werden.

22　Epidemiologie der Karies

2.2.1　Historische Aspekte

Die Geschichte der Menschheit wird von einem zunächst allmählichen, später starken ernährungsbedingten Anstieg der Zahnkaries begleitet.

Zum Vorkommen der Zahnkaries bei den alten Ägyptern wurden widersprüchliche Meinungen geäußert. In der vordynastischen Zeit (um 3200 v. Chr.) bis in die Zeit der Ptolemäer (323–30 v. Chr.) sei Karies außerordentlich selten gewesen (*Hoffmann-Axthelm* 1985). Diese Aussage konnte durch röntgenographische und computertomographische Untersuchungen an Mumien aus der Ptolemäer- und Römerzeit (30 v. Chr. – 395 n. Chr.) bestätigt werden (*Germer* et al. 1995). Nur bei einer von sieben Mumien wurde computertomographisch Karies diagnostiziert (Abb. 2). Die Karies unterscheidet sich in Form und Lokalisation nicht von Kariesbefunden beim rezenten Menschen (*Nickol* und *Wilke* 1992). Ferner war feststellbar, daß Kariesfreiheit mit starkem Zahnabrieb einherging. Die verstärkte Zahnabrasion, die offenbar alle sozialen Schichten betraf, wurde auf die Verunreinigung der Nahrung mit Mineralstäuben zurückgeführt. Im Gegensatz zu den obengenannten Erkenntnissen

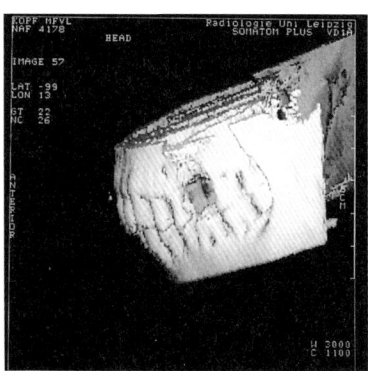
Abb. 2a

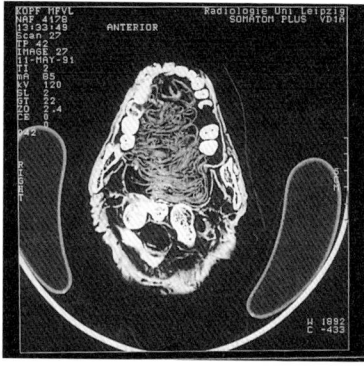
Abb. 2b

Abb. 2　Kariesbefall an 25 bei ägyptischer Mumie (im Besitz des Museums für Völkerkunde zu Leipzig (Direktor: Dr. habil. *L. Stein*), mit freundlicher Genehmigung): a) dreidimensionale Rekonstruktion aus Computertomogrammen (*Nickol* und *Wilke* 1992). b) Computertomogramm des Oberkiefers (mit kollegialer Unterstützung der Klinik und Poliklinik für Radiologische Diagnostik der Universität Leipzig)

fand *Smith* an 500 Skeletten von ägyptischen Aristokraten in den Grabkammern bei den Pyramiden von Gise (um 2500 v. Chr.) einen starken Kariesbefall (*Hoffmann-Axthelm* 1985), der im Zusammenhang mit verfeinerter Nahrung stehen könnte.

Aufschluß über die Quantität und Qualität der Karies im Verlauf von vier Jahrtausenden gab eine Untersuchung an Schädelmaterial im damaligen Schlesien (*Euler* und *Werner* 1936). Kariesfrequenz und -verbreitung waren Gegenstand einer vergleichenden kariesepidemiologischen Untersuchung an 371 Schädelfunden aus ur- und frühgeschichtlicher Zeit und 10340 Gebissen aus der rezenten zivilisierten Bevölkerung Norddeutschlands (*Sobkowiak* et al. 1978). Als Ursache für die niedrige Kariesfrequenz (Abb. 3) und Kariesverbreitung (Abb. 4) wurde in beiden Studien in Analogie zu den Untersuchungen an den ägyptischen Mumien der Verzehr grober und verunreinigter Nahrung gesehen. Die Aufnahme in Handmühlen gemahlenen Getreides, das etwa 3% Steinmehl enthielt, führte zu starker Abkauung (Abrasion) der Zähne. Somit gingen die Fissuren als Kariesprädilektionsstellen verloren (*Sobkowiak* et al. 1978). Die Hauptursache für die Zunahme der Kariesfrequenz (Abb. 3) von der Steinzeit bis in die 30er Jahre unseres Jahrhunderts bestehe nach *Euler* und *Werner* (1936) in der Veränderung der Ernährung.

Der Steilanstieg der Karies und der merkliche Rückgang der Abrasion vom 17. und 18. Jahrhundert bis zur Gegenwart wurden der Verfeinerung der Nahrung (reduzierte Kautätigkeit, erschwerte Selbstreinigung des Gebisses, verbesserte Haftung an der Zahnoberfläche) sowie der Veränderung der Nahrungszusammensetzung (Zunahme des Zuckergehalts) angelastet. Außerdem unterlag das Kariesmuster ernährungsbedingten Veränderungen:

- Drastische Zunahme der Milchzahnkaries um etwa 90%,
- extreme Zunahme der Karies bleibender Zähne im Wechselgebiß um ca. 80%,
- erhöhte Verbreitung der Fissuren- und Approximalkaries im Seitenzahnbereich,
- zunehmender Befall der Frontzähne durch Approximalkaries.

Auch für den Kariesanstieg von der Eisenzeit bis zur Gegenwart (Abb. 4) wurde die Zivilisation mit ihrem ungünstigen Einfluß auf die gesamte Lebens- und Ernährungsweise verantwortlich gemacht (*Sobkowiak* et al. 1978). Von klinisch-röntgenographischen und histologischen Untersu-

24 Epidemiologie der Karies

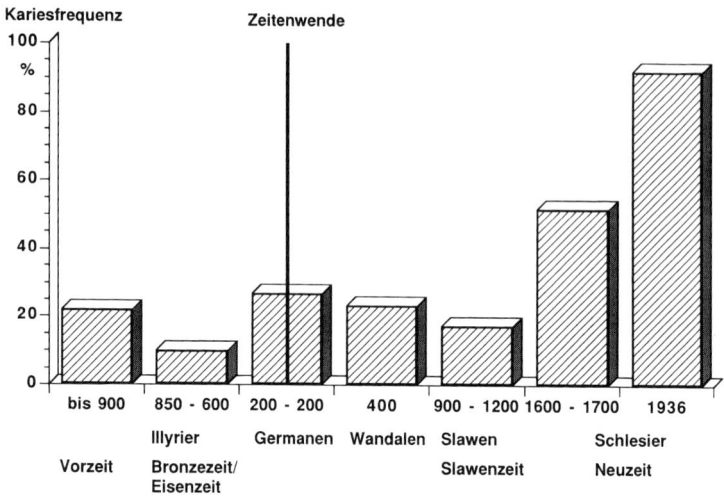

Abb. 3 Kariesfrequenz bei der Bevölkerung des ehemaligen Schlesiens im Wandel der Zeiten (Modifikation nach *Euler* und *Werner* 1936)

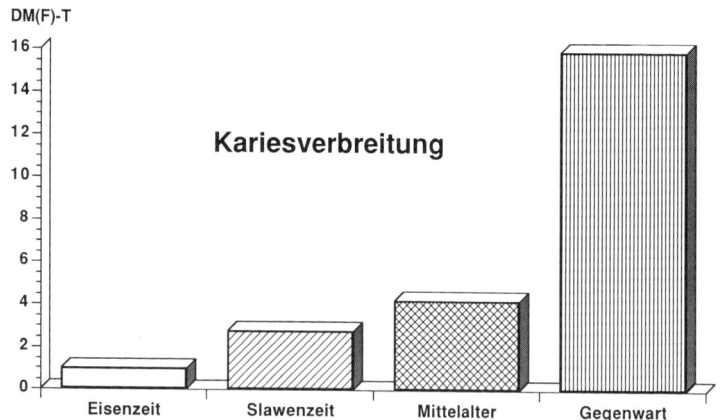

Abb. 4 Zunahme der Kariesverbreitung von der Eisenzeit zur Gegenwart (Modifikation nach *Sobkowiak* et al. 1978)

chungen an Schädeln aus der Bronze-, Hallstatt-, spätrömischen und Frankenzeit sowie dem Mittelalter im süddeutschen Raum hat *Riethe* (1954, 1985) berichtet. Im Vergleich zu den guten Gebißverhältnissen in der Bronzezeit führte die spätrömische Zivilisation zur höchsten Kariesfrequenz.

Als Ursachen für den Kariesanstieg im Lauf der Geschichte wurden folgende Ernährungsfaktoren zusammengefaßt (*Theilade* und *Birkhed* 1986):

1. Hoher Gehalt rasch vergärbarer Kohlenhydrate (Zucker und Feinstmehl) in der Nahrung,
2. geringerer Anteil kauzwingender Kost, die Speichelbildung und Selbstreinigung des Mundes fördert,
3. häufigere Nahrungsaufnahme,
4. weniger karieshemmende Bestandteile in der verfeinerten Kost.

> Die Karies ist eine Zivilisationskrankheit. Der zivilisationsbedingte Kariesanstieg steht in direktem Zusammenhang mit dem zivilisatorischen Wandel der Ernährung von zuckerfreier bzw. -armer grober Primitivkost zu zuckerreicher und verfeinerter Zivilisationskost.

2.2.2 Ernährungsstudien

Der im historischen Kontext dargestellte Zusammenhang zwischen Karies und Ernährung soll anhand bedeutender Ernährungsstudien belegt werden. Die in ihrer Art unterschiedlichen epidemiologischen Studien demonstrieren die dramatischen Auswirkungen der Zivilisationskost auf die Zahngesundheit in anschaulicher Weise.

Tristan-da-Cunha-Studien

Ein lehrreiches Beispiel für den verheerenden Einfluß der Zivilisationskost ist der dramatische Kariesanstieg bei der Bevölkerung der Vulkaninsel Tristan da Cunha im Südatlantik. Die dortige Population hat europäische, malaiische und afrikanische Wurzeln und durchlief mindestens drei soziale Etappen (*Holloway* et al. 1963). In der ersten Etappe (19. Jahrhundert) war die Insel von Bedeutung für die Segelschiffahrt und den Walfang. Die zweite Etappe reichte vom Ende des 19. Jahrhunderts bis

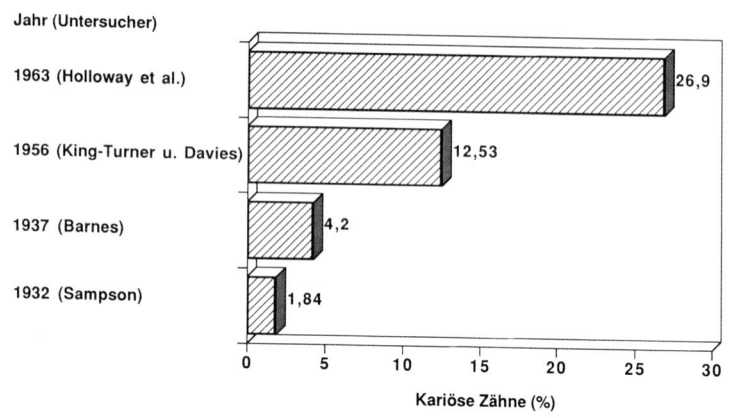

Abb. 5 Ernährungsbedingter Anstieg des Prozentsatzes kariöser Zähne bei den Bewohnern der Insel Tristan da Cunha

zum Beginn des 2. Weltkriegs. Durch den Rückgang des Walfangs und neue Schiffsrouten geriet die Insel in zunehmende Isolation. Die Ernährung der Inselbewohner war eintönig und bestand vorrangig aus Kartoffeln und Fisch. 1938 war der durchschnittliche Kartoffelverbrauch 4mal und der Fischverzehr 3mal höher als in England. Der Speisezettel wurde nur selten durch Eier, Fleisch und Gemüse bereichert. Zucker stand oft monatelang nicht zur Verfügung und wurde bei Vorhandensein sehr sparsam verwendet (*Marshall* 1926). In dieser Etappe waren die Zähne der Inselbewohner weitestgehend kariesfrei (*Marshall* 1926, *Sampson* 1932, *Barmes* 1937, *Sognnaes* 1939). In der dritten Etappe gelangte die Inselbevölkerung durch die Nutzung der Insel als Wetterstation für die Commonwealth-Streitkräfte (1942) und nach dem Krieg durch die Etablierung einer fischverarbeitenden Industrie sowie die Verbesserung der Landwirtschaft zu wachsendem Wohlstand. Die Einfuhr und der Konsum von Weizenmehl, Zucker, Kondensmilch, Dürr- und Dosenobst sowie Süßigkeiten, die Umstellung auf Flaschenernährung und der extreme Zuckerverbrauch zum Süßen der Nahrung (1 Pfund pro Kopf und Woche) gingen mit einem drastischen Kariesanstieg einher (*King-Turner* und *Davies* 1956, *Holloway* et al. 1963). Nach dem Vulkanausbruch von 1961 zeigten die nach England ausgereisten Inselbewohner eine Kariesfrequenz von 87,4%. Die Dynamik des ernährungsbezogenen Kariesanstiegs ist in Abbildung 5 dargestellt.

Ost-/Westgrönland-Studie

Grönland bot nach Auffassung des dänischen Zahnarztes *Pedersen* (1939) ein einzigartiges Arbeitsgebiet zum Studium des explosionsartigen Einbruchs der Zahnkaries in Naturvölker. Hinsichtlich der Lebens- und Ernährungsverhältnisse der Eskimos [indian. (nordamerik.) = Rohfleischesser] differenzierte er zunächst zwischen Ost- und Westgrönland. Der kardinale Unterschied zwischen beiden Landesteilen bestand darin, daß die Küste Ostgrönlands fast das ganze Jahr vereist, die Westküste dagegen eisfrei war. Somit blieb Ostgrönland der Zivilisation weitestgehend verschlossen, Westgrönland aber galt als „Einfallpforte der Zivilisation". Die Ostgrönländer ernährten sich als Jäger von Primitivkost, die durch die Zerlegung des Seehunds gewonnen wurde. Die Westgrönländer hatten das primitive eskimoische Nomadenleben gegen einen festen Wohnsitz vertauscht und konsumierten importierte staatlich verordnete Zivilisationskost. Diese bestand größtenteils aus Mehl (Brot), Zucker und Süßigkeiten. Darüber hinaus mußte sowohl in Ost- als auch in Westgrönland zwischen Handelszentren (Angmagssalik bzw. Julianehaab) und entlegenen Kleinorten ohne Handel unterschieden werden. Aus dem unterschiedlichen Urbanisationsgrad ergab sich dann auch eine differente Kariesfrequenz, die in Westgrönland wesentlich höher war als in Ost-

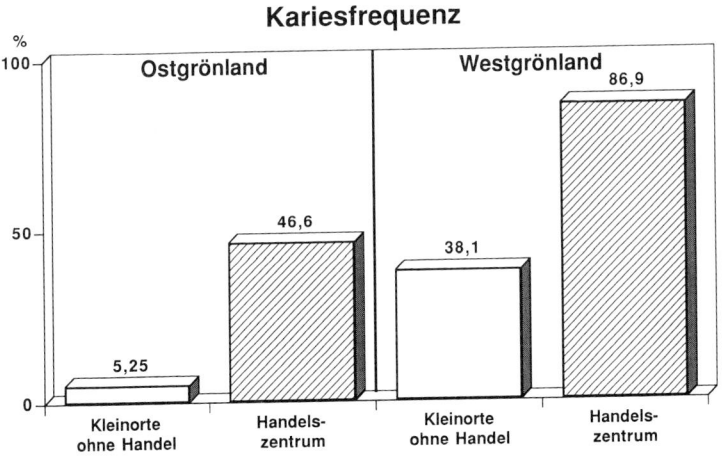

Abb. 6 Zivilisationsabhängige Kariesfrequenz in entlegenen Gebieten und Handelszentren Ost- und Westgrönlands (Modifikation nach *Pedersen* 1939)

grönland (Abb. 6). Die größte Differenz in der Karieshäufigkeit bestand zwischen den entlegenen Orten Ostgrönlands und einem westgrönländischen Handelszentrum. Dabei waren Kariesbefunde an präkolonisatorischen Eskimoschädeln eine absolute Seltenheit (0,38%).

Norwegen-Studie im 2. Weltkrieg

Die Ernährungsbedingungen und -gewohnheiten der Norweger veränderten sich nach Ausbruch des 2. Weltkriegs und während der faschistischen Okkupation wie folgt (*Toverud* 1949):

- Verzicht auf den Konsum von feinem Weißmehl,
- starke Reduktion des Konsums von Zucker (1939: 50 g/Tag, 1940: 30 g/Tag) und Süßigkeiten,
- erhöhter Verzehr von Fisch (Salzhering), Kartoffeln und Gemüse,
- reduzierte Aufnahme von Obst und Fleisch,
- Reduktion der Zahl der Zwischenmahlzeiten,
- Rationierung von Milch, Butter, Fleisch und Lebertran.

Unter den Kriegsbedingungen stellten sich bedauerliche und günstige Veränderungen des Gesundheitszustands der norwegischen Bevölkerung ein. So nahmen einerseits die generelle Mortalität sowie die Sterblichkeit

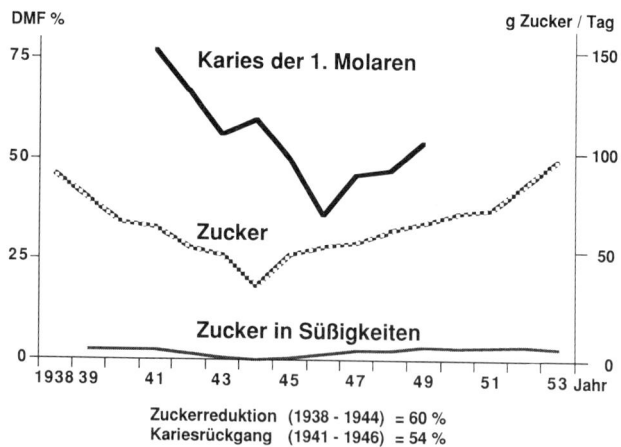

Abb. 7 Abhängigkeit des Prozentsatzes kariöser Sechsjahresmolaren vom Zuckerkonsum bei norwegischen Kindern in der Vorkriegs-, Kriegs- und Nachkriegszeit (Modifikation nach *Toverud* 1957)

bei gastrointestinalen Erkrankungen und Infektionskrankheiten zu, andererseits nahmen die Sterblichkeit bei Diabetes mellitus, Herz-Kreislauferkrankungen und malignen Tumoren sowie die Kariesfrequenz bei Kindern ab (*Toverud* 1957). Es bestand ein eindeutiger Zusammenhang zwischen Zuckerkonsum und Kariesvorkommen (Abb. 7). Nach dem Krieg führte der Anstieg des Zuckerkonsums zu einem deutlichen Kariesanstieg.

Zahnkatastrophe im Gomser Tal

In seinem gleichnamigen Buch vertrat *Roos* (1962) die Meinung, daß „Kulturzerfall und Zahnverderbnis" in engstem Zusammenhang stehen. Als er die Schulkinder im abgelegenen Schweizer Hochtal Goms (Kanton Wallis) 1930 erstmals untersuchte, traf er auf eine geringe Kariesfrequenz (*Roos* 1937). Damals konstatierte er: „Je weiter talwärts die Ortschaft im Goms gelegen ist, desto schlechter ist das Zahnmaterial, und je mehr die Bevölkerung auf Selbstversorgung angewiesen ist, desto besser ist das Zahnmaterial". Im Rahmen der Selbstversorgung ernährten sich die Gomser von hartem kauzwingendem Roggenbrot, Kartoffeln, Gemüse, Milch und Käse. Der Ausbau einer Paßstraße (Furkastraße) und der Bau einer Eisenbahnlinie brachten die Segnungen und Nachteile des Fortschritts gleichermaßen in das Goms. Die moderne Ernährungsweise mit der antransportierten zuckerhaltigen und raffinierten Zivilisationskost nahm innerhalb von 25 Jahren einen verheerenden Einfluß auf die Zahngesundheit der Gomser Schuljugend (Tab. 2).

Tabelle 2 Verfall der Zahngesundheit bei 6- bis 16jährigen Gomser Schulkindern in den Jahren 1930–1955 (*Roos* 1962)

Untersuchungs-jahr	Anzahl Kinder	Anzahl kariesfreier Gebisse	%
1930	795	196	24,7
1955	742	17	2,3

Vipeholm-Studie

Das epidemiologische Experiment, das heute nicht mehr vertretbar wäre, wurde von 1946-1951 an 436 geistig Behinderten der Anstalt Vipeholm (Schweden) zur Klärung des Zusammenhangs zwischen Zuckerkonsum und Kariesaktivität durchgeführt (*Gustafsson* et al. 1954). Unter kontrollierten Bedingungen wurde den Probanden zuckerhaltige Nahrung in unterschiedlicher Zusammensetzung und Konsistenz zu den Hauptmahlzeiten allein oder zu den Haupt- und Zwischenmahlzeiten verabreicht. Hinsichtlich des Allgemeinzustandes der Patienten fielen ein Rückgang der Tuberkulose und Sterblichkeit sowie eine leichte Gewichtszunahme auf. Die in 3 Etappen durchgeführte Studie zeitigte folgende Ergebnisse:

1. Vitaminstudie (1946–1947)
Unter dem Einfluß einer vitaminreichen und zuckerarmen Kost zu den Hauptmahlzeiten war der Karieszuwachs gering (Abb. 8).

2. Kohlenhydratstudie I (1947–1949)
Durch die Erhöhung des Zuckerverzehrs zu den Haupt- und Zwischenmahlzeiten wurde die Kariesaktivität grundsätzlich erhöht. Dabei hing das Ausmaß des Kariesanstiegs von der Form und dem Aufnahmemodus des Zuckers ab. In der Kontrollgruppe und den Gruppen, in denen der Zucker in gelöster Form oder im Brot aufgenommen wurde, war der Karieszuwachs gering. Nach und zwischen den Hauptmahlzeiten aufgenommene klebrige Karamelbonbons und Toffees führten zum stärksten Kariesanstieg.

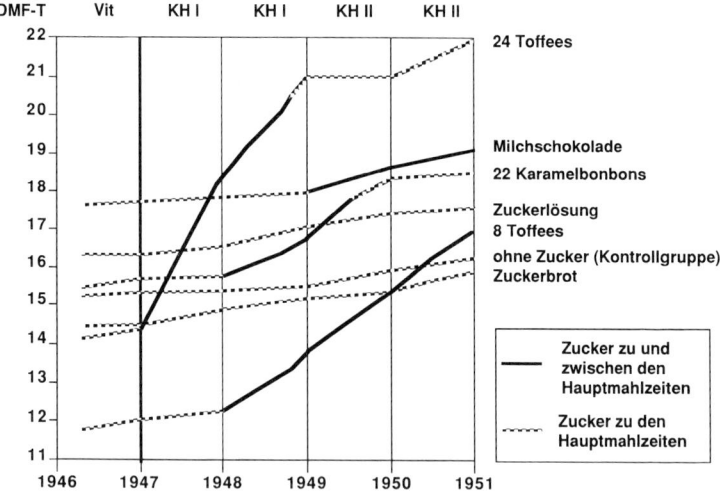

Abb. 8 Einfluß des Zeitpunkts der Aufnahme und der Qualität des Zuckers auf den Kariesbefall der Patienten von Vipeholm (Modifikation nach *Gustafsson* et al. 1954): Vit – Vitaminstudie, KH – Kohlenhydratstudien

3. Kohlenhydratstudie II (1949–1951)

In der Toffee (8)- und Karamelgruppe setzte sich der extreme Kariesanstieg fort, wenn die klebrigen Zucker weiterhin nach und zwischen den Mahlzeiten verabreicht wurden. Der Konsum von Schokolade führte zu mäßigem Karieszuwachs. Wurden die 24 Toffees und 22 Karamelbonbons weggelassen, kehrte die Kariesaktivität auf das Niveau während der Vitaminstudie zurück (Abb. 8).

> Die häufige Aufnahme klebriger Zuckerprodukte führt zum höchsten Kariesanstieg.

Hopewood-House-Studie

Die klinisch kontrollierte Hopewood-House-Studie (*Lilienthal* et al. 1953, *Goldsworthy* 1958, *Gilham* und *Lennon* 1958, *Goldsworthy* und *Spies* 1958, *Sullivan* und *Goldsworthy* 1958, *Sullivan* und *Harris* 1958, *Harris* 1963) wurde an ursprünglich 81 Bewohnern des australischen Kinderheims Hopewood House (Bowral, New South Wales) durchgeführt. Dabei standen die Heimkinder viele Lebensjahre unter strengster diätetischer Kontrolle. Im Rahmen der Longitudinalstudie wurden die Kinder 1- bis 2mal jährlich zahnärztlich untersucht. Die 15-Jahresstudie bestand aus 3 Etappen:

1. Etappe (1947–1952)

Die laktovegetabile Kost der Heimkinder enthielt im wesentlichen Vollkornbrot, Obst, Gemüse, Butter, Käse, Eier, Milch und Fruchtsäfte. Rohkost wurde bevorzugt, Zucker und Weißbrot fehlten gänzlich. Das Trinkwasser war praktisch fluoridfrei. Unter den streng kontrollierten Ernährungsbedingungen zeigten 63 von 81 (= 78%) der Kinder im Alter von 4 bis 9 Jahren Kariesfreiheit (*Lilienthal* et al. 1953).

2. Etappe (1952–1956)

Trotz schlechter Mundhygiene wiesen die Heimkinder bei strenger vegetarischer Diät mit Zuckerausschluß (*Gillham* und *Lennon* 1958) im Vergleich zu ihren Altersgenossen aus staatlichen Schulen eine extrem niedrige Kariesverbreitung auf (*Sullivan* und *Harris* 1958): Einem DMF-T von 0 bei den damals 6jährigen Heimkindern stand ein DMF-T von 0,99 bei gleichaltrigen Kindern staatlicher Schulen gegenüber (Tab. 3). Bei den 13jährigen betrugen die DMF-T-Werte 1,06 (Heimkinder) und 10,70 (Schulkinder).

Tabelle 3 Vergleich der Kariesverbreitung bei den Hopewood-House-Kindern und gleichaltrigen Kindern staatlicher australischer Schulen (nach *Sullivan* und *Harris* 1958 sowie *Harris* 1963)

Alter (Jahre)	Kariesverbreitung (DMF-T)	
	Hopewood House	Staatliche Schulen
6	0	0,99
10	0,85	5,28
12	1,81	9,32
13	3,50	10,70
15	6,46	13,91

3. Etappe (1957–1961)
Bei den nunmehr 10- bis 12jährigen war die Kariesverbreitung immer noch gering (*Harris* 1963). Allerdings erfolgte jenseits des 12. Lebensjahres ein steiler Kariesanstieg (Tab. 3), der offenbar im Zusammenhang mit der Abweichung von der ursprünglichen vegetarischen Ernährung stand. In zunehmendem Maße wurden raffinierte Kohlenhydrate durch eigene Finanzmittel (Taschengeld, Lohn) erworben. Hinzu kam die teilweise dezentrale Unterbringung der Heimkinder. Dennoch war die Kariesverbreitung bei den 15jährigen Heimkindern immer noch um die Hälfte geringer als bei den Schulkindern gleichen Alters. Die Zahl kariesfreier Gebisse fiel bei den 10- bis 15jährigen Heimkindern von 71,4% auf 6,1%, bei den Schulkindern von 4,6 auf 0%.

Turku-Zuckerstudien

Im Rahmen der kontrollierten Turku sugar studies (*Scheinin* und *Mäkinen* 1975 und 1977) konnte abermals die zentrale Rolle der abbaubaren Zucker im Kariesgeschehen belegt werden. In der ersten Untersuchung wurde der Einfluß saccharosehaltiger Kost und solcher mit fast vollständigem Ersatz der Saccharose durch Fruktose oder den Zuckeralkohol Xylit auf den Karieszuwachs untersucht. Auf freiwilliger Basis wählten die Versuchspersonen ihre Zugehörigkeit zu einer Saccharose-, Fruktose- und Xylitgruppe. Nach zwei Versuchsjahren konnte klinisch und röntgenographisch der höchste Karieszuwachs in der Saccharosegruppe (DMF-S 7,2) festgestellt werden (Abb. 9). Es folgten die Fruktose- (DMF-S 3,8) und die Xylitgruppe (DMF-S 0). Der Unterschied zwischen Saccharose- und Xylitgruppe war statistisch hoch signifikant. Zwischen Saccharose- und Fruktosegruppe bestand hingegen keine signifikante Differenz. In ei-

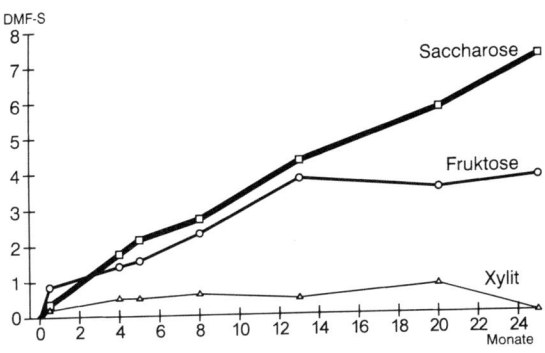

Abb. 9 Beeinflussung des Kariesbefalls durch Saccharose-, Fruktose- und Xylitdiät im Rahmen der Turku-Zuckerstudien (Modifikation nach *Scheinin* und *Mäkinen* 1977)

ner zweiten Studie wurde Saccharose partiell zwischen den Mahlzeiten durch xylithaltige Kaugummis ersetzt. Nach 12 Monaten betrug der Karieszuwachs in der Saccharosegruppe 3,76 DMF-Flächen, in der Xylitgruppe 0,33 DMF-Flächen.

2.2.3 Karies und Zucker heute

In neueren Arbeiten wurde die Frage nach der Gültigkeit des Zusammenhangs zwischen Zuckerkonsum und Kariesverbreitung in der Gegenwart aufgeworfen. *Sreebny* (1982) fand bei 12jährigen aus 47 Nationen eine signifikante positive Korrelation zwischen dem Zuckerangebot pro Kopf der Bevölkerung und der Kariesverbreitung. Bei 6jährigen aus 23 Ländern konnte dieser Zusammenhang nicht bestätigt werden. Allerdings war in beiden Altersgruppen ein Zuckerangebot von < 50 g/Kopf mit einem dmf-t bzw. DMF-T von < 3,0 verknüpft. Bei der globalen Einschätzung von 90 Ländern stieg bei 12jährigen mit wachsendem Zuckerkonsum die Kariesverbreitung an (*Woodward* und *Walker* 1994). Die gesonderte Betrachtung der Industrieländer ergab keine erkennbare Assoziation zwischen Zuckerverbrauch und Zahnkaries. So ging ein hoher Zuckerkonsum in einigen Industrieländern im Gegensatz zu anderen mit einer geringen Kariesverbreitung einher (Tab. 4). Es wurde darauf hingewiesen, daß bei der Analyse der Kariesverbreitung neben dem Zucker-

34 Epidemiologie der Karies

Tabelle 4 Zuckerverbrauch (kg/Kopf) und Kariesverbreitung (DMF-T) bei 12jährigen in den Industrieländern (nach *Woodward* u. *Walker* 1994)

Land	Zuckerverbrauch	DMF-T	Jahr
BR Deutschland	39,42	5,2	1989
Finnland	41,96	2,0	1988
Schweiz	44,98	2,4	1988
Schweden	45,60	2,2	1989
Dänemark	48,28	1,6	1988
Irland	48,56	2,9	1984
Ungarn	48,98	5,0	1985
Australien	49,96	2,0	1988
Neuseeland	50,16	2,4	1989
Island	51,62	6,6	1986
Niederlande	53,64	2,5	1988

konsum noch andere Faktoren wie weitere Ernährungsaspekte, Fluoride und genetische Einflüsse ins Kalkül zu ziehen seien.

Der Zusammenhang zwischen Zuckerkonsum und Kariesverbreitung ist in den Industrieländern auf Populationsebene nicht mehr nachweisbar. Dafür sind offenbar hauptsächlich die Fluoride verantwortlich. Im Einzelfall kann sich Zucker nach wie vor verheerend auf die Zahngesundheit auswirken.

2.3 Karies und Geographie

Eingedenk territorialer Unterschiede in der Kariesverbreitung ist versucht worden, einen Zusammenhang zwischen Karies und dem Umweltfaktor Geographie herzustellen. Die Geographie ist jedoch in dieser Beziehung eine problematische und heterogene Variable, da sie eine Reihe von Faktoren wie Klima, Ernährung, Spurenelemente im Boden und Wasser, sozioökonomischen Entwicklungsstand sowie kulturelles Niveau einschließt.

2.3.1 Klima

Die gefundene Korrelation zwischen Kariesverbreitung einerseits und Sonnenscheindauer, mittleren Jahrestemperaturen und relativer Luftfeuchtigkeit andererseits (*Dunning* 1979) bedarf insofern der zurückhaltenden Interpretation, als andere Faktoren möglicherweise unberücksichtigt blieben. So könnte die höhere Kariesverbreitung in gemäßigten Breiten (*Dunning* 1953) durchaus mit einem höheren Energiebedarf zusammenhängen, der durch den erhöhten Verzehr von kohlenhydratreicher Kost gedeckt wurde (*Bibby* 1970). In Burma kam bei 2639 12jährigen in der Küstenregion häufiger Karies vor als im Inland (*Valentine* et al. 1982). Als Ursache für die mit zunehmender Sonnenscheindauer und geographischer Breite abnehmende Kariesverbreitung wurden Einflüsse auf die geologische Struktur (Spurenelemente) angenommen.

2.3.2 Spurenelemente

Im größten „Naturexperiment" zum Spurenelement Fluor an 7257 12- bis 14jährigen Kindern in 21 Städten der USA konnte eine umgekehrte Korrelation zwischen dem natürlichen Fluoridgehalt im Trinkwasser und der Kariesverbreitung gefunden werden (*Dean* et al. 1941, 1942). Bei einem Fluoridgehalt um 1,0 ppm im Trinkwasser (1 part per million = 1 mg F/l oder kg) war eine geringe Kariesverbreitung zu konstatieren, die bei Fluoridkonzentrationen um 2 bis 3 ppm nur unwesentlich weiter abfiel. Bei 1 ppm F im Trinkwasser liegt der Schnittpunkt der abfallenden Karieslinie und der aufsteigenden Fluroselinie (Fluorose = endogene Strukturanomalie mit gefleckten und porösem Schmelz). Daher kann diese Schnittstelle (Abb. 10) als „Punkt maximaler Gesundheit" (wenig Karies) „und maximaler Sicherheit" (keine Fluorose) aufgefaßt werden (*Hodge* 1950). Der Nachweis schlüssiger Kausalzusammenhänge zwischen anderen Spurenelementen im Wasser und Boden und der Kariesverbreitung fehlt, Assoziationen sind jedoch nicht zu übersehen. So geht niedrige Kariesverbreitung mit hohen Lithium-, Molybdän-, Strontium- und Vanadiumkonzentrationen einher. Kupfer, Selen, Kadmium, Blei, Mangan und Barium sind mit erhöhter Kariesverbreitung assoziiert. Bei Zink, Eisen, Schwefel und Ittrium bedarf es weiterer Untersuchungen (*Curzon* 1984).

36 Epidemiologie der Karies

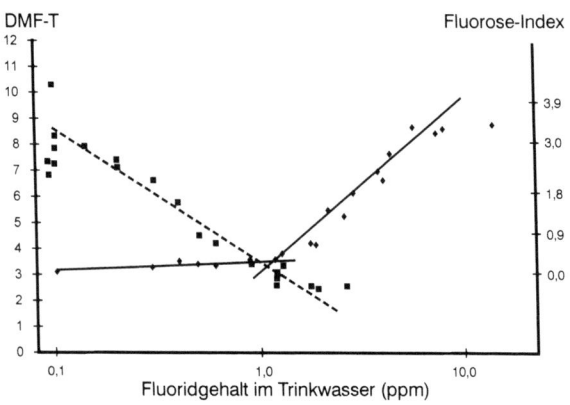

Abb. 10 Abhängigkeit des Kariesbefalls und der Dentalfluorose vom Fluoridgehalt des Trinkwassers (Modifikation nach *Hodge* 1950)

2.3.3 Sozioökonomische Einflüsse

Die „Weltkarte" der Kariesverbreitung wird entscheidend durch die wirtschaftliche und soziale Entwicklung der einzelnen Länder gestaltet (*Mc Phail* und *Grainger* 1969). In den Entwicklungsländern ist die Kariesverbreitung von der jeweiligen sozialen Klassenzugehörigkeit, dem Kulturniveau, dem Urbanisationsgrad, der ethnischen Gruppenzugehörigkeit und dem Fluoridierungsgrad abhängig (*Sheiham* 1984). Die Wirtschaftslage der Industrieländer ermöglichte die Realisierung von Fluoridierungsprogrammen, die nach *Marthaler* (1984) hauptsächlich oder ausschließlich Veränderungen in der Kariesverbreitung bewirkten.

2.4 Karies und Mundhygiene

Es ist heute unstritten, daß zwischen der Mundhygiene und dem Gingivazustand eine enge Korrelation besteht (*Beal* et al. 1979). Hinsichtlich einer möglichen Korrelation zwischen der Mundhygiene und dem Kariesbefall liegen im Schrifttum unterschiedliche Ergebnisse vor, die u. a. durch die Heterogenität bei der Durchführung der Mundhygienestudien erklärbar sind. Es muß daher zwischen kontrollierten und unkontrollierten, Querschnitt- und Längsschnittstudien sowie Studien mit und ohne Fluoridanwendung differenziert werden.

In einer Querschnittstudie an 384 9- bis 13jährigen einer fluoridarmen Region konnte lediglich eine schwache Korrelation zwischen Mundhygiene und Kariesbefall eruiert werden (*Ripa* 1974). Für die Ermittlung des Stellenwertes der Mundhygiene im Kariesgeschehen sind Längsschnittstudien zweifelsfrei besser geeignet. Eine unkontrollierte 3-Jahresstudie zeigte nur geringe Differenzen im Karieszuwachs bei Kindern mit guter, wechselhafter und schlechter Mundhygiene ohne Fluoridanwendung (*Sutcliffe* 1973). Gute Mundhygieneverhältnisse in An- und Abwesenheit von Fluoriden führten in zwei unkontrollierten Mundhygienestudien zu einem geringeren Kariesanstieg als schlechte (*Beal* et al. 1979, *Tucker* 1976). Allerdings ging von den Fluoriden ein zusätzlicher Karieshemmeffekt aus. In einer klinisch kontrollierten Longitudinalstudie erwiesen sich die Unterschiede im Karieszuwachs zwischen Personen mit guter und schlechter Mundhygiene als nicht signifikant (*Holloway* und *Teagle* 1976). Die eminente Bedeutung alleiniger mechanischer Mundhygienemaßnahmen wurde in einer schwedischen Studie deutlich (*Axelsson* und *Lindhe* 1975). Gründliche Mundhygiene durch professionelle Zahnreinigung und nach Mundhygieneinstruktion zeitigte in der fluoridfreien Versuchsgruppe einen ebenso geringen Karieszuwachs wie in der fluoridierten Kontrollgruppe (fluoridhaltige Polier- und Zahnpaste). In weiteren Göteborger Studien konnte an Schülern (*Lindhe* et al. 1975) und Erwachsenen (*Axelsson* und *Lindhe* 1978 und 1981) gezeigt werden, daß

Tabelle 5 Einfluß kontrollierter Mundhygienemaßnahmen auf den Karieszuwachs bei Erwachsenen unter 35 Jahren (nach *Axelsson* und *Lindhe* 1981)

Gruppe	Lokalisation	Karieszuwachs			
		Primärkaries (DF-S)		Sekundärkaries (R-S)	
		in 3 Jahren	in 6 Jahren	in 3 Jahren	in 6 Jahren
Kontrollgruppe	Approximalflächen	2,9	4,7	2,2	4,1
	Glattflächen	1,6	2,4	1,0	1,8
	Fissuren	0,2	0,3	1,6	1,6
	Summe	4,7	7,4	4,8	7,5
Versuchsgruppe	Approximalflächen	0	0	0,1	0,2
	Glattflächen	0	0	0	0
	Fissuren	0	0	0	0
	Summe	0	0	0,1	0,2

regelmäßige professionelle Zahnreinigung in Kombination mit Lokalapplikationen von Fluoriden und Mundhygieneinstruktionen zur Herstellung und Erhaltung optimaler Mundhygieneverhältnisse führen können, die den Karieszuwachs auf Null reduzieren (Tab. 5).

Regelmäßige professionelle und individuelle Mundhygienemaßnahmen in Kombination mit Fluoridapplikationen können die Kariesentstehung verhindern.

2.5 Karies und Lebensalter

Der Kariesbefall nimmt mit steigendem Lebensalter zu.

Das Kindes-, Jugend- und frühe Erwachsenenalter ist von einem starken Karieszuwachs an den typischen Prädilektionsstellen der Zahnkronen gekennzeichnet. Indiz für die hohe Kariesaktivität bei 14- bis 16jährigen ist die große Zahl initialkariöser Läsionen, die im 20. Lebensjahr bei unzureichender Vorbeugung in das Stadium der klinischen Karies übergegangen sind (*Graehn* et al. 1992). Mit der zunehmenden Zahl der Füllungen wächst die Bedeutung der Sekundärkaries. Jenseits des 20. bis 25. Lebensjahres läßt sich ein geringerer Karieszuwachs beobachten (*von der Fehr* 1986). In der 2. Lebenshälfte wird der Karieszuwachs hauptsächlich durch die Wurzelkaries bestimmt. Sowohl die Wurzelkariesverbreitung (*Günay* et al. 1987) als auch der RCI (Root Caries Index; *Katz* et al. 1982) steigen bis ins 7. Lebensjahrzehnt an.

2.6 Karies und Geschlecht

Karies ist beim weiblichen Geschlecht häufiger verbreitet als beim männlichen.

Die häufigere Kariesverbreitung beim weiblichen Geschlecht ist in der Literatur seit langem vielfach belegt worden (*Carlos* und *Gittelson* 1965, *Waurick* et al. 1985, *Dünninger* und *Pieper* 1991). Diese Tatsache trifft

Tabelle 6 Kariesverbreitung bei Ostdeutschen unterschiedlichen Geschlechts und Alters (nach *Einwag* 1993)

Altersgruppe	Gesamtpopulation	DMF-T (dmf-t) männlich	weiblich
8/9	1,1 (3,8)	1,0 (4,0)	1,2 (3,6)
13/14	4,3	3,7	4,9
35–54	14,5	13,4	15,6

allerdings nach *Klöser* (1913) und *Einwag* (1993) nur für bleibende Zähne zu (Tab. 6). Als Ursache für die Unterschiede zwischen den Geschlechtern gilt der frühere Durchbruch der bleibenden Zähne bei Mädchen (*Carlos* und *Gittelson* 1965, *Einwag* 1993). Der Begriff „Schwangerschaftskaries" entbehrt jeglicher wissenschaftlicher Grundlage und ist daher abzulehnen. Mineralentzug aus dem Schmelz erfolgt ebensowenig (*Wandelt* 1969) wie die Zunahme bakterieller Zahnbeläge (*Klimm* 1969). Insofern muß auch dem Sprichwort: „Jedes Kind kostet die Mutter einen Zahn" widersprochen werden.

2.7 Karies und Vererbung

Mit dem Einfluß des Wirtsfaktors Vererbung auf den Kariesbefall befaßte sich die Familien- und Zwillingsforschung. Familienstudien ließen erkennen, daß der Kariesbefall bei Eltern und Kindern sowie Geschwistern signifikant ähnlich war (*Klein* 1946, *Martinsson* und *Petersson* 1972, *Garn* et al. 1976, *Shaw* und *Murray* 1980). Bei den kariesaktiven und -inaktiven Familien lagen jedoch teilweise unterschiedliche Umwelt- und Verhaltensbedingungen vor.

Die Untersuchungen an ein- und zweieiigen Zwillingen wurden unter gleichen und unterschiedlichen Umweltbedingungen durchgeführt. Bei gleichen Umweltverhältnissen zeigten eineiige Zwillinge die größte Ähnlichkeit im Kariesbefall, gefolgt von den zweieiigen Paaren und nicht verwandten Vergleichspaaren. Aus der Studie wurde abgeleitet, daß genetischen Faktoren eine geringere Bedeutung zukäme als Umwelteinflüssen (*Mansbridge* 1959).

Trotz unterschiedlicher Umweltbedingungen (Ernährung, Mundhygiene, zahnärztliche Betreuung) ließ sich bei getrennt aufgewachsenen eineiigen Zwillingen eine größere Übereinstimmung im Kariesbefall als bei zweieiigen konstatieren. Die Übereinstimmungen bei den eineiigen Zwillingen hinsichtlich Zahnzahl, gefüllten Zähnen und Flächen sowie kariösen Flächen waren zu 45-67% des Varianzanteils auf genetische Einflüsse zurückzuführen (*Conry* et al. 1993). Als erblich bedingte Einflußfaktoren gelten u. a. die Zahnmorphologie (*Mühlemann* 1972) und bestimmte Speichelkomponenten (*Mandel* 1994). Aus der Literatur geht hervor, daß der Stellenwert von Vererbung und Umwelt bei der Kariesentstehung unterschiedlich beurteilt wird. Ungeachtet dessen gilt:

> Genetische Faktoren sind am multifaktoriellen Kariesgeschehen zweifelsfrei beteiligt.

2.8 Karies in den Industrieländern

Die hier gegebene Übersicht enthält als kariesepidemiologische Gesamtschau Aspekte der deskriptiven, analytischen und experimentellen Epidemiologie (s. 2).

In vielen europäischen und außereuropäischen Industrieländern konnte bis hinein in die 60er Jahre eine sehr hohe Kariesverbreitung festgestellt werden.

> In den letzten 20 bis 30 Jahren ging die Kariesverbreitung in einer Reihe von Industrieländern deutlich zurück.

Die kariesepidemiologische Trendwende in der sogenannten Westlichen Welt war denn auch Gegenstand der „First International Conference on the Declining Prevalence of Dental Caries" im Jahre 1982. Hier wurde für die Länder Dänemark (*Fejerskov* et al. 1982), England (*Anderson* et al. 1982), Irland (*O´Mullane* 1982), Niederlande (*Kalsbeek* 1982), Neuseeland (*Brown* 1982), Norwegen (*von der Fehr* 1982), Schottland (*Downer* 1982), Schweden (*Koch* 1982) und USA (*Brunelle* und *Carlos* 1982, *De Paola* et al. 1982, *Glass* 1982) teilweise von einer drastischen Reduktion der Kariesverbreitung berichtet. Die Reduktionswerte lagen bei 4- bis 17jährigen zwischen 28 und 65%.

Angesichts der Komplexität des Kariesgeschehens war es jedoch nicht leicht, die ursächlichen Faktoren für den Kariesrückgang eindeutig zu bestimmen. Es wurde jedoch davon ausgegangen, daß der beobachtete Caries decline hauptsächlich auf die Fluoride in unterschiedlicher Darreichungsform zurückzuführen war (*Brown* 1982, *Brunelle* und *Carlos* 1982, *Kalsbeek* 1982). So wurde auf den Nutzen der Trinkwasserfluoridierung (*Downer* 1982), der Kombination von Tablettenfluoridierung und Fluoridzahnpasten (*Brown* 1982, *O'Mullane* 1982) sowie der Kombination von Fluoridzahnpasten und Fluoridspülungen (*Fejerskov* et al. 1982) hingewiesen. Fluoridzahnpasten schien dabei eine große Bedeutung zuzukommen. Ohne Einfluß auf den Kariesrückgang blieb offenbar der Zuckerkonsum, da er weitestgehend konstant blieb (*Kalsbeek* 1982, *Koch* 1982), etwas anstieg (*O'Mullane* 1982) oder leicht zurückging (*Downer* 1982). Dagegen wurden Veränderungen des Ernährungsmusters (Verringerung der Aufnahmefrequenz des Zuckers) als wichtig erachtet (*Koch* 1982). Der Nachweis einer karieshemmenden Wirkung in der Population stand jedoch noch aus. Der Realisierung von Präventionsprogrammen bis zum 20. Lebensjahr (und weiter), die Fluoridierung, Ernährungslenkung und Mundhygieneinstruktion enthalten, wurde im Zusammenhang mit dem Kariesrückgang ein hoher Stellenwert beigemessen. Weitere Verhaltens- und Umwelteinflüsse fanden bei der Analyse des Kariesrückgangs keine oder ungenügende Beachtung.

Zur epidemiologischen Standortbestimmung eines jeden Landes dienen die „globalen Indikatoren für die Mundgesundheit im Jahr 2000" (WHO 1979, FDI 1982) und die Schweregrade der Kariesverbreitung (*Sardo Infirri* und *Barmes* 1979) für die 12jährigen (Tab. 7) und die 35- bis 44jährigen (Tab. 8).

Die globalen Indikatoren lauten:

1. Kariesfreiheit bei 50% der 5- bis 6jährigen,
2. Vorliegen von nicht mehr als 3 DMF-Zähnen bei 12jährigen,
3. Erhaltung sämtlicher Zähne bei 85% der 18jährigen,
4. 50%ige Reduktion der Zahnlosigkeit bei 35- bis 44jährigen; Erhaltung von 20 funktionierenden Zähnen bei 75% der Bevölkerung,
5. 25% Reduktion der Zahnlosigkeit bei 65jährigen und Älteren; Erhaltung von 20 funktionierenden Zähnen bei 50% der Bevölkerung,
6. Etablierung eines datengestützten Systems zur Kontrolle der Mundgesundheit.

42 Epidemiologie der Karies

Tabelle 7 Schweregrade der Kariesverbreitung bei 12jährigen (*Sardo Infirri* und *Barmes* 1979)

Schweregrad	Kariesverbreitung (DMF-T)
sehr niedrig	0,0–1,1
niedrig	1,2–2,6
mäßig	2,7–4,4
hoch	4,5–6,5
sehr hoch	>6,6

Tabelle 8 Schweregrade der Kariesverbreitung bei 35- bis 44jährigen (*Sardo Infirri* und *Barmes* 1979)

Schweregrad	Kariesverbreitung (DMF-T)
sehr niedrig	0,2–1,5
niedrig	1,6–6,2
mäßig	6,6–12,7
hoch	12,8–16,2
sehr hoch	>16,3

Bei der Analyse der von der ORCA (European Organization for Caries Research) vorgelegten Daten (*Marthaler* et al. 1990) und ihrem Vergleich mit den WHO-Zielen und Schweregraden der Kariesverbreitung war ersichtlich:

1. Bei den 5- bis 7jährigen Kindern aus Dänemark, England und Wales, Finnland, der ehemaligen DDR, der Republik Irland, Italien, Malta und San Marino lagen weniger als 3 dmf-Zähne vor.
2. In den meisten Industrieländern war ein eindeutiger Trend zum Kariesrückgang bei 12jährigen feststellbar.
3. Der globale Indikator für die 12jährigen konnte bereits vor 1990 von 10 Industrieländern unterboten werden (Abb. 11a).
4. Bei keinem der erfaßten Länder konnte eine sehr niedrige Kariesverbreitung eruiert werden.

Abb. 11 Kariesrückgang bei 12jährigen in den Industrieländern Europas und ▶ in den USA (Modifikation nach *Marthaler* et al. 1990 und 1996): a) Kariesverbreitung in den Jahren 1983–1989. b) Kariesverbreitung in den Jahren 1990–1995

Karies in den Industrieländern 43

Land	DMF-T	Kategorie
Dänemark	1,6	niedrig
Niederlande	1,7	
USA	1,8	
Finnland	2,0	
Schottland	2,2	
Schweiz	2,3	
Schweden	2,4	
Norwegen	2,7	mäßig
England / Wales	2,9	
Republik Irland	2,9	
Italien	3,0	
Nordirland	3,1	
Liechtenstein	3,4	
Tschechoslowakei	3,6	
ehem. DDR	3,8	
BR Deutschland	4,1	
Frankreich	4,2	
Österreich	4,3	
Polen	4,4	
Ungarn	5,5	hoch
Jugoslawien	6,1	
Belgien	6,9	sehr hoch

WHO-Indikator 2000

sicherer Kariesrückgang
fraglicher Kariesrückgang

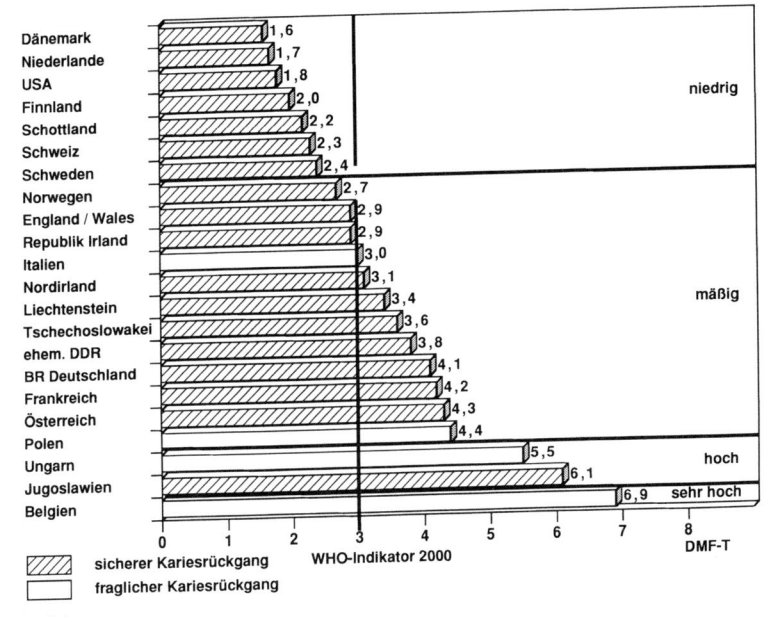

Abb. 11a

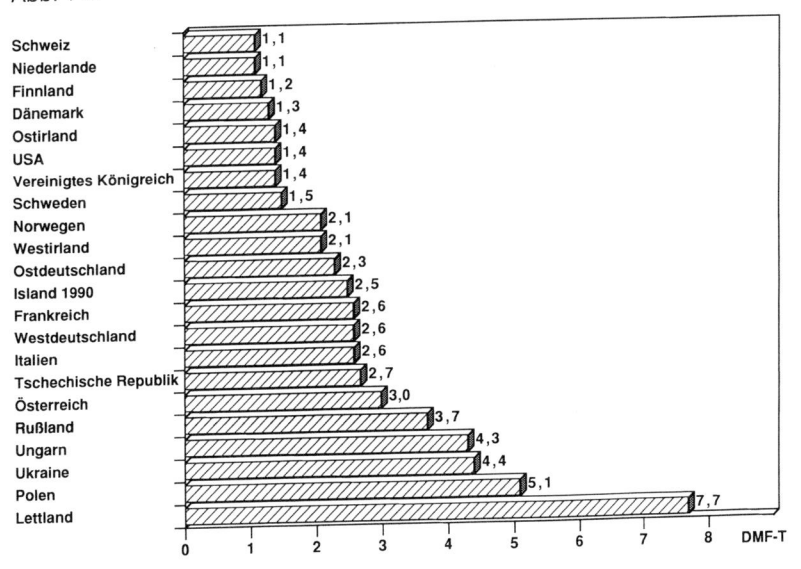

Land	DMF-T
Schweiz	1,1
Niederlande	1,1
Finnland	1,2
Dänemark	1,3
Ostirland	1,4
USA	1,4
Vereinigtes Königreich	1,4
Schweden	1,5
Norwegen	2,1
Westirland	2,1
Ostdeutschland	2,3
Island 1990	2,5
Frankreich	2,6
Westdeutschland	2,6
Italien	2,6
Tschechische Republik	2,7
Österreich	3,0
Rußland	3,7
Ungarn	4,3
Ukraine	4,4
Polen	5,1
Lettland	7,7

Abb. 11b

5. Zu den Ländern mit niedriger Kariesverbreitung zählten Dänemark, die Niederlande, die USA, Finnland, Schottland, die Schweiz und Schweden.
6. Die Bundesrepublik Deutschland und die ehemalige DDR mußten 1990 den Ländern mit mäßiger Kariesverbreitung zugeordnet werden.
7. Bei den 35- bis 44jährigen aus Österreich, England und Wales, Irland, Skandinavien und der Schweiz wurden sehr hohe DMF-T-Werte vorgefunden (Abb. 12). Sie spiegelten die hohe Kariesverbreitung bei Kindern und Jugendlichen dieser Länder vor 2 bis 3 Dezennien wider.

Im asiatischen Raum ging die Kariesverbreitung bei 6- bis 14jährigen Japanern von 1975 bis 1985 um 31 bis 86% zurück (*Okawa* et al. 1992). In Hongkong betrug der Kariesrückgang bei 35- bis 44jährigen zwischen 1984 und 1991 40% (*Lo* und *Schwarz* 1994).

Auf lokaler Ebene trat in Norwegen zwischen 1985 und 1991 ein Kariesanstieg (*Haugejorden* 1994) ein, in den Niederlanden wurde ein Stillstand des Kariesrückgangs bzw. ein Kariesanstieg beobachtet (*Frencken* et al. 1990, *Truin* et al. 1991 und 1993).

Für Deutschland liegen Daten der ICS-Studie (International Collaborative Study of Dental Manpower Systems) und IDZ-Studie (Institut der Deutschen Zahnärzte) vor. Im internationalen Vergleich zeigten Leipzig und Hannover eine relativ niedrige bzw. mittlere Kariesverbreitung bei den 13- und 14jährigen (*Künzel* et al. 1985).

Die Tabelle 9 ermöglicht den Vergleich zwischen den alten und den neuen Bundesländern. Die IDZ-Studie ließ eine deutliche Polarisierung der Kariesverbreitung offenkundig werden: Der geringere Teil der Bevölkerung zeigt in allen Altersgruppen einen hohen Anteil an Karies und Füllungen, während der größere Teil der Bevölkerung eine relativ geringe Kariesverbreitung aufweist. In jeder Altersgruppe befinden sich also Individuen mit einem erhöhten Kariesrisiko (*Einwag* 1993). Im Rahmen der Dresdener Präventionsstudie (*Klimm* et al. 1991) wurde angesichts des Mangels an epidemiologischen Daten in der Altersgruppe der 22- bis 45jährigen (*Marthaler* 1986) mit der Erfassung der Altersgruppen zwischen dem 16. und 35. Lebensjahr ein epidemiologischer „Lückenschluß" versucht (Tab. 10). Der Beweis für einen populationsweiten Caries decline in Deutschland konnte bisher noch nicht erbracht werden (*Künzel* 1992). Allerdings ist ein Kariesrückgang in definierten Bevölkerungsgruppen zu verzeichnen, die jahrelang unter dem Einfluß optimaler

Karies in den Industrieländern

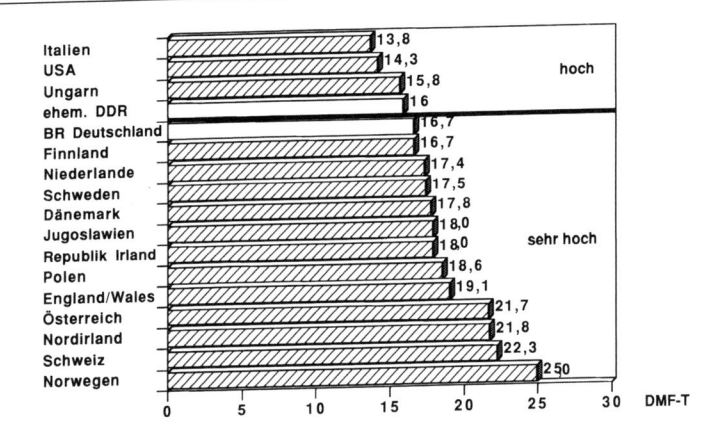

```
Italien          13,8
USA              14,3            hoch
Ungarn           15,8
ehem. DDR        16
BR Deutschland   16,7
Finnland         16,7
Niederlande      17,4
Schweden         17,5
Dänemark         17,8
Jugoslawien      18,0            sehr hoch
Republik Irland  18,0
Polen            18,6
England/Wales    19,1
Österreich       21,7
Nordirland       21,8
Schweiz          22,3
Norwegen         25,0
```

Abb. 12 Kariesverbreitung bei 35- bis 44jährigen in Europa und den USA in den Jahren 1983–1989 (Modifikation nach *Marthaler* et al. 1990)

Tabelle 9 Vergleich der Kariesverbreitung in den alten (*Dünninger* und *Pieper* 1991) und neuen (*Einwag* 1993) Bundesländern

Altersgruppe	DMF-T (dmf-t) ABL	NBL	DMF-S (dmf-s) ABL	NBL
8/9	1,5 (3,8)	1,1 (3,8)	2,2 (9,7)	1,1 (7,6)
13/14	5,1	4,3	8,3	4,9
35–44	16,7	13,4	55,1	43,3
45–54	18,4	15,7	69,4	59,3
35–54	17,5	14,5	62,0	51,3

ABL = Alte Bundesländer
NBL = Neue Bundesländer

Tabelle 10 Kariesverbreitung bei 2499 zufällig ausgewählten Dresdnern im Alter von 16 bis 35 Jahren (*Klimm* et al. 1991)

Altersgruppe	DMF-T	DMF-S
16–19	9,88	17,93
20–24	12,48	26,38
25–29	14,41	34,03
30–35	15,21	40,94

Fluoridkonzentrationen gestanden haben. Aktuelle Daten zur Kariesverbreitung in Europa und den USA legten *Marthaler* et al. (1996) auf einem weiteren Symposium der ORCA vor. Aus den Daten ist ersichtlich, daß sich seit 1990 in den meisten Industrieländern ein weiterer Rückgang der Kariesverbreitung bei 12jährigen vollzogen hat (Abb. 11b). Da in einer Reihe von Ländern das WHO-Ziel von 3,0 DMF-T bereits vor dem Jahr 2000 erreicht wurde, ist dort ein DMF-T-Wert von 1,0 und darunter durchaus denkbar. Auch bei den 15- bis 19jährigen konnte in 9 Ländern ein Kariesrückgang konstatiert werden. Es wurde bestätigt, daß der strenge Zusammenhang zwischen Zuckerkonsum und Kariesverbreitung in den Industrieländern durch vorbeugende Maßnahmen verlorengegangen ist. Die Mehrzahl der Autoren führte den Caries decline hauptsächlich auf die Anwendung fluoridhaltiger Zahnpasten zurück. Als weitere mögliche ursächliche Faktoren für den Kariesrückgang wurden die Trinkwasser-, Salz- und Tablettenfluoridierung sowie lokale Fluoridapplikationen in Kindergärten und Schulen diskutiert.

Angesichts des weiteren Kariesrückgangs hat die WHO für das Jahr 2010 neue Ziele formuliert (*Barmes* 1995):

- Kariesfreiheit für 90% der 5- bis 6jährigen,
- DMF-T < 1 bei 12jährigen,
- vollbezahntes Gebiß aller 18jährigen.

2.9 Karies in den Entwicklungsländern

In den meisten Entwicklungsländern hat die Kariesverbreitung teilweise drastisch zugenommen.

Die differenzierte Betrachtung der Kariesverbreitung bei 12jährigen in 20 unterentwickelten Ländern ergab für 15 Länder einen deutlichen Anstieg, für 2 (Ghana und China) keine Veränderungen und für 3 (Sri Lanka, Argentinien und Kuba) sogar einen Kariesrückgang (*Sheiham* 1984). Dabei war die Kariesverbreitung bei 12jährigen nach der WHO-Skala (Tab. 7) als sehr niedrig bis niedrig einzustufen (Tab. 11). Besorgniserregend ist die Geschwindigkeit, in der die Kariesverbreitung zunahm. So stiegen die DMF-T-Werte in Zaire im Zeitraum von 11 Jahren von 0,1 auf 2,3 und in Französisch Polynesien in 50 Jahren praktisch von 0 (*Möller* 1978) auf

Tabelle 11 Anstieg der Kariesverbreitung bei 12jährigen in Entwicklungsländern (WHO, Oral Epidemiology Data Bank, zit. n. *Newbrun* 1987 u. *Treide* 1991)

Land	Zeitraum	Jahre	Anstieg DMF-T von	auf
Äthiopien	1958–75	17	0,2	1,5
Uganda	1966–72	6	0,4	1,5
Zaire	1971–82	11	0,1	2,3
Kenia	1952–73	21	0,1	1,7
	1973–82	9	1,7	3,7
Jordanien	1962–81	19	0,2	2,7
Irak	1967–76	9	0,7	3,5
Marokko	1970–80	10	2,6	4,5
Vietnam	1959–70	11	2,0	6,3
Thailand	1960–77	17	0,6	2,9
Frz. Polynesien	1963–77	14*	6,4	10,5

* zu Beginn des 20. Jh. Kariesfreiheit (*Sardo Infirri* und *Barmes* 1979)

10,5 an. Als Ursachen für die dramatische Entwicklung wurden zum einen der steigende Zuckerkonsum, zum anderen die ungenügende prophylaktische Intervention angegeben (*Newbrun* 1987): Zunehmende Urbanisation führte zur Abkehr von traditioneller Ernährungsweise, was sich in erhöhter Aufnahme von Süßwaren und -getränken äußerte. Dem standen eine minimale Verfügbarkeit von Fluoriden und fehlende prophylaktische Betreuung gegenüber. Bei 61 Entwicklungsländern konnte im Gegensatz zu 29 Industrieländern eine positive Assoziation von Zuckerkonsum und Karies festgestellt werden (*Woodward* und *Walker* 1994).

3 Ätiologie und Pathogenese der Karies

Von alters her hat sich die Menschheit mit den Ursachen, der Entstehung und Entwicklung der Zahnkaries befaßt. Der Irrglaube von Zahnwürmern als Kariesursache geht eindeutig auf den mesopotamischen Kulturkreis um etwa 1800 v. Chr. zurück (*Hoffmann-Axthelm* 1985). Der Begründer der Lehre von den Körpersäften, *Hippokrates* (460–366 v. Chr.), machte für die Karies zwei endogene Faktoren, Natur der Zähne und Schleim, und den exogenen Faktor Nahrung verantwortlich (*Plathner* und *Winiker* 1969). Schon *Aristoteles* (384–322 v. Chr.) brachte die Karies mit der schädigenden Wirkung des Zuckers in Form getrockneter Feigen in Zusammenhang (*Strübig* 1989). In der Zeit der Mönchsmedizin des Mittelalters war es *Hildegard von Bingen* (1098–1179), die die hippokratische Säftetheorie (livor = Schleim) mit der babylonischen Zahnwurmtheorie (vermes in dentibus) vereinigte (*Riethe* 1952 und 1985, *Strübig* 1989). Erst im 19. und 20. Jahrhundert wurden wissenschaftliche Theorien und Hypothesen zur Kariesentstehung entwickelt.

3.1 Kariestheorien

3.1.1 „Chemisch-parasitäre Theorie"

> Mit seiner „chemisch-parasitären Theorie" gilt *W. D. Miller* als Begründer der modernen Kariologie.

Der aus Alexandria (Ohio) stammende *Willoughby Dayton Miller* (1853–1907) war in Berlin Zeitgenosse und Schüler *Robert Kochs* (1843–1910). Seine Auffassungen zur Kariesentstehung veröffentlichte *Miller* (Abb. 13) 1889 in seinem berühmten Werk „Die Mikroorganismen der Mundhöhle". Nach seiner Meinung ist die Zahnkaries „ein chemisch-parasitärer Vorgang, bestehend aus zwei deutlich ausgeprägten Stadien, der Entkalkung resp. Erweichung des Gewebes und der Auflösung des erweichten Rückstandes. Beim Schmelz fällt jedoch das zweite Stadium fort; die Entkalkung des Schmelzes bedeutet die vollkommene Vernichtung desselben (Abb. 14). Die Dissolution (Auflösung) des Schmelzes ist als eine indirekte, durch die von ihnen gebildeten Säuren

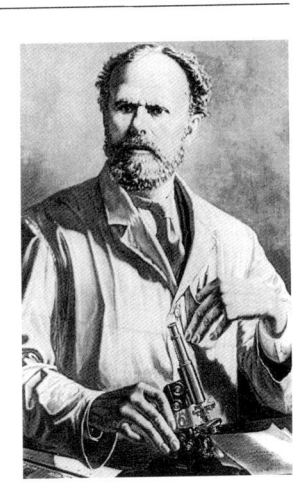

Abb. 13 *W.D. Miller (1853–1907) (Fremdkopie eines Gemäldes von H. Löffler)*

hervorgerufene Wirkung der Pilze (gemeint sind Bakterien) zu betrachten". Die Bakterien bilden „durch die Gärung von Kohlehydraten in der Mundhöhle vorwiegend Milchsäure", durch die „das Zahngewebe selbst in verdünnten Lösungen von Milchsäure schnell angegriffen (entkalkt) wird". Nach der Gefügeauflockerung des Schmelzes durch die Säurewirkung sind die Bakterien „an dem Prozeß direkt beteiligt, insofern sie zwischen die losen Schmelzprismen hineinwuchern, dieselben vielleicht weiter auseinandertreiben und den Rest des organischen Stoffes zerstören".

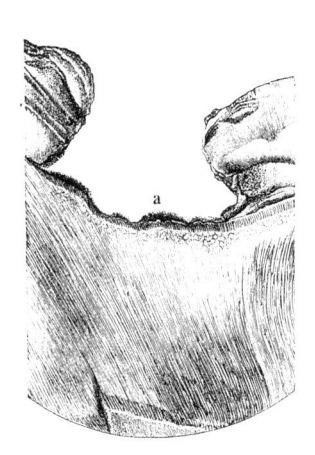

Abb. 14 *Unterminierende Schmelzkaries und mikrobieller Belag (a) auf dem Dentin (Reproduktion eines Originals von Miller 1889)*

„Das zweite Stadium der Zahnkaries, die Auflösung des erweichten Zahnbeins (Dentins), wird durch Pilze (Bakterien) bewirkt". Dabei wird davon ausgegangen, „daß viele Mundpilze (Bakterien) die Fähigkeit besitzen, Eiweiß oder eiweißartige Substanzen aufzulösen, zu peptonisieren resp. in eine lösliche Modifikation umzuwandeln. Der Pilzeinwanderung geht stets die Einwirkung von Säuren voran".

Die bakterielle Penetration und Destruktion des Dentins werden durch *Miller* an instruktiven histologischen Darstellungen belegt. Die Dentinkanälchen sind prall mit Bakterien gefüllt und werden durch diese „buchtenförmig erweitert" (Abb. 15). Quer zu den Dentinkanälchen verlaufen „spaltförmige Lücken", die ebenfalls Bakterien enthalten (Abb. 16). Diese Erscheinungen sind Ausdruck der allmählichen Auflösung des Dentins durch eine kokken-, stäbchen- und fadenförmige Mischflora. Die chemisch-parasitären Noxen gelten bei *Miller* als exzitierende Kariesursachen. „Prädisponierende Ursachen liegen nur in den Zähnen selber, in ihrer Entwicklung, Stellung etc." Zu den prädisponierenden Ursachen werden die „Beschaffenheit der Zähne", „abnorm tiefe Fissuren oder blinde Löcher", „Spalten oder Risse im Schmelz", „eine gedrängte unre-

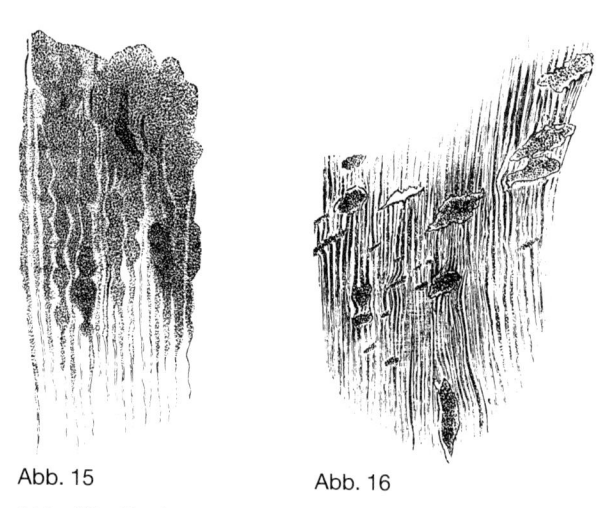

Abb. 15 Buchtenförmige Erweiterung der Dentinkanälchen durch Mikroorganismen bei Dentinkaries (Reproduktion eines Originals von *Miller* 1889)

Abb. 16 Charakteristische Spaltbildung bei Dentinkaries (Reproduktion eines Originals von *Miller* 1889)

gelmäßige Stellung der Zähne" und die „Lockerung des Zahnfleisches oder Loslösung desselben vom Zahnhalse" gezählt.

Kritisch ist zur *Miller*schen Theorie anzumerken, daß sie noch nicht die ätiologisch-pathogenetische Bedeutung der bakteriellen Zahnbeläge (bakterielle Plaque) berücksichtigt und nicht zwischen der Kariogenität von Zucker und Stärke differenziert. Ungeachtet dessen gilt:

> In fast 100 Jahren intensiver Forschung war das „parasito-chemische" Prinzip der progressiven Theorie *Millers* nicht widerlegbar. Sie bildet das solide Fundament aller unserer modernen Auffassungen zur mikrobiellen Genese der Zahnkaries.

3.1.2 Parasitentheorien

W.D. Miller (1889) hat in einem Überblick das Werk der Forscher gewürdigt, die vor ihm Mikroorganismen „als die Ursache der Zahnkaries" anschuldigten. Danach ist davon auszugehen, daß zuerst *Erdl* (1843) Parasiten für die Kariesentstehung verantwortlich machte. Der Dresdner Arzt *Robert Ficinus* (1847) führte die Zahnkaries auf kugel- bis bohnenförmige Mikroorganismen zurück, die bereits *Leeuwenhoek* erwähnt und *Bühlmann* gezeichnet hatte. *Ficinus* nannte sie Denticola hominis. „Die Denticola beobachtete ich übrigens bei allen von mir untersuchten Personen ohne Ausnahme, am häufigsten in den Zwischenräumen der Backzähne, minder häufig auf der Schleimhaut des Mundes, kaum im Speichel. In größter Menge bei Personen, die wenig Sorgfalt auf ihre Zähne verwenden und in hohlen Zähnen, worin sie gewöhnlich in unbeschreiblichen Massen nisten, in welchen ich sie auch zuerst sah und daher auf ein Wechselverhältnis zwischen ihnen und der Zahnkaries schloß". Die mikrobiell bedingte „faulige Verderbnis" beginne mit der Zerstörung des „Schmelzkapselhäutchens", gehe auf die „Schmelzzellen" über, entziehe ihnen die anorganische Substanz, treffe auf die „röhrige Zahnbeinsubstanz" und ende „mit dem gänzlichen Verlust des Zahnes".

Klenke (1850) beschrieb einen von ihm entdeckten „Protococcus dentalis", der in der Lage sei, Schmelz und Dentin zu verflüssigen. Nach *Miller* gebühre *Leber* und *Rottenstein* (1867) „das Verdienst, die parasitäre Theorie der Karies näher begründet zu haben. Sie hielten die Karies in ihrem Anfange für einen rein chemischen Prozeß; nachdem aber das

Zahnbein oberflächlich entkalkt ist, dringen die Elemente des Pilzes Leptothrix buccalis in die Zahnkanälchen ein, erweitern dieselben und ermöglichen dadurch das schnelle Eindringen der Säuren in die Tiefe". Somit stellt das Werk von *Leber* und *Rottenstein* einen wichtigen Vorläufer der chemisch-parasitären Theorie *Millers* dar.

Nach Meinung des Österreichers *Baumgartner* (1911 und 1913) liegt der Zahnkaries eine rein parasitäre Ursache zugrunde. Die Zahnkaries bezeichnete er als Streptomykose. Dabei zerstören Streptokokken direkt das Schmelzoberhäutchen und die „Randschicht der Schmelzprismen", die „weniger verkalkt und reicher an organischer Substanz ist als die Innenkörper. Das typische Einwachsen der Mikroorganismen in den Zahnschmelz an den Stellen reichlicher Ansammlung organischer Substanz spricht gegen die Anschauung *Millers* u.a., nach welcher die Säurewirkung allein Schmelzkaries bedingt". Auch bei der Dentinkaries werden die am wenigsten mineralisierten und an organischer Substanz reichsten Gewebepartien von den Mikroorganismen zuerst besiedelt. Im Fall der Dentinkaries liegt im Gegensatz zur Schmelzkaries eine Mischinfektion vor.

3.1.3 Pulpaphosphatase-Theorie

Nach *Csernyei* (1950, 1951, 1958, 1960 und 1965) ist die Karies in erster Linie eine endogene Krankheit des Dentins vitaler Zähne. Seines Erachtens dient die Pulpaphosphatase dem Aufbau des Dentins, indem sie aus den Glyzero- und Hexosephosphaten Phosphorsäure spaltet, die sich mit Kalzium als Hydroxylapatit niederschlägt. Der Dentinaufbau ist nach Auffassung des Autors an das physiologische Gleichgewicht zwischen Fluor und Magnesium geknüpft. Wird dieses Gleichgewicht gestört, indem der Magnesiumgehalt zunimmt und der Fluoridanteil abnimmt, beginnt die „Dekalzifizierung" der Zahnhartsubstanzen durch die Phosphatase. Damit wird der kariöse Prozeß eingeleitet. Für die Störung des physiologischen Gleichgewichts machte der Italiener *Csernyei das* Zentralnervensystem verantwortlich. Röntgenbefunde der initialen Schmelzkaries mit subfiziellem Mineralverlust und intakter Schmelzoberfläche fehlinterpretierte er als Beweis für endogene Demineralisierung von Dentin und Schmelz (*Csernyei* 1956).

Die Theorie erklärt weder die Bildung zusätzlichen Dentins noch das Auftreten von Karies im Kontaktbereich und an avitalen Zähnen (*Pilz* 1980). Sie gilt als widerlegt.

3.1.4 Glykogen-Theorie

Der Niederländer *Egyedi* (1956) faßte die Karies als zivilisationsbedingte „Überernährungskrankheit" auf. Sie sei mit der Fettsucht (Adipositas) nahe verwandt. Die Überernährung in der Schwangerschaft und Kindheit führe zu einem Glykogenüberschuß in den sich entwickelnden Zähnen. Das „Glykogensurplus" im Schmelz der durchgebrochenen Zähne stelle einen Locus minoris resistentiae und einen geeigneten Nährboden für Mundbakterien dar. Somit sei die Empfindlichkeit gegenüber der Zahnkaries (Disposition) von der Glykogenanreicherung während der Zahnentwicklung abhängig. Initialkaries entstehe durch das Eindringen von Bakterien der „Dentalplaque" in den organischen Teil des Schmelzes. Voraussetzung dafür wäre eine ausreichende Menge von Glukose, die sich beim enzymatischen Abbau von Glykogen bilde.

Die Theorie ist vor allem deshalb nicht vertretbar, da sie nicht zur Klärung des eindeutigen Zusammenhangs zwischen lokalem Einfluß der Nahrung und Kariesentstehung beigetragen hat.

3.1.5 „Organotrope Kariestheorie"

Die sogenannte organotrope Kariestheorie des Schweizers *Leimgruber* (1951) fußt auf drei Grundsätzen:

1. Das Zahnorgan ist dem Gesamtorganismus hierarchisch untergeordnet und bildet eine biologische Einheit aus Blut (Pulpa), Zahnhartsubstanzen und Speichel. Die eigene Funktion des Zahnorgans ergibt sich aus der „intraorganischen Koordination der physikalischen und biochemischen Eigenschaften der am Organ beteiligten Gewebe".

2. Für die Gesundheit des Zahnorgans ist das physiologische Zusammenspiel aller seiner Komponenten verantwortlich, das zu einem physiologischen Gleichgewicht führt. In diesem Fall sind die Zahnhartsubstanzen

gegen die Wirkung von „Kavitationsfaktoren" resistent. Das physiologische Gleichgewicht ist an das Vorhandensein des „Aufbaufaktors" im Speichel geknüpft. Dieser „Reifungsfaktor" wandert in die Zahnhartsubstanzen, die als Diaphragma zwischen Speichel und Pulpablut fungieren. Im Diaphragma reagiert er „mit den Residualladungen des Proteins wie des Minerals und verbindet beide durch eine homopolare Valenzbindung. Diese Bindungen bleiben jedoch nicht für alle Zeit im Diaphragma verankert, sondern wandern weiter gegen die Pulpa zu, so daß das biologische Fließgleichgewicht im System nur dann erhalten bleibt, wenn im Speichel immer soviel normaler Aufbaufaktor vorhanden ist, wie in derselben Zeiteinheit das System über das Pulpablut verläßt".

3. Dysfunktion auch nur einer Organkomponente führt zum Verlust des physiologischen Gleichgewichts. Die Zahnhartsubstanzen verlieren ihre Resistenz gegen die Wirkung der Kavitationsfaktoren. Pathologische Funktion der Organkomponenten bedeutet Karieskrankheit. Die Dysfunktion des Zahnorgans tritt durch Mangel an Aufbaufaktor im Speichel und Diaphragma ein. „Die Funktion des Systems beschränkt sich in einem solchen Fall auf einen Transport von Wasser und Speichel nach der Pulpa". Das führt zur „Denaturierung des Zahnproteins und des Zahnminerals" im Diaphragma. Erst jetzt können Säuren und Bakterien als Kavitationsfaktoren eine kariöse Kavität hervorrufen. Das Wesen der Karieskrankheit besteht in der pathologischen Modifikation des Diaphragmas. Die Karieskrankheit geht also der Kavitation immer voran.

Die dargestellte Theorie vermochte nicht, die realen biologischen und pathobiologischen Vorgänge am Zahn widerzuspiegeln und die kritisierten „lokalistischen" Auffassungen vom Kariesgeschehen stichhaltig zu entkräften.

3.1.6 Zahnlymphe-Theorie

In seiner „neuen Theorie zur Ursache der Zahnkaries" differenzierte der Amerikaner *Bödecker* (1929) zwischen exzitierender und prädisponierender Ursache. Unter der exzitierenden Ursache verstand er die bakterielle Säureproduktion aus Kohlenhydraten. Als prädisponierende Ursache galt der quantitative und qualitative Zustand der Zahnlymphe. Nach *Bödecker* entstammt die Zahnlymphe dem Blutplasma. Von der Pulpa aus durchdringt die Zahnlymphe zunächst die Dentinkanälchen bis zur Schmelz-Dentin-Grenze und gelangt über Schmelzlamellen und -büschel sowie Schmelzprismenscheiden zur Schmelzoberfläche. Im Schmelzoberflächenhäutchen trifft die Zahnlymphe auf das Endprodukt des bakteriellen Kohlenhydratstoffwechsels, die Milchsäure. Wenn der Mineralgehalt der Zahnlymphe ausreichend hoch ist, kann die Milchsäure neutralisiert und damit Karies verhindert werden. Liegt ein Mineraldefizit der Zahnlymphe bei Allgemeinerkrankungen und Schwangerschaft vor, wird die Milchsäure nur ungenügend neutralisiert: Es entsteht Karies.

Die Existenz einer endogenen Zahnlymphe, die an der Zahnoberfläche saure Endprodukte des bakteriellen Kohlenhydratstoffwechsels neutralisiert, entspricht allerdings nicht der biologischen Realität.

3.1.7 Ulciphilia-Theorie

Der Schwede *Forshufvud* (1950) betrachtete die Karies als Zahngeschwür (Ulcus dentis), das durch eine Erkrankung des Blutplasmas entstehe. Nach seiner Auffassung wird der Zahnschmelz über Ultrakapillaren mit Blutplasma versorgt. Ein Ulcus dentis entsteht, wenn Schmelzrisse durch erkranktes Blutplasma nicht mehr ausreichend repariert werden. Durch ausbleibende Fibrinbildung ist die Wundheilung des lädierten Schmelzes gestört, wodurch Mikroorganismen von außen in den Schmelz eindringen können. Es entsteht Karies.

3.1.8 Proteolyse-Theorie

Gottlieb (1944) betrachtete die Zahnkaries als proteolytischen Prozeß. Indikator für das Vorliegen einer Karies sei die Bildung eines bräunlichgelben Pigments durch proteolytische Mikroorganismen. Entkalkter Schmelz gelte erst dann als kariös, wenn er Pigmentierung zeige. Karies werde durch das Eindringen proteolytischer Mikroorganismen in die organische Substanz der Zähne ausgelöst. Die mikrobielle Invasion des Schmelzes erfolge über Schmelzlamellen (*Gottlieb* 1921) und Schmelzbüschel sowie über die Prismenscheiden, die sämtlich als Locus minoris resistentiae aufzufassen sind. Der kariöse Prozeß verlaufe in 3 Phasen:

1. Phase der Säurebildung: Entstehung „kalkigen Schmelzes" durch Demineralisation, der noch nicht als kariös bezeichnet wird,
2. Phase der Proteolyse: Bildung typischer kariöser Pigmentierungen bei Erhaltung der Oberflächenintegrität des Schmelzes,
3. Phase der Nekrose: Zerstörung der Zahnhartsubstanzen, Kavitation.

Im Gegensatz zu den Auffassungen *Gottliebs* steht heute unstreitig fest, daß der kariöse Prozeß mit der säurebedingten Demineralisation des Schmelzes beginnt.

3.1.9 „Nichtsaure Kariestheorie" (Phosphatasetheorie)

Phosphatmangel in der Nahrung ist nach Meinung des Dänen *Eggers Lura* (1962) die Hauptursache für die Kariesentwicklung. Zufuhr phosphatarmer Nahrung führt zu einem Defizit von leicht hydrolysierbaren Phosphatestern in Blut, Speichel und Zahnbelägen (*Eggers Lura* 1949). Da das organische Phosphat jedoch für die Stoffwechselprozesse der Mikroorganismen in den Zahnbelägen essentiell ist, gewinnen sie dasselbe aus dem benachbarten Schmelz mit Hilfe ihrer Phosphatasen. Damit wird der Kariesprozeß eingeleitet. Er „ist kurz ausgedrückt ein pathologischer Resorptionsprozeß, in welchem die Enzyme des Speichels und der Bakterien dieselbe Rolle spielen wie die Enzyme des Blutes bei der physiologischen Milchzahnresorption". Der Kariesprozeß verläuft diametral zu den enzymgesteuerten Vorgängen der Knochen-, Dentin- und Schmelzbildung: Phosphatasen und Proteasen „synthetisieren" die organische Matrix der Zahnhartsubstanzen zu löslichen Verbindungen. „Die anorganischen Prismen verlieren ihre Kittsubstanz und fallen auseinander". Nach *Eggers Lura* (1956 und 1957) kann das anorganische Kalziumphosphat des Schmelzes bei neutralem pH zum einen durch Phosphatase und zum anderen durch Kalziumkomplexbildung gelöst werden.

Da die Theorie den Säurebildungsprozeß im Kariesgeschehen lediglich als Energiequelle für die „synthetisierenden Enzymprozesse" betrachtet, können wir uns nicht mit ihr identifizieren.

3.1.10 Proteolyse-Chelations-Theorie

Chelate sind stabile Komplexe von Metallen und organischen Verbindungen, bei denen das zentrale Metallion krebsscherenartig (chelae f <lat> = Scheren des Skorpions, Krebsscheren) von sogenannten Liganden festgehalten wird. Als Liganden können Sauerstoff, Stickstoff und Schwefel dienen. Beispiele für Chelate in der Biologie sind das eisenhaltige Hämoglobin und magnesiumhaltige Chlorophyll sowie Kalzium-Zitrat- oder Kalzium-Laktat-Komplexe (Abb. 17).

Schatz und *Martin* (1962) entwickelten ihre Proteolyse-Chelations-Theorie der Zahnkaries auf der Grundlage von Naturbeobachtungen. Ihres Er-

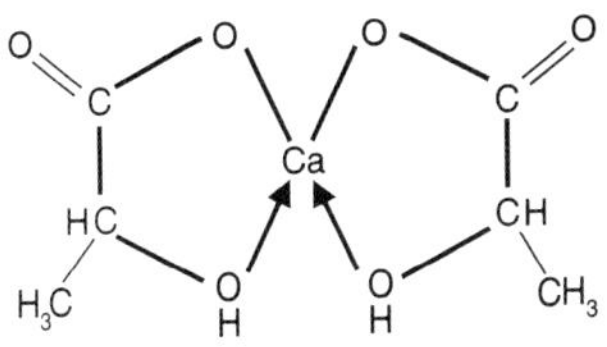

Kalzium - Laktat - Komplex

Abb. 17 Kalzium-Laktat-Komplex mit krebsscherenartigem Festhalten des Kalziums (Umzeichnung nach *Newbrun* 1989)

achtens sei die Zerstörung (demolition) der organischen und mineralischen Komponenten des Zahns auf Proteolyse und Chelation zurückzuführen. Dabei entstehe die initialkariöse Läsion durch eine enzymatische Attacke „keratinolytischer" Mikroorganismen auf die organischen Bestandteile des Schmelzes. Der Abbau der organischen Phase des Schmelzes setze Stubstanzen frei, die mit Kalzium Chelate bilden. Dadurch werde der Schmelz demineralisiert. Die Demineralisation des Schmelzes laufe mehr oder minder zeitgleich mit der Proteolyse der organischen Phase bei neutralem pH-Wert ab.

Möglicherweise spielen Proteolyse und Chelation bei der Schmelzdestruktion eine Rolle, wenn der pH-Wert des bakteriellen Zahnbelags nach einer Säureattacke des Schmelzes im neutralen Bereich liegt.

3.1.11 Resistenztheorie

Die entscheidende Rolle für die Kariesentstehung kommt dem Wechselspiel zwischen Zahnoberfläche und Speichel zu (*Knappwost* 1952). Der Speichel wird als von Kalzium- und Phosphationen übersättigte Lösung betrachtet. Diese Übersättigung ermöglicht die Bildung von Deckschichten aus Hydroxylapatit ($Ca_{10}(PO_4)_6(OH)_2$), die sich auf der Zahnoberfläche niederschlagen und kariöse Initialläsionen zu reparieren vermögen (*Knappwost* und *Effinger* 1956).

Punctum saliens (springender Punkt) für die „reparatorische" Rolle des Speichels ist seine Viskosität. Es kann hierbei von der Grundkenntnis des Chemikers ausgegangen werden: Hochviskose Lösungen zeigen geringe, niedrigviskose Lösungen starke Diffusion. Ist die Viskosität des Speichels gering, bildet sich zwischen dem frei strömenden Speichel und der Schmelzoberfläche eine schmale ruhende Speichelgrenzschicht (Abb. 18 a). Diese ermöglicht eine schnelle Diffusion der Kalzium-, Phosphat- und Hydroxylionen, die die reparierende Hydroxylapatitschicht aufbauen. Saure Stoffwechselprodukte können ebenfalls schnell abdiffundieren. Die reparatorische Leistung des Speichels ist hoch. Es liegt „Kariesresistenz" vor.

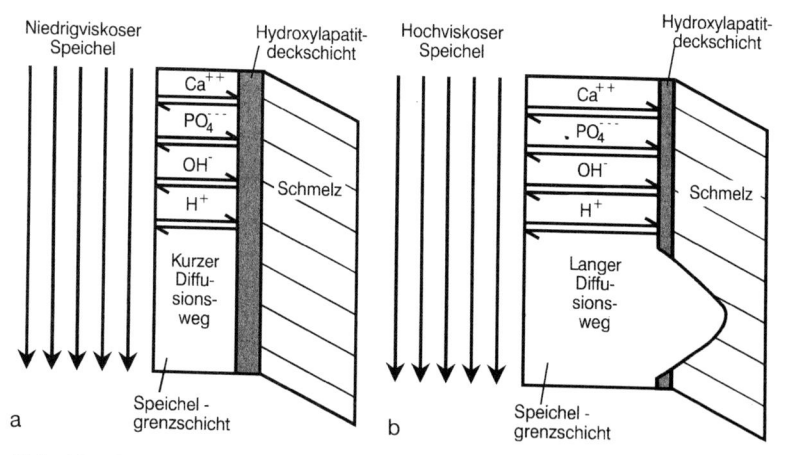

Abb. 18 Bedeutung der Speichelviskosität bei der Kariesentstehung (Modifikation nach *Knappwost* und *Effinger* 1956): a) reparatorische Wirkung niedrigviskosen Speichels. b) Kariesentstehung bei hoher Speichelviskosität

Bei hoher Speichelviskosität erschwert eine breite ruhende Speichelgrenzschicht mit ihrem langen Diffusionsweg die „Nachdiffusion von Ionen des Hydroxylapatits aus dem freien Speichel" ebenso wie „die Abdiffusion saurer Stoffwechselprodukte von der Schmelzoberfläche". Die schützende Hydroxylapatitschicht ist nur unzureichend ausgebildet. Durch ungenügende reparatorische Leistung des Speichels kann die Bildung einer kariösen Kavität nicht aufgehalten werden (Abb. 18 b).

„Vom Standpunkt der Resistenztheorie erscheint die Karies nicht als undurchdringliches komplexes Problem, sondern mathematisch als Funktion nur weniger Variabler, unter denen die Viskosität eine entscheidende Rolle spielt":

DMF = $f(\eta, x_1, x_2, x_3, x_4, x_5 ...)$,

wobei die Variablen x bedeuten:

x_1 = Fluoridgehalt der Zähne,
x_2 = Vanadiumgehalt der Zähne,
x_3 = Mineralisierungsdichte der Zähne,
x_4 = zahlenmäßig zu definierender Engstand der Zähne,
x_5 = zahlenmäßig zu definierender anatomischer Bau
   der Zähne (Fissuren, Grübchen).

Zum Fluor wird ausgeführt, daß es „aber im Sinne des oben dargelegten Funktionsbegriffes eine Variable (x_1) darstellt, die die kariesfördernde Wirkung anderer Faktoren aufhebt oder aber überkompensiert" (*Knappwost* und *Effinger* 1956).

> Die Resistenztheorie reduziert das komplexe Kariesgeschehen auf die angeblich dominierende Rolle der Speichelviskosität und einige wenige Variablen und läßt die ätiologisch-pathogenetische Bedeutung der bakteriellen Plaque gänzlich außer acht. Trotzdem ergänzt sie die chemisch-bakteriologische Auffassung *Millers* um den wichtigen Aspekt der Remineralisation.

3.1.12 Korrosionstheorie

Rheinwald (1956) machte für die Zerstörung der Zahnhartsubstanzen chemisch-physikalische Kräfte verantwortlich, die unter dem Begriff der Korrosion zusammengefaßt werden müssen. Er stellte sich die Korrosion am Zahn folgendermaßen vor: Der Zahnschmelz besteht hauptsächlich aus Hydroxylapatit ($Ca_5(PO_4)_3OH$) und hat ein sehr geringes Löslichkeitsprodukt. Die Übersättigung des Speichels mit Ca^{++}- und PO_4^{---}-Ionen ist bereits bei der Speichelsekretion vorhanden. An der Zahnoberfläche kann sich eine negativ geladene Stelle bilden, die als Kathode bezeichnet wurde. Von der Kathode werden die positiv geladenen Kalziumionen angezogen, während die negativ geladenen Phosphationen von ihr abgestoßen werden. Die beiden Ionenarten sind in 3 Schichten um die Kathode verteilt (Abb. 19):

1. Zone mit Kalziumionendominanz,
2. Zone mit gleichmäßiger Verteilung von Kalzium- und Phosphationen,
3. Zone mit Phosphationendominanz.

Der Schmelz wurde als Halbleiter betrachtet. „Elektrische Vorgänge am Schmelz" werden „durch Aufladungen statischer Elektrizität bewirkt. Durch das mit der Aufladung verbundene elektrische Feld entstehen induktorisch Änderungen im Potential verschiedener Stellen der Zahnoberfläche, weitere können Konzentrations- und Löslichkeitsverschiebungen aufweisen. Tritt nun eine Zustandsänderung am Zahn und im umgebenden Speichel auf, so wird dieser durch die natürlichen Verhältnisse in der Mundhöhle, Sekretion, Vermischung, Nahrungsaufnahme, sehr bald gestört werden, und es wird sich ein Mangel an Ca^{++}-Ionen an der Kathode einstellen, der nur durch austretende Ca^{++}-Ionen aus dem Gitterverband (des Apatits) gedeckt werden kann" (Abb. 20). Der Zahnschmelz „fällt der Zerstörung durch Korrosion anheim", die in Form des typischen „Lochfraßes" verläuft. Der Autor vertrat den Standpunkt, daß die biologische Bedeutung des Speichels nicht vorrangig in seiner Beteiligung am Korrosionsvorgang, sondern vielmehr in seinem Remineralisationsvermögen liege. Nach seiner Definition ist Karies „jeder fortschreitende irreparable Zerstörungsvorgang in der Zahnsubstanz, der vom Schmelz ausgeht und sich ausbreitet, wenn das natürliche Reparationsvermögen des Speichels versagt. Säuren und Bakterien sind für den Zerstörungsprozeß nur insoweit von Bedeutung, als sie im Korrosionsgeschehen eine Rolle spielen oder die Remineralisation beeinflussen.

> Da die für die Korrosion erforderlichen Potentialverhältnisse in der Mundhöhle nicht vorliegen, entbehrt die Korrosionstheorie jeglicher wissenschaftlicher Grundlage.

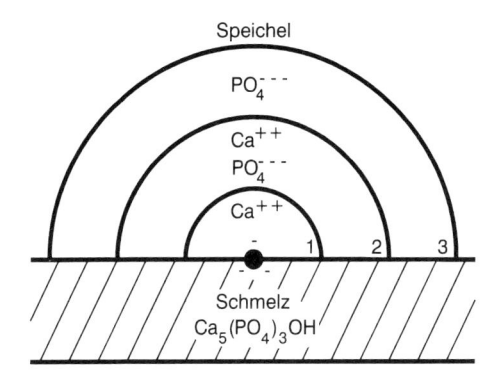

Abb. 19 Karies als Korrosionsprozeß (Modifikation nach *Rheinwald* 1956): schichtweise Anordnung von Kalzium- und Phosphationen um die Schmelzkathode

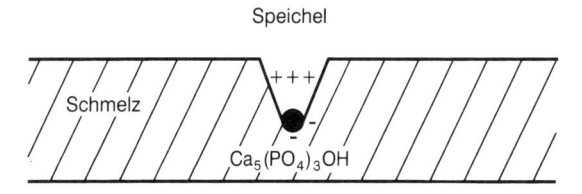

Abb. 20 Karies als Korrosionsprozeß (Modifikation nach *Rheinwald* 1956): Deckung des Kalziummangels an der Kathode durch Herauslösen der Kalziumionen aus dem Schmelz (Korrosion)

3.1.13 Weitere Kariestheorien

In seiner „physikalisch-chemischen Kariestheorie" betrachtete der Russe *Entin* (1928) die Zahnhartsubstanzen als semipermeable Membran für osmotische Vorgänge zwischen den zahnumgebenden Medien Blut und Speichel. In der Norm erfolgt die Osmose in zentrifugaler Richtung, was optimale Ernährungsbedingungen von Dentin und Schmelz und damit eine hohe Widerstandsfähigkeit des Zahnes gegen äußere Noxen ermöglicht. Unter bestimmten Bedingungen kann eine Schwächung oder Richtungsänderung des osmotischen Stofftransports eintreten. Zentripetale Osmose in Richtung Pulpa führt zu Ernährungsstörungen im Schmelz und zu geringerer Widerstandskraft gegenüber externen Schadfaktoren. 1934 schlug *Entin* vor, die „Karieskrankheit" als allgemeine und lokale Stoffwechselstörung aufzufassen. Diese ist für den Zusammenbruch der physiologischen Wechselbeziehungen im System Pulpa-Zahn-Speichel verantwortlich. Bei der Kariesentstehung spielen nach *Entin* der Zustand des Nervensystems und der endokrinen Drüsen, Vererbungsfaktoren sowie die gesamte sozialpolitische Struktur der Gesellschaft eine maßgebliche Rolle (*Borowskij* et al. 1982). Nervale Aspekte fanden auch in der „**biologischen Kariestheorie**" *Lukomskijs* (1934) und der „**trophoneurotischen Kariestheorie**" *Platonows* (1957) ihren Niederschlag.

Die „physikalisch-chemische Theorie" hat sich nicht durchsetzen können, da sie die Bedeutung der Kohlenhydrate und Mikroorganismen bei der Kariesentstehung unterschätzte und die zentripetale Remineralisation durch den Speichel negierte.

Das Wesen der „**alimentären Kariestheorie**" *Scharpenaks* (1949) besteht in der Störung des Eiweißstoffwechsels in den Zahnhartsubstanzen. Die Stoffwechselstörung äußert sich in einer erhöhten Proteolyse der Zahnhartsubstanzen infolge von Eiweißmangel (Lysin und Arginin) in der Nahrung. Kohlenhydratüberschuß in der Nahrung führt zu erhöhtem Bedarf an Vitamin B_1. Durch Vitamin-B_1-Mangel kommt es zur Akkumulation von Brenztraubensäure in den Körpergeweben, die die erhöhte Proteolyse der Zahnhartsubstanzen bewirkt.

Die alimentäre Kariestheorie wurde abgelehnt, weil sie die Rolle der Mikroorganismen bei der Kariesauslösung und die Demineralisation des Schmelzes bei der Initialkaries gänzlich unberücksichtigt ließ (*Borowskij* et al. 1982).

3.2 Karies als exogener Prozeß

Wie aus den oben dargestellten Kariestheorien hervorgeht, machen die einzelnen Autoren entweder exogene oder endogene Ursachen oder Kombinationen von exogenen und endogenen Faktoren für das Kariesgeschehen verantwortlich. Zunächst soll hier die heute am meisten favorisierte Auffassung der exogenen Bedingtheit der Karies bewiesen werden.

3.2.1 Parabionten

Den eindeutigen Beweis für die exogene kohlenhydratabhängige Kariesauslösung lieferte die experimentelle Parabiose (*Kamrin* 1954). Es handelte sich dabei um operativ vereinigte Wistar-Ratten mit genetischer Ähnlichkeit, gemeinsamem Blutkreislauf, gleichen Stoffwechselprozessen und gleichen Umweltbedingungen. Die Kontrollparabionten erhielten 16-170 Tage lang eine ausgewogene zuckerfreie Normalkost und blieben praktisch kariesfrei. Die Tiere der Versuchsgruppe ernährten sich ebenfalls von dieser Normalkost, jedoch wurden die rechten Parabionten zusätzlich täglich mit 1 ml einer 25%igen Glukoselösung gefüttert (Abb. 21). Mundhöhle und Zähne der linken Parabionten hatten somit keinen direkten Kontakt zur Glukose. Nach 16- bis 35tägiger Glukosegabe zeigten die rechten Parabionten 2,43% Fissurenkaries, während die Fissuren der linken Parabionten mit einem nur 0,17%igen Kariesbefall

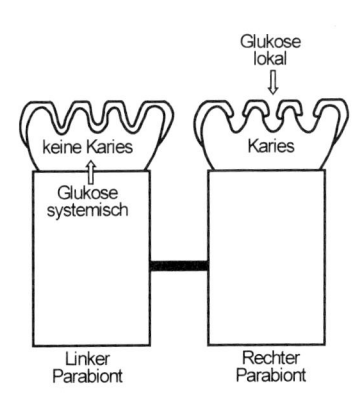

Abb. 21 Kariesauslösung bei parabiotischen Ratten durch lokale Glukosegabe nach *Kamrin* (1954) (Modifikation nach *Künzel* 1969)

größtenteils Kariesfreiheit aufwiesen. Auch längere Glukoseverabreichung (36–105 Tage) führte bei den rechten Parabionten zu wesentlich stärkerem Kariesbefall (5,0%) als bei den linken Tieren mit ausschließlich systemischer Glukosegabe über den gemeinsamen Blutkreislauf (0,69%). Der vernachlässigbare Kariesbefall der linken Parabionten wurde der Koprophagie (f <grch> = Kotfressen) angelastet: Das linke Tier hat oral geringe Glukosemengen aus den Fäzes des rechten Parabionten aufgenommen, so daß direkter Zahnkontakt gegeben war. Aus dem Experiment konnte abgeleitet werden:

> Die Kariesauslösung erfolgt auf exogenem Wege in Anwesenheit bestimmter Kohlenhydrate.

3.2.2 Sondenernährung

Weitere Beweise für den exogenen kohlenhydratabhängigen Modus der Kariesauslösung konnten an sondenernährten Tieren und Menschen erbracht werden.

Kariesaktiven Ratten einer Versuchsgruppe wurde zuckerreiche Diät über eine Magensonde, Tieren einer Kontrollgruppe über die Mundhöhle zugeführt (*Kite* et al. 1950). Eine weitere Unterteilung der Versuchs- und Kontrollgruppe ergab sich durch Erhaltung oder Entfernung der wichtigsten Speicheldrüsen. Der 20wöchige Versuch zeigte, daß sich bei sondenernährten Tieren mit und ohne Speicheldrüsenexstirpation trotz starker mikrobieller Besiedelung der Zähne keine Karies entwickelte (Tab. 12). In der oral ernährten Kontrollgruppe waren die speichelarmen Tiere am stärksten von Karies befallen, was die Bedeutung des Speichels unterstrich (s. 3.8.1).

Rückschlüsse auf die exogene Kariesauslösung ließen sich anhand von Beobachtungen an magensondenernährten Patienten ziehen (*Littleton* et al. 1967 a u. b). Der für die Kariesauslösung relevante pH-Wert der bakteriellen Plaque (s. 3.8.2) war bei sondenernährten Patienten höher als bei oral ernährten Personen und zeigte nach Zugabe einer 10%igen Saccharoselösung nur unwesentliche Veränderungen (*Littleton* et al. 1967 a). Außerdem enthielt das Plaquematerial der Sondenernährten weniger Streptokokken, Laktobazillen und fadenförmige Mikroorganismen als in der Kontrollgruppe (*Littleton* et al. 1967 b).

Tabelle 12 Kariesverbreitung bei oral und sondenernährten Ratten (nach *Kite* et al. 1950 a)

Fütterungsmodus	Speicheldrüsen	Kariöse Molaren	Kariöse Läsionen
oral	vorhanden	5,0	6,7
	entfernt	11,5	28,8
Sonde	vorhanden	0	0
	entfernt	0	0

3.3 Karies als mikrobieller Prozeß

Der Beweis für die essentielle Rolle der Mikroorganismen im Kariesgeschehen wurde bereits vor mehr als 100 Jahren angetreten, und es ist seitdem eine Vielzahl von Untersuchungen durchgeführt worden, die die führende Rolle der Mikroorganismen in vitro, im Tierversuch und am Menschen belegen.

3.3.1 In-vitro-Versuche

Schon *W. D. Miller* (1889) berichtete darüber, daß es dem Franzosen *Magitot* (1867) gelang, „durch die Wirkung von Zucker sowohl wie von verschiedenen Säuren Höhlen im Zahngewebe hervorzubringen, welche mit denen der Zahnkaries die größte Ähnlichkeit hatten". Bereits damals wurde die sogenannte Fenster-Technik angewandt, wobei nur ein bestimmtes Schmelzareal (Fenster) säureexponiert war, während die übrige Zahnoberfläche eine Wachsbedeckung trug. *Miller* hob kritisch hervor, *Magitot* habe die Wirkung der Mikroorganismen in den Gemischen übersehen. Auch *Miller* erzeugte Karies in vitro durch Inkubation von Zahnmaterial in Brot-Speichel-Gemischen bei 37 °C. Die durch Mikroorganismen und Kohlenhydrate induzierte Karies war an der Schmelzoberfläche lokalisiert. Die in neuer Zeit in vitro ausgelösten initialen Schmelzläsionen lagen unter der Schmelzoberfläche und unterschieden sich pathohistologisch nicht von natürlichen subfiziellen Kariesläsionen (*Silverstone* 1968). Eine mehr oder minder ausreichende Simulation der pathobiologischen Realität bei der mikrobiellen Erzeugung kariöser Läsionen in vitro war durch die Anwendung des künstlichen Mundes (*Bibby* und

Mundorff 1975) oder des Chemostats (*Ellwood* et al. 1974) möglich. Im künstlichen Mund werden Nahrung, Speichel, Mikroorganismen und Zahnmaterial gemeinsam inkubiert. Im Chemostat wachsen kontinuierliche Bakterienkulturen unter konstanten, kontrollierten und definierten Bedingungen. Dies wird durch den ständigen Zufluß frischen Sterilmediums und gleichzeitigen Abfluß der Bakterienkultur ermöglicht (*Singleton* 1992).

3.3.2 Tierversuche

Gnotobiose

Seit der Veröffentlichung der „chemisch-parasitären Theorie" *Millers* mußten 65 Jahre vergehen, bis die essentielle Rolle der Mikroorganismen bei der Kariesentstehung schlüssig nachgewiesen wurde. Als Pioniere der tierexperimentellen Kariesforschung haben *Orland* und seine Mitarbeiter (1954) eindeutig zeigen können, daß durch Schnittentbindung keimfrei zur Welt gebrachte und keimfrei aufgezogene kariesaktive Ratten (Gnotobionten) kariesfrei blieben, wenn sie mit einer sterilen kariogenen Saccharose-Diät gefüttert wurden. In einer weiteren Versuchsreihe (*Orland* et al. 1955) führte die Besiedelung der keimfreien Mundhöhle mit einem Enterococcus und einem proteolytischen Bacillus bei gleichzeitiger Verabreichung einer stabilen Saccharose-Diät zur Entstehung von Karies.

Tabelle 13 faßt die Ergebnisse dieser Gnotobiose-Versuche zusammen. Sie wurden von *Fitzgerald* et al. (1960) bestätigt. Die Autoren gelangten zu folgenden Ergebnissen:

1. Selbst die Inokulation eines einzelnen Streptokokkenstamms (Monoinfektion) in die Mundhöhle keimfreier Ratten führte bei gleichzeitiger Gabe einer zuckerreichen Kost zum Kariesbefall.
2. Keimfreie Ratten blieben trotz der Zuckerkost kariesfrei.
3. Nichtgnotobiotische Kontrolltiere wurden ebenfalls von Karies befallen.

In der Folgezeit konnte an gnotobiotischen Ratten nachgewiesen werden, daß eine Reihe von mikrobiellen Spezies in der Lage ist, Karies an verschiedenen Lokalisationen des Zahnes hervorzurufen. Fissurenkaries konnte durch S. mutans (*Gibbons* et al. 1966), S. sanguis (*Mikx* et al. 1972), S. salivarius (*Kelstrup* und *Gibbons* 1970), L. acidophilus (*Fitzgerald* et al. 1966), L. casei (*Rosen* et al. 1968), A. viscosus (*van der Hoe-*

Tabelle 13 Nachweis der Schlüsselrolle der Mikrooganismen bei der Kariesentstehung im Tierversuch an gnotobiotischen Ratten (nach *Orland* et al. 1955)

Kariesaktive Ratte	Sterile Diät	Kariogene Mikroflora der Mundhöhle	Kariesbefall der Molaren
+	+	Enterococcus* und proteolytischer Bacillus	+
+	+	Enterococcus* u. pleomorphes Bacterium	+
+	+	Keimfreiheit	–
+	+	pleomorphes Bacterium	–
+	+	unbekannte Komplexflora	+

* Streptococcus (*Orland* 1982)

Tabelle 14 Kariesauslösung in verschiedenen Zahnregionen durch verschiedene mikrobielle Spezies bei gnotobiotischen Ratten (nach *Edwardsson* 1986)

Kariesinduzierende Mikroorganismen	Lokalisation der Karies		
	Fissurenkaries	Glattflächenkaries	Wurzelkaries
Streptococcus			
S. faecalis	+		
S. mutans	+	+	+
S. salivarius	+	+	+
S. milleri	+	+	
S. sanguis	+		
S. mitior	+		
Peptostreptococcus			
Peptostreptococcus intermedius	+		
Actinomyces			
A. viscosus	+	+	+
A. naeslundii	+		+
A. israelii	+		+
Lactobacillus			
L. casei	+		+
L. acidophilus	+		

ven et al. 1974) sowie A. naeslundii und A. israeli (*Guillo* et al. 1973) induziert werden. In Tabelle 14 sind die Ergebnisse der Kariesauslösung durch verschiedene Mikroorganismen bei gnotobiotischen Ratten zusammengefaßt (*Edwardsson* 1986).

Tierversuche an gnotobiotischen Ratten zeigten, daß eine Reihe mikrobieller Spezies imstande ist, Karies auszulösen.

In weiteren Tierversuchen an Gnotobionten wurde in Nijmegen der Frage möglicher bakterieller Interaktionen bei der Kariesentstehung nachgegangen (*Mikx* et al. 1972). Zu diesem Zweck erfolgte in 4 Gruppen keimfreier Osborne-Mendel-Ratten die Monoinfektion mit S. mutans oder S. sanguis sowie die gleichzeitige Inokulation von V. alcalescens mit S. mutans oder S. sanguis. Das Futter der Versuchstiere enthielt 16 oder 40% Saccharose. Bei den monoinfizierten Tieren konnte ein höherer Kariesbefall festgestellt werden als bei den mischinfizierten (Tab. 15). Dabei war S. mutans stärker kariogen als S. sanguis. Die geringere Kariogenität der S.-mutans-Veillonella- bzw. S.-sanguis-Veillonella-Assoziation wurde darauf zurückgeführt, daß Veillonella die von den Streptokokken produzierte Milchsäure in schwächere Säuren, Essig- und Propionsäure, umwandelt.

Tabelle 15 Einfluß von oralen Mono- und Mischinfektionen auf den Kariesbefall von gnotobiotischen Ratten (nach *Mikx* et al. 1972)

Gnotobio- tische Ratten	A	B	C	D
Inokulierte Bakterien	S. mutans (GS 5)	S. mutans (GS 5) + V. alcalescens (OMZ 193)	S. sanguis (34)	S. sanguis (34) + V. alcalescens (OMZ 193)
Dentinkaries im Fissuren- bereich (T)	2,75	1,00	1,13	0,75

Relative Gnotobiose

Die relative Gnotobiose dient als wertvolle Ergänzung der Gnotobiose zur Klärung der Rolle definierter Mikroorganismen und mikrobieller Interaktionen im Kariesgeschehen.

Die Methode wurde erfolgreich von der Züricher Schule angewandt (*Guggenheim* et al. 1965, *König* et al. 1965). Relative Gnotobiose bedeutet (*Guggenheim* et al. 1969):

1. Eliminierung der grampositiven Standortflora durch hohe Konzentrationen von Antibiotika (z. B. Erythromycin),
2. Inokulation eines definierten Karieserregers, der gegen das verabreichte Antibiotikum resistent ist,
3. Antibiotikagabe in geringer Konzentration am Anfang oder während des gesamten Versuchs.

Durch dieses experimentelle Vorgehen konnte beispielsweise von einem erythromycinresistenten Streptococcus (OMZ-61) bei kariogen ernährten Osborne-Mendel-Ratten ein starker Kariesbefall induziert werden, nachdem die erythromycinempfindliche orale Standortflora der Ratte mit Erythromycin unterdrückt worden war. Die unbeeinflußte Kontrollgruppe (ohne Erythromycin und Monoinokulation) war weniger stark mit Karies befallen (*Guggenheim* et al. 1965). Die Inokulation mehrerer Mikroorganismen führte zur Beeinträchtigung der Kariogenität des OMZ-61 infolge mikrobieller Interaktionen. Daraus resultierte ein schwacher Kariesbefall (*König* et al. 1965).

Weitere Tierversuche

Über die Tierversuche an Ratten mittels Gnotobiose und relativer Gnotobiose hinaus wurden Experimente an konventionellen Hamstern, Ratten, Mäusen und Affen durchgeführt. *Fitzgerald* und *Keyes* (1960) untersuchten Hamster, die von Natur keine kariogene Flora aufwiesen oder deren Oralflora antibiotisch unterdrückt war (s. relative Gnotobiose). Sie konnten folgende Ergebnisse gewinnen:

1. Durch antibiotische Unterdrückung der Mikroflora als nichtinfiziert und kariesinaktiv geltende Hamster wurden durch Streptokokkeninfektion kariesaktiv (Abb. 22).
2. Die Infektion erfolgte durch gemeinschaftliche Tierhaltung in gleichen Käfigen, durch Inokulation kariogener Originalstämme und definierter streptomycinresistenter Einzelstämme sowie durch Überimpfung der zurückgewonnen definierten Stämme aus den Fäzes oder Plaques kariesaktiver Tiere.
3. Die Kariesentwicklung war an zuckerhaltiges Futter (59% Saccharose) geknüpft.

Dem Schweden *Bo Krasse* (1966) ist es gelungen, Streptokokken von extrem kariesaktiven Menschen zu isolieren und damit bei kariesinaktiven Albino-Ratten floride Karies auszulösen.

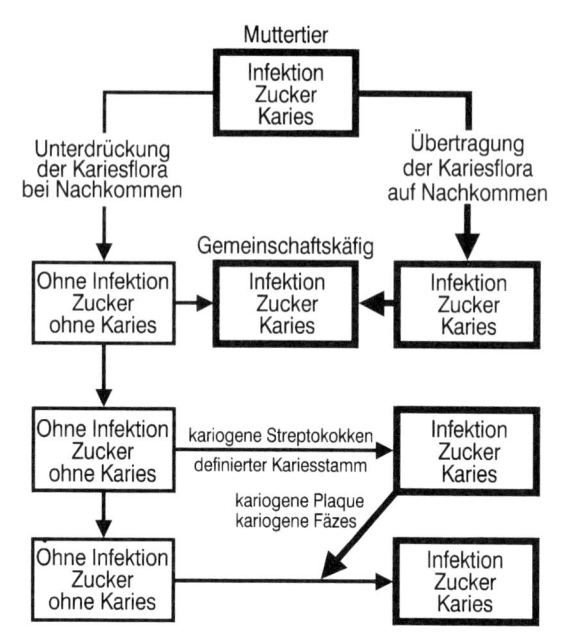

Abb. 22 Kariesentstehung durch übertragbare kariogene Mikroorganismen und Kohlenhydrate bei Hamstern (Modifikation nach *Keyes* 1960 und *Newbrun* 1989)

Die Bedeutung extrazellulärer Polysaccharide als Voraussetzung für die Kariesentstehung konnte ebenfalls im Tierexperiment an Hamstern belegt werden (*de Stoppelaar* et al. 1971). Die Mutante C 67-25 von S. mutans C 67-1 erwies sich im Vergleich zum Mutterstamm als weniger kariogen. Durch ein 5wöchiges Experiment an gnotobiotischen Ratten wurde dieses Ergebnis bestätigt. Die verringerte Kariogenität der Mutante wurde ihrem Unvermögen angelastet, unlösliche Polysaccharide an die Zelloberfläche zu binden.

In einem Tierversuch an konventionellen Wistar-Ratten (*Morosowa* et al. 1977) bewirkte die kariogene Diät Stephan 580 (66% Saccharose) im Vergleich zur Normalkost einen starken Zuwachs der kariogenen Oralflora (Tab. 16). Mit der erhöhten mikrobiellen Besiedelung der Mundhöhle ging ein starker Kariesbefall einher (*Klimm* et al. 1977). Neben Schmelzläsionen und initialen sowie mittelschweren Dentinläsionen

Tabelle 16 Zunahme der oralen Mikroflora unter dem Einfluß kariogener Diät bei Wistar-Ratten im Plättchentest ($t_{Tafel} = 2{,}878$ bei $f = 18$ u. $P = 1\,\%$; $t_{Tafel} = 2{,}10$ bei $P = 5\,\%$)

Art der Kost	Streptokokken			Koloniebildende Einheiten Enterokokken			Laktobazillen		
	$\bar{x}$	s	t	$\bar{x}$	s	t	$\bar{x}$	s	t
Normalkost	324	31,71		28	9,91		9	3,16	
Kariogene Diät (Stephan 580)	867	311,14	5,51+	144	120,73	3,03+	191	92,74	6,19+

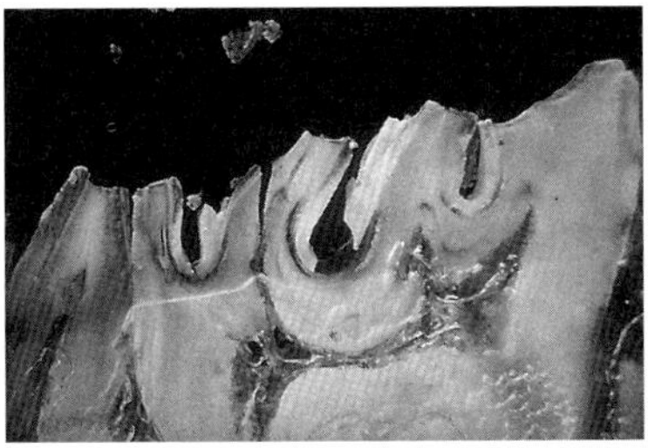

Abb. 23 Schmelzverlust durch ausgedehnte Dentinkaries bei der Wistar-Ratte

konnten auch ausgedehnte Dentinveränderungen (Abb. 23) diagnostiziert werden.

Auch bei den zur Familie der Meerkatzenartigen gehörenden Makaken wurde durch Inokulation kariogener Streptokokken Karies induziert (*Bowen* 1968). Es handelt sich dabei um ein ideales Modell für die menschliche Zahnkaries.

Kariogene Mikroorganismen sind übertragbar und unter bestimmten Bedingungen in der Lage, Karies zu induzieren.

3.3.3 Untersuchungen am Menschen

Angesichts der Tatsache, daß eine Reihe einzelner mikrobieller Spezies im Tierexperiment Karies auszulösen vermochte, ist versucht worden, die kariogene Bedeutung dieser Mikroorganismen auch beim Menschen nachzuweisen. Dieser schwierigen Aufgabe dienten Querschnitt- und Längsschnittuntersuchungen. Querschnittuntersuchungen haben statischen Charakter und stellen „Momentaufnahmen" dar, die vorrangig Assoziationen zwischen Mikroorganismen und der Karies feststellen können. Längsschnittuntersuchungen dagegen tragen der Dynamik der Kariesentstehung Rechnung und ermöglichen vor allem Aussagen über den ursächlichen Zusammenhang zwischen Mikroorganismen und Karies.

Streptokokken

In Querschnittstudien wurden positive Assoziationen von **S. mutans** und Schmelzkaries festgestellt (*de Stoppelaar* et al. 1969, *Shklair* et al. 1974, *Marsh* et al. 1989). Aus einer Längsschnittstudie ergab sich eine positive Korrelation zwischen sogenannten kariesinduzierenden Streptokokken (S. mutans) und neuen Schmelzkariesläsionen (*Krasse* et al. 1968). Dagegen konnte die Beziehung zwischen S. mutans und der Kariesentstehung in einer bedeutenden Longitudinalstudie eines Forscherteams des London Hospital Medical College nicht eindeutig belegt werden (*Hardie* et al. 1977). Es konnte gezeigt werden, daß S. mutans offenbar eine wichtige Rolle bei der Entstehung der Wurzelkaries spielt (*Syed* et al. 1975, *Billings* et al. 1985, *Brown* et al. 1986, *Fure* et al. 1987, *Keltjens* et al. 1987, *Bowden* et al. 1990, *Nyvad* und *Kilian* 1990).

Der Nachweis einer Assoziation zwischen der Isolierungshäufigkeit von **S. sobrinus** und Kariesbefall wurde in einer niederländischen Studie an 18- bis 20jährigen Rekruten erbracht (*Huis in`t Veld* et al. 1979). Keine Assoziation lag zwischen **S. sanguis** und Kariesbefall vor (*Meiers* 1982, *Loesche* et al. 1984).

Neuesten Untersuchungen zufolge sind sogenannte **Niedrig-pH-Nicht-Mutansstreptokokken** wie S. salivarius, S. mitis, S. milleri, S. sanguis, S. anginosus, S. gordonii sowie S. oralis von zusätzlicher ätiopathogenetischer Relevanz (*Sansone* et al. 1993, *van Houte* 1994).

Laktobazillen

Mehrere Jahrzehnte galt die Auffassung, daß Laktobazillen die Hauptrolle in der Kariesgenese spielen (Laktobazillenära). In jüngerer Zeit wurde die Bedeutung der Laktobazillen relativiert. Nicht zu übersehen ist allerdings die in mehreren Längsschnittstudien festgestellte Beziehung zwischen Laktobazillen und Schmelzkaries (*Ikeda* et al. 1973, *Hardie* et al. 1977, *Boyar* und *Bowden* 1985, *Burt* et al. 1985). Nach Meinung *Loesches* (1986) sind Laktobazillen durchaus „odontopathogen".

Aktinomyzeten und Veillonellen

A. odontolyticus ist offenbar an der Auslösung von Milchzahnkaries beteiligt (*Boyar* und *Bowden* 1985). Außerdem besteht eine Assoziation zwischen A. viscosus und Wurzelkaries (*Bowden* et al. 1990). Die stärkste Demineralisation der Wurzeloberfläche ging entweder von A. viscosus allein oder gemeinsam von Mutans-Streptokokken und Laktobazillen aus (*Nyvad* und *Kilian* 1990). Veillonellen spielen offenbar eine Rolle bei der Kariesprogression (*Marsh* und *Martin* 1992).

Anhand der Untersuchungen am Menschen ist davon auszugehen, daß neben S. mutans noch andere Mikroorganismen an der Kariesentstehung beteiligt sind.

3.4 Ursachenkomplex der Karies

Auf der Grundlage der Erkenntnisse zur Kariesentstehung beim Tier und Menschen hat *Keyes* (1962) die moderne Triade der Kariesätiologie entwickelt. Sie besteht aus den unabdingbaren Faktoren **Wirt und Zähne, Mikroflora** und **Substrat** (Nahrung). In den Faktor Wirt gehen anatomische, physiologische und Umwelteinflüsse ein, die die „Anfälligkeit" der Zähne gegenüber der Karies bestimmen. Hierzu zählen der Speichel, die Zahnform, die Schmelzreifung und das Fluoridangebot. Als kariogene Mikroorganismen gelten übertragbare Streptokokken, die aus dem Substrat Säure bilden. Das Substrat besteht aus Kohlenhydraten, die der Wirt mit der Nahrung aufnimmt oder die im Speichel vorliegen. Die kariogenen Mikroorganismen setzen das Substrat in der **bakteriellen Plaque** (mikrobieller Zahnbelag) um. *Orland* (1982) stellte die Ursachentrias der Karies in Form von 3 Dreiecken, die einen Zahn bilden, als „The triple triangle tragedy of tooth decay" dar.

Der Triade der Kariesätiologie hat *König* (1971) den wichtigen Faktor **Zeit** hinzugefügt. Er verstand darunter die Dauer der Plaqueretention und die Häufigkeit des Substratangebots. Die Tetrade der Kariesätiologie beinhaltet ökologische Prinzipien. Dabei wird die Mundhöhle des Wirts als **ökologisches System** (*König* 1971) oder als **Biotop** (*König* 1992) aufgefaßt. Immer dann, wenn ein Faktor fehlt oder nicht wirksam wird, bleibt die Karies aus (Abb. 24).

74 Ätiologie und Pathogenese der Karies

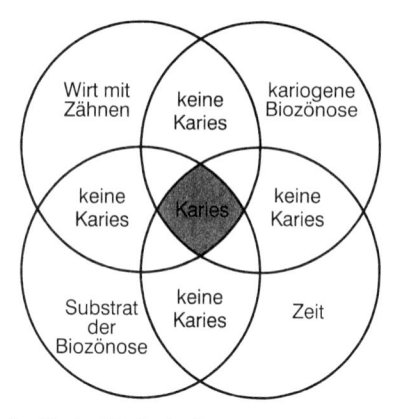

Abb. 24 Tetrade der Kariesätiologie (Modifikation nach *Keyes* 1962 und *König* 1971)

3.5 Plaquehypothesen

Die Einführung des **Plaquekonzepts der Kariesätiologie** war die bedeutendste Leistung der Kariesforschung nach *W. D. Miller*. Bereits 1897 hatte der Engländer *J. L. Williams* über eine „dicke filzartige Masse säurebildender Mikroorganismen" berichtet, die der Oberfläche des Zahns anhaftet oder kariöse Kavitäten auskleidet. Der Schmelz ist nach *Williams* unmittelbar dort vom Säureangriff betroffen, wo Bakterien am Schmelz haften. Die dicke, klebrige Bakterienmasse verhindert außerdem den Abtransport der produzierten Säure, „so daß diese ihre volle Kraft auf die Hartgewebe richten kann." Ein Jahr später (1898) prägte der Amerikaner *G. V. Black* den Begriff „gelatinous microbic plaques".

Hinsichtlich der Rolle der Plaquemikroorganismen in der Kariesätiologie existieren heute im wesentlichen 3 Plaquehypothesen.

3.5.1 Spezifische Plaquehypothese

Der Begriff der spezifischen Plaquehypothese ist von *Loesche* (1976) eingeführt worden. Sie besagt, daß die Karies von spezifischen Vertretern der Plaqueflora hervorgerufen wird. Als spezifische Kariesverursacher gelten S. mutans (*van Houte* 1980, *Loesche* 1986, *Emilson* und *Krasse* 1985), möglicherweise S. sobrinus (*Loesche* 1986) und Laktobazillen (*Loesche* 1984, *Emilson* und *Krasse* 1985). Die Schlüsselrolle von S. mutans in der Kariesätiologie wurde durch folgende Tatsachen belegt (*Emilson* und *Krasse* 1985):

1. Priorität der S.-mutans-Besiedelung der Zahnoberfläche vor der Kariesentstehung,
2. stärkere Besiedelung kariöser Läsionen als gesunder Zahnoberflächen,
3. höherer Besiedlungsgrad der Zähne bei höherer Kariesverbreitung,
4. Korrelation zwischen Kariesverbreitung und S.-mutans-Vorkommen in Plaque und Speichel,
5. Korrelation zwischen Karieszuwachs und S.-mutans-Vorkommen in Plaque und Speichel,
6. Korrelation zwischen der Stärke und Dauer der S.-mutans-Infektion und dem Karieszuwachs,
7. Korrelation zwischen S. mutans und bestimmten Karieslokalisationen,
8. Korrelation zwischen S. mutans und der Kariesprogression,
9. Assoziation zwischen S. mutans und atypischen Karies läsionen.

3.5.2 Unspezifische Plaquehypothese

Nach der unspezifischen Plaquehypothese ist eine heterogene Plaqueflora für die Kariesentstehung verantwortlich. Die von ihr produzierten Schadstoffe (Säuren) werden erst bei Überschreitung eines Schwellenwertes pathogen. Schadstoffkonzentrationen unterhalb dieses Schwellenwertes werden durch Wirtsabwehr wie die Pufferwirkung des Speichels und Immunfaktoren überwunden. Bei der unspezifischen Plaquehypothese geht es mehr um die Quantität als um die Qualität der Plaqueflora (*Newbrun* 1979).

3.5.3 Ökologische Plaquehypothese

Mehr und mehr setzen sich Auffassungen durch, in denen die Kariesentstehung unter ökologischem Aspekt betrachtet wird (*Newbrun* 1979, *Lehmann* 1991, *Guggenheim* 1995, *Hardie* 1995). *Marsh* und *Martin* (1992) sind der Ansicht, daß kariöse Läsionen durch Veränderungen in der Plaqueökologie entstehen. Bei neutralem pH-Wert seien die kariogenen Bakterien nur zu einem geringen Anteil in der mikrobiellen Lebensgemeinschaft der Plaquemikroorganismen anzutreffen. In dieser Situation befänden sich De- und Remineralisation des Schmelzes im Gleichgewicht. Häufige Zufuhr abbaufähiger Kohlenhydrate führe zu Absenkungen des pH-Wertes in der Plaque unter einen kritischen Punkt. Der niedrige pH-Wert der Plaque zeige eine doppelte Wirkung: 1. die Vermehrung von Mutansstreptokokken und Laktobazillen und 2. die Verschiebung des Gleichgewichts Demineralisation-Remineralisation in Richtung der Demineralisation. Durch den Anstieg der Mutans-Streptokokken und Laktobazillen werde die Demineralisation verstärkt. Niedrige pH-Werte führen zudem zur Selektion anderer säuretoleranter Mikroorganismen, die ebenfalls zur Säurebildung in geringeren Mengen fähig sind.

Nach *König* (1992) ist die Karies keine spezifische Infektionskrankheit, sondern wird durch die „gesamte säurebildende und säuretolerante Plaqueflora" verursacht sowie von Bakterien, die durch die Bildung extrazellulärer Polysaccharide die „reichliche Bildung von Plaque mit hohem Säurepotential bewerkstelligen".

3.6 Begriffe der Mikroökologie

Die Auswahl von Begriffen der Mikroökologie soll zum besseren Verständnis nachfolgend dargestellter mikroökologischer Sachverhalte dienen. Die Begriffsbestimmungen fußen auf bekannten Definitionen (*Berger* 1964, *Knoke* und *Bernhardt* 1985, *Marsh* und *Martin* 1992, *Pschyrembel* 1994):

Mikroökologie (Mikrobenökologie): Lehre von den Beziehungen zwischen den Mikroorganismen und ihrer natürlichen Umwelt einschließlich mikrobieller Wechselwirkungen. Ziel: Untersuchung der gesamten mikrobiellen Flora an definierten Standorten bei Mensch und Tier in Gesundheit und Krankheit.

Mikrobielles Ökosystem: Gesamtheit der Mikroorganismen an einem bestimmten Standort nebst abiotischen und biotischen Standortfaktoren; Einheit aus mikrobieller Lebensgemeinschaft und mikrobiellem Biotop.

Mikrobielles Biotop (m oder n <grch> bios = Leben, topos = Ort), **Mikrobiotop, Habitat, Standort:** Durch spezifische, relativ konstante physikalisch-chemische Bedingungen charakterisierter Lebensbereich von Mikroorganismen, die an die dort herrschenden Bedingungen besonders angepaßt sind und eine Lebensgemeinschaft (Biozönose) aus Produzenten, Konsumenten und Destruenten bilden; Gesamtheit der Umweltbedingungen, unter denen eine Lebensgemeinschaft existiert; Standort, der unter natürlichen Bedingungen mikrobiell besiedelt ist.

Ökologische Nische: Funktioneller Status (nicht Position) eines Mikroorganismus an einem bestimmten Standort; Rolle in der Lebensgemeinschaft.

Mikrobielle Biozönose, Mikroflora: Lebensgemeinschaft von Mikroorganismen in einem Biotop.

Autochthone Mikroorganismen: Standortflora bestimmter Ökosysteme. Synonyme: endogene, permanente, einheimische Mikroflora.

Allochthone Mikroorganismen: Durchgangsflora, die nur zeitweise im Ökosystem vorkommt, wenn ein entsprechendes Nährstoffangebot und adäquate Umweltbedingungen vorhanden sind. Synonyme: passagere, transiente, passante, biotopfremde Mikroorganismen.

Opportunistische Mikroorganismen: Die Standortflora bildenden Mikroorganismen, die unter bestimmten Ausnahmebedingungen Krankheiten hervorrufen können.

Eubiose: Normzustand der quantitativ-qualitativen Besiedelung eines Biotops; Gleichgewicht zwischen Wirt und Biozönose einerseits, Gleichgewicht zwischen den mikrobiellen Arten in der Biozönose andererseits.

Dysbiose: Quantitativ-qualitative Normabweichung der Besiedelung des Biotops; Störung des Gleichgewichts zwischen Wirt und Biozönose sowie innerhalb der Biozönose.

3.7 Mikroökologie der Mundhöhle

Zum besseren Verständnis der Mikroökologie der Karies soll hier eine Übersicht zur Mikroökologie der Mundhöhle vermittelt werden:

Die Mundhöhle ist ein komplexes mikrobielles Ökosystem (*König* 1971), das aus den Komponenten **Boden, Klima** und **Biozönose** besteht (Abb. 25). Boden und Klima (Speichel, Gingivasulkusflüssigkeit) bilden

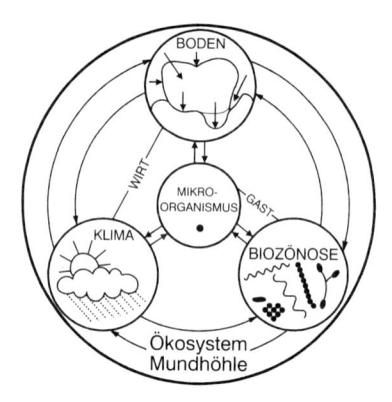

Abb. 25 Komplexes mikrobielles Ökosystem Mundhöhle mit heterogenen Bodenverhältnissen am Beispiel des Zahns (Pfeile) (Modifikation nach *Berger* 1965 und *Pilz* 1985)

den Wirts- oder Makroorganismus. Zwischen den einzelnen Komponenten des Ökosystems bestehen ein **dynamisches ökologisches Gleichgewicht** und ständige **Interaktionen**. Darüber hinaus vollziehen sich zwischen einzelnen Mikroorganismen und den drei Systemkomponenten ständige Wechselwirkungen. Der Gleichgewichtszustand (Eubiose) zwischen Makroorganismus und Mikroorganismus einerseits und zwischen den Mikroorganismen andererseits wird durch Interaktionen zwischen diesen Partnern aufrechterhalten (*Marsh* und *Martin* 1992). Störungen des Gleichgewichts (Dysbiose) führen zu Erkrankungen in der Mundhöhle. Da die Bodenverhältnisse des Ökosystems sehr unterschiedlich sind, gilt die Mundhöhle nicht als einheitlicher Standort.

Die Mundhöhle ist kein einheitlicher Biotop, sondern ein Mosaik zahlreicher Mikrobiotope (*Berger* 1964).

Die mikrobiellen Biotope der Mundhöhle heißen Lippen, Wangenschleimhaut, Gaumen, Zunge, Gingiva, Gingivasulkus und Zähne. Die Zähne wiederum stellen kein einheitliches Mikrobiotop dar, sondern sind in eine Reihe unterschiedlicher Standorte unterteilt (Abb. 26). Die Mikroorganismen der Biozönose okkupieren den **Standort ihrer Wahl**, d. h. das Mikrobiotop, das ihnen adäquate Lebensbedingungen bietet. Die Besiedelung der Mikrobiotope hängt von deren anatomischen und biologischen Gegebenheiten sowie von den Stoffwechselaktivitäten der

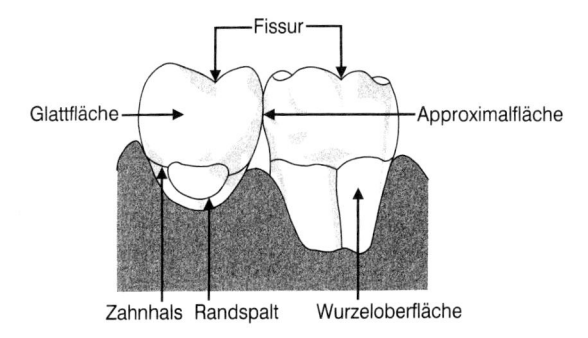

Abb. 26 Mikrobiotope des Zahns

im Mikrobiotop etablierten Biozönose ab. Das Wachstum der Mikroorganismen im Mikrobiotop wird von der Temperatur, der Sauerstoffkonzentration, dem pH-Wert, endogenen und exogenen Nährstoffen, der Adhärenz (Anheftung von Mikroorganismen) sowie von der spezifischen und unspezifischen Abwehr des Wirts reguliert (*Marsh* und *Martin* 1992). Da der Speichel mit den meisten Faktoren im Zusammenhang steht, kommt ihm eine zentrale Bedeutung im Ökosystem Mundhöhle zu.

3.8 Mikroökologie der Karies

3.8.1 Wirtsfaktoren

Wirtsfaktor Zähne

Anatomische Verhältnisse

Eine wesentliche Rolle bei der Kariesentstehung spielen die anatomischen Gegebenheiten des Zahns und des Gebisses, von denen die Besiedelung der Zahnoberfläche mit der kariogenen Biozönose abhängt. Die Morphologie der Zähne und des Gebisses sind genetisch bedingt (*König* 1971). Wie bereits festgestellt wurde, stellt die Zahnoberfläche kein einheitliches Biotop dar. Sie besteht vielmehr aus den Mikrobiotopen Fissur, Approximalfläche, Glattfläche, Zahnhals und Wurzeloberfläche (Abb. 26). Auch der Randspalt zwischen den Zahnhartsubstanzen und einer Füllung wird als Mikrobiotop aufgefaßt (*Klimm* et al. 1991). Die ge-

80 Ätiologie und Pathogenese der Karies

nannten Mikrobiotope sind mit den Prädilektionsstellen der Karies identisch. Aus der unterschiedlichen Morphologie der Zahnoberflächen resultieren unterschiedliche Lebensbedingungen. So liegt beispielsweise an den Approximalflächen der Zähne das niedrigste Redoxpotential vor. Daher werden die Kontaktflächen der Zähne mit Mikroorganismen besiedelt, die unter anaeroben Verhältnissen wachsen (strikte und fakultative Anaerobier). Fissuren und Glattflächen sind nicht nur Brutstätten für Mikroorganismen, sondern stellen zudem Retentionsstellen für Speisereste dar (Substrat).

Zahnform und Zahngröße unterliegen der genetischen Variation (*König* 1971). Beim Mikrobiotop Fissur können so differente Typen unterschieden werden. *Nagano* (1961) differenzierte zwischen 4 Grundtypen (Abb. 27). *Zuhrt* und *Vierus* (1967) beschrieben ähnliche Konfigurationen der Fissur (Abb. 28). Für den Kariesbefall der Fissur ist nicht ihre

Fissurentyp	Häufigkeit (%)	Konfiguration und Kariesbeginn (↑)
V	34	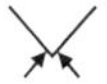
U	14	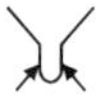
I	19	
IK	26	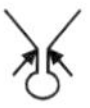
Andere	7	

Abb. 27 Fissurentypen und Kariesbeginn nach *Nagano* (1961) (Modifikation nach *König* 1971)

Fissurenform	Häufigkeit (%)	Beschreibung	Konfiguration
0	33,2	keine Fissur	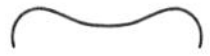
A	0,4	schmal, peripher	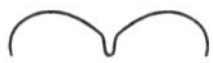
B	26,9	breit, peripher	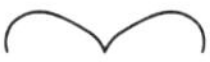
C	5,8	schmal, dentinnah	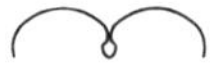
D	33,6	breit, dentinnah	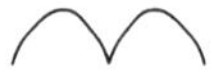

Abb. 28 Fissurenformen nach *Zuhrt* et al. (1971) (Modifikation nach *Zuhrt* et al. 1971)

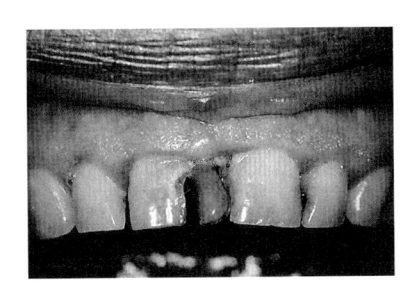

Abb. 29 Kariesbefall an 11 mesial infolge verstärkter Plaquebildung und Nahrungsretention durch Mesiodens

Tiefe, sondern ihr Querschnitt maßgebend (*Zuhrt* et al. 1971). So seien ampullenförmige Fissuren weniger kariesgefährdet. Ausschlaggebend für den Kariesbefall ist der Winkel des Fissureneingangstrichters: Je größer der Winkel, desto geringer die Kariesdisposition (*König* 1973, *Riethe* 1981).

Von Relevanz für die Kariesentstehung sind außerdem Zahnengstände bei einem Mißverhältnis zwischen Zahn- und Kiefergröße oder nach vorzeitigem Milchzahnverlust. Engstände fördern die Retention von Nahrungsresten und Mikroorganismen. Kariesfördernde Retentionsstellen entstehen auch durch überzählige Zähne (Abb. 29).

Strukturelle Gegebenheiten

Zahnschmelz ist die am stärksten mineralisierte und härteste Substanz des menschlichen Körpers. Die Schmelzhärte beträgt 5–8 in der Mohsschen Härteskala, 260–360 KHN (Knoop-Härtenummern) oder 300–400 VH (Vickers-Härte) (*Schroeder* 1982). Der Schmelz besteht größtenteils aus Hydroxylapatit, $Ca_{10}(PO_4)_6(OH)_2$, oder Fluorhydroxylapatit, $Ca_{10}(PO_4)_6(OH)F$. Trotz seiner extremen Härte kann der Apatit durch bakterielle Säureangriffe aufgelöst werden. Allerdings nimmt die Widerstandsfähigkeit des Zahnschmelzes gegenüber den Säureangriffen mit steigendem Mineralisationsgrad des Schmelzes zu. Am stärksten sind die Zähne kurz nach dem Durchbruch kariesgefährdet. Die Mineralisation des Schmelzes vollzieht sich in 3 Etappen:

1. Initiale Mineralisation (1. Mineralisationsphase): Mineralisation der organischen Schmelzmatrix nach deren Bildung durch Ameloblasten (Schmelzbildner).
2. Präeruptive Schmelzreifung (2. Mineralisationsphase): Wachstum der Schmelzkristallite, Verdichtung und Erhärtung des mineralisierenden

Gefüges, Volumenschrumpfung der organischen Matrix, Verlust an Wasser (*Schroeder* 1982).
3. Posteruptive Schmelzreifung (3. Mineralisationsphase): Einlagerung von mineralischen Bestandteilen des Speichels in die feinen wassergefüllten Poren innerhalb und außerhalb der Schmelzprismen, Abnahme der Permeabilität, weitere Verdichtung und Erhärtung des Schmelzgefüges.

Fluoride fördern die Mineralisation des Schmelzes in den drei Phasen. Die posteruptive Reifungsmineralisation erhöht die Widerstandsfähigkeit der Schmelzoberfläche gegen Karies. Subfizielle Schmelzbereiche sind weniger widerstandsfähig gegenüber dem Kariesangriff (*Newbrun* 1989).

Zähne mit Schmelzhypoplasien (Strukturanomalien des Schmelzes) sind nach *König* (1992) nicht mit einem höheren Kariesrisiko behaftet.
Im Gegensatz dazu hatte Lady *May Mellanby* (1923, 1937) eine enge Assoziation zwischen dem Schweregrad von Hypoplasien und Kariesbefall gefunden. Das Ausmaß des Kariesbefalls wird nach ihrer Meinung von der Qualität der Zahnstruktur bestimmt. Diese sei abhängig von der Ernährung in der Schwangerschaft, Stillperiode und nach dem Zahndurchbruch.

Wirtsfaktor Speichel

Die essentielle Bedeutung des Speichels im Ökosystem Mundhöhle wurde durch *Sreebny* (1989) treffend charakterisiert:

Speichel ist Aqua vitae der Mundhöhle.

Damit sollte sein hoher Stellenwert für die Erhaltung der Integrität des Zahns und der Weichgewebe der Mundhöhle ausgedrückt werden. In der Tat übt der Speichel eine Reihe ökologierelevanter Funktionen aus:
1. Beteiligung an der Erhaltung des mikroökologischen Gleichgewichts in der Mundhöhle,
2. Bedeckung der Zahnoberfläche mit Glykoproteinen,
3. Besiedelung der Zahnoberfläche mit Mikroorganismen,
4. Transport von Substrat, Ionen und Abwehrfaktoren in die bakterielle Plaque,
5. Reifungsmineralisation des durchgebrochenen Zahns und Remineralisation der Schmelzoberfläche,

6. Pufferung des sauren Plaquemilieus,
7. Eliminierung von kariogenen Substraten und Mikroorganismen aus der Mundhöhle,
8. Einleitung des Stärke- und Glykogenabbaus.

Klassifikation der Speicheldrüsen

Die Speicheldrüsen (Glandula f <lat> = Drüse, Abkürzung: Gl., Plural: Glandulae, Abkürzung: Gll.) werden nach Größe, Einmündungsstelle und Sekret eingeteilt (*Rauch* 1959, *Pilz* 1980).

1 Größe
1.1 Große Speicheldrüsen: Gl. parotis, Gl. submandibularis, Gl. sublingualis
1.2 Kleine Speicheldrüsen: Gll. buccales, Gll. palatinae, Gll. labiales, Gll. linguales

2 Einmündungsstelle
2.1 Vestibuläre Speicheldrüsen: Gl. parotis, Gll. buccales
2.2 Orale Speicheldrüsen: Gl. submandibularis, Gl. sublingualis

3 Sekret
3.1 Drüsen mit serösem Sekret: Gl. parotis
3.2 Drüsen mit seromukösem Sekret: Gl. submandibularis (vorwiegend serös), Gl. sublingualis (vorwiegend mukös)

Speichelarten

Aus klinischer und experimenteller Sicht muß zwischen verschiedenen Speichelarten differenziert werden (Tab. 17).

Tabelle 17 Speichelarten (*Pilz* 1980)

Speichelart	Definition
Gesamtspeichel	Gemisch aller Drüsenprodukte
Einzeldrüsenspeichel	Sekret einer bestimmten Drüse
Mischspeichel	seromuköses oder mukoseröses Sekret
Ruhespeichel	ohne Stimulation produziertes Sekret
Reizspeichel	mit Stimulation produziertes Sekret
Nüchternspeichel	vor der Nahrungsaufnahme produzierter Speichel

Speichelzusammensetzung

Der Speichel besteht aus 94% Wasser und 6% Trockensubstanz. Letztere setzt sich aus 1/3 anorganischer und 2/3 organischer Substanz zusammen (*Buddecke* 1981). Im einzelnen enthält der Speichel folgende Bestandteile (*Rauch* 1959, *Pilz* 1980, *Buddecke* 1981, *Dawes* 1984, *Arnold* et al. 1984, *Brandtzaeg* 1984):

1 Körpereigene Stoffe
1.1 Wasser
1.2 Anorganische Ionen
Kationen: Kalium (K^+), Natrium (Na^+), Kalzium (Ca^{++}), Ammonium (NH_4^+), Kupfer (Cu^{++}), Magnesium (Mg^{++});
Anionen: Chlorid (Cl^-), Phosphat (PO_4^{---}), Hydrogenkarbonat (HCO_3^-), Rhodanid (SCN^-), Fluorid (F^-), Jodid (J^-).
1.3 Organische Stoffe
1.3.1 Biologisch aktive Proteine und Aminoverbindungen
Enzyme: α-Amylase, Maltase, Hexokinase, Aldolase, Dehydrogenasen, Kallikrein
Glykoproteine (Muzine)
Sialin
Histamin
Harnstoff
1.3.2 Fette: Lipide, Lipoide
1.3.3 Säuren: Laktat (Milchsäure), Zitrat (Zitronensäure), Harnsäure
1.3.4 Hormone: Östrogene, Progesteron
1.3.5 Vitamine: C, B_1, B_2, B_{12}
1.3.6 Abwehrfaktoren
Unspezifische Abwehrfaktoren: Lysozym, Apolactoferrin, Lactoferrin, Lactoperoxidase, neutrophile Granulozyten
Spezifische Abwehrfaktoren: Immunglobuline: IgA, IgG
1.3.7 Blutgruppensubstanzen
1.4 Gase: CO_2, O_2, NO_2, NH_3

2 Körperfremde Stoffe

2.1 Exogene Nährstoffe
2.2 Medikamente
2.3 Toxische Substanzen aus der Umwelt: z.B. Silber, Quecksilber

Parameter des Speichels

Ausgewählte physikalisch-chemische Parameter des Speichels sind in Tabelle 18 ausgewiesen (*Buddecke* 1981).

Tabelle 18 Physikalisch-chemische Charakteristika des Gesamtspeichels (nach *Buddecke* 1981)

Parameter	Normalwert
Sekretionsrate	
Ruhespeichel	0,25–0,35 ml/min
Reizspeichel	1,0 –2,0 ml/min
spezifisches Gewicht	1,002 g/ml
pH-Wert	6,0 –7,5
Viskosität η	0,05–0,1 Pa · s

Sekretionsrate des Speichels und Karies

Der Speichel ist für die Erhaltung des Zahnes ebenso wichtig wie die Tränenflüssigkeit für die Erhaltung des Auges.

Verminderte Speichelsekretion oder gar Versiegen des Speichelflusses führen zur **Xerostomie** (f <grch> xeros = trocken, stoma = Mund, Synonyme: Oligosialie, Asialie). Xerostomie führt zu erhöhtem Karieszuwachs (*Frank* et al. 1953, *Karmiol* und *Walsh* 1975, *Dreizen* et al. 1977). Die kariöse Destruktion verläuft atypisch und stürmisch (Abb. 30). Die Kariesentstehung wurde mit mangelhafter Remineralisation der Zahnhartsubstanzen, ungenügender Pufferung der Plaquesäuren und unzureichendem Abtransport von Mikroorganismen und Nahrungsresten aus der Mundhöhle erklärt (*König* 1992). Xerostomie liegt meist unterhalb des Schwellenwerts von 0,1–0,2 ml/min bei Ruhespeichel und von 0,5-0,7 ml/min bei stimuliertem Speichel vor; oberhalb dieser Grenzwerte wird gewöhnlich keine Mundtrockenheit festgestellt. Bei einer Sekretionsrate ≤ 0,2 ml/min ist bereits die Hälfte der Drüsenaktivität lahmgelegt (*Sreebny* 1989). Die Ursachen für die Mundtrockenheit haben *Newbrun* (1989) und *Sreebny* (1989) zusammengefaßt:

1. Sjögren-Syndrom I (Sicca-Syndrom): Keratokonjunktivitis und Xerostomie; Spätfolge der Mikulicz-Krankheit I (*Pschyrembel* 1994),
2. Tumorbestrahlung im Kopf- und Halsbereich, die zu Atrophie und Fibrose der Speicheldrüsen führt,

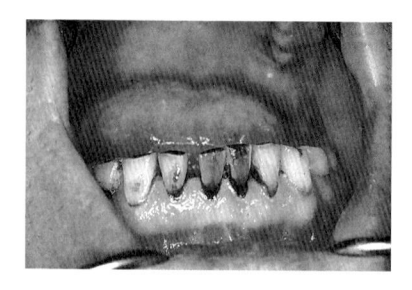

Abb. 30 Rasante und atypische Kariesentwicklung im Zahnhals- und Schneidekantenbereich bei Xerostomie nach Strahlentherapie im Kieferbereich

3. Exstirpation der Speicheldrüsen bei Tumoren,
4. Diabetes mellitus,
5. Parkinson-Syndrom,
6. Nichtanlage und Fehlbildungen der Speicheldrüsen,
7. akute Virusinfektionen,
8. Angst, Streß und Depression,
9. Sarkoidose (Boeck-Krankheit, Besnier-Boeck-Schaumann-Krankheit),
10. weitere Autoimmunkrankheiten: Systemischer Lupus erythematodes, primäre biliäre Zirrhose, Sklerodermie, chronische atrophische Gastritis,
11. etwa 400 Medikamente.

Bei Langzeitmedikation von salivationshemmenden Medikamenten war ebenso wie nach Bestrahlungen im Kopfbereich eine starke Destruktion der Zahnhartsubstanzen zu beobachten (*Rudegren* et al. 1985, *Schubert* und *Izutsu* 1987). Medikamente aus folgenden Arzneimittelgruppen können **salivationshemmende Nebenwirkung** zeigen (*Grad* et al. 1985, *Sreebny* 1989, *König* und *Goepel* 1992):

- Krampflösende Mittel (Spasmolytika),
- Mittel gegen Depression (Antidepressiva),
- Mittel gegen Psychosen (Neuroleptika),
- Muskelkrampflösende Mittel (Muskelrelaxantien),
- Mittel gegen Parkinson-Krankheit (Antiparkinsonmittel),
- Mittel gegen Herzrhythmusstörungen (Antiarrhythmika),
- Mittel gegen Histaminwirkungen (Antihistaminika),
- Appetitzügler (Antiadiposita, Anorektika),
- Beruhigungsmittel (Antiepileptika, Sedativa),
- Angstlösende Mittel (Anxiolytika, Ataraktika),
- Blutdrucksenkende Mittel (Antihypertonika),

- Harntreibende Mittel (Diuretika),
- Schlafmittel (Hypnotika).

Obwohl außer Zweifel steht, daß der Speichel für die Erhaltung der Integrität des Zahns essentiell ist, besteht hinsichtlich des Zusammenhangs zwischen der Sekretionsrate des Speichels und dem Kariesbefall noch immer keine einheitliche Meinung (*Newbrun* 1989, *Sreebny* 1989).

Remineralisierende Wirkung des Speichels und Karies

Die physikalisch-chemische Integrität des Zahnschmelzes im Ökosystem Mundhöhle hängt von der Zusammensetzung und dem chemischen Zustand der ihn umgebenden Mundflüssigkeiten ab (*Larsen* und *Bruun* 1986). Der Speichel ist als lösliche Phase des Hydroxylapatits bzw. des Fluorapatits zu betrachten. Unter physiologischen Bedingungen (pH > 5,5) stellt er eine **gesättigte Lösung** von Ca^{++}- und PO_4^{---}-Ionen mit Bodensatz (übersättigte Lösung) dar. Es besteht ein Gleichgewicht zwischen Hydroxylapatit oder Fluorapatit und deren löslicher Phase, ein Gleichgewicht zwischen In-Lösung-Gehen von Ionen und dem Ausfällen von Kalziumphosphaten und Kalziumfluorid an der Schmelzoberfläche. Es liegt somit ein **Gleichgewicht zwischen De- und Remineralisation** des Schmelzes vor (Abb. 31). Die Lage des Gleichgewichts wird durch das **Löslichkeitsprodukt** LP des Hydroxyl- oder Fluorapatits und das **Ionenprodukt** IP der freien Ca^{++}-, PO_4^{---}-, OH^- und F^--Ionen bestimmt (*Till* und *Thiel-*

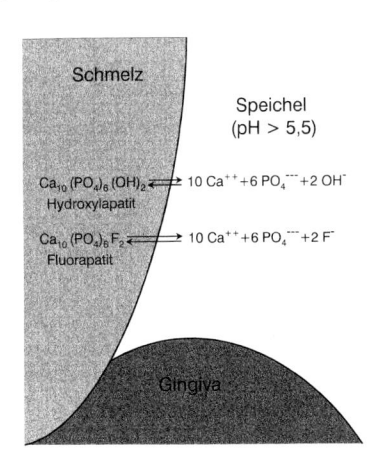

Abb. 31 Gleichgewicht der De- und Remineralisation des Schmelzes

mann 1989). Das Löslichkeitsprodukt beträgt für Hydroxylapatit 10^{-117}, für Fluorapatit 10^{-121} (*Larsen* und *Bruun* 1986). Das Gleichgewicht ist eingestellt, wenn das Ionenprodukt gleich dem Löslichkeitsprodukt ist (IP = LP). Ist IP > LP, so fallen Kalziumphosphate und Kalziumfluoride an der Schmelzoberfläche aus. Es findet eine Remineralisation statt.

Pufferwirkung des Speichels und Karies

Mit seiner Pufferwirkung ist der Speichel an der Aufrechterhaltung eines annähernd neutralen pH-Wertes im Ökosystem Mundhöhle beteiligt. Angesichts dieser Verhältnisse funktionieren die Remineralisationsprozesse seitens des Speichels. Die Pufferwirkung des Speichels wird von seiner Sekretionsrate beeinflußt. Bei erhöhter Sekretionsrate wird eine stärkere Pufferkapazität verzeichnet (*Mandel* 1987). Erhöhte Pufferkapazität des Speichels geht wiederum mit geringerem Kariesbefall einher (*Ericsson* 1959, *Newbrun* 1989). Der Speichel verfügt über 3 Puffersysteme (*Larsen* und *Bruun* 1986):

1. Hydrogenkarbonatpuffersystem (HCO_3^-/H_2CO_3),
2. Phosphatpuffersystem ($HPO_4^{--}/H_2PO_4^-$),
3. Proteinpuffersystem.

Dabei ist die Kapazität der Speichelpuffer etwa 10 mal geringer als die der Plaquepuffersysteme (*Larsen* und *Bruun* 1986). Innerhalb der Speichelpuffersysteme hat das Hydrogenkarbonatpuffersystem die größte Bedeutung. Die Hydrogenkarbonatkonzentration bestimmt den pH-Wert nach der Henderson-Hasselbalch-Gleichung:

$$pH = pK + \log \frac{[HCO_3^-]}{[H_2CO_3]},$$

wobei der pK-Wert 6,1 und $H_2CO_3 = 0,03 \times pCO_2$ ist (*Dawes* 1984).

Hydrogenkarbonat bildet mit Säure die schwache Kohlensäure, die leicht in Wasser und Kohlendioxid zerfällt (*König* 1987 a):

$$HCO_3^- + H^+ \rightarrow H_2CO_3 \rightarrow H_2O + CO_2 \uparrow.$$

Weitere Speichelparameter und Karies

Keine Beziehung konnte zwischen Kariesbefall einerseits und dem pH-Wert des Speichels, seinem Gehalt an Amylase, Ammoniak, Harnstoff, Kalzium und Phosphat sowie seiner Viskosität andererseits festgestellt werden (*Newbrun* 1989). Anderen Angaben zufolge ging erhöhte Speichelviskosität mit erhöhtem Kariesbefall einher (*Slomiany* et al. 1987, *Brajovic* und *Dujic* 1990, *Biesbrock* et al. 1992, *Wöltgens* et al. 1992).

Pellikelbildung und Karies

Die gründlich gereinigte Schmelzoberfläche wird innerhalb weniger Sekunden von einem dünnen Speichelfilm bedeckt (*Baier* und *Glantz* 1976). Diese Schicht trägt die Bezeichnung Pellikel (f <lat> pellicula = kleines Fell). Die strukturlose Pellikel ist weniger als 1 μm dick und besteht hauptsächlich aus Speichelproteinen wie Glykoprotein, Amylase, Lysozym, Glukosyltransferase, IgA und IgG sowie Albumin (*Sönju* 1986). In geringerem Maße ist die Gingivasulkusflüssigkeit an der Pellikelbildung beteiligt. Die Adsorption der Speichelproteine am Schmelz vollzieht sich folgendermaßen:

An der Schmelzoberfläche stehen Phosphatgruppen und Ca^{++}-Ionen zur Bindung mit funktionellen Gruppen von Makromolekülen im Speichel zur Verfügung, die direkt oder indirekt über eine Hydratationsschicht (Kalziumbrücken) miteinander in Wechselwirkung treten und so das Anhaften der Pellikel bewirken (Abb. 32). Die Pellikel erfüllt zum einen eine

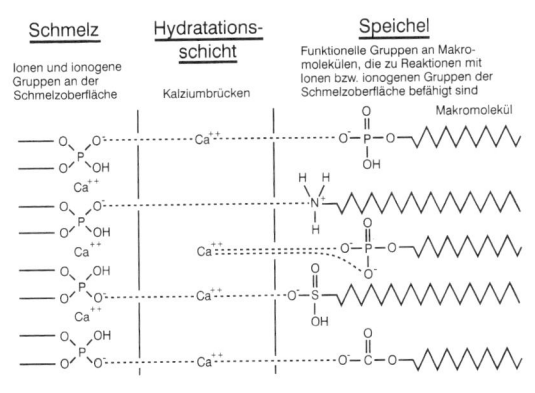

Abb. 32 Schema der Anheftung der Pellikel an die Zahnoberfläche (Modifikation nach *Sönju* 1986)

Schutzfunktion, zum anderen begünstigt sie aber die Anheftung bestimmter Mikroorganismen. Im einzelnen hat sie folgende Funktionen (*Sönju* 1986):

1. Schutz der Schmelzoberfläche vor mechanischen Einflüssen und Säuren,
2. Beeinflussung der Anheftung von Mikroorganismen bei der Plaquebildung,
3. Substratbereitstellung für adhärierte Mikroorganismen,
4. Reservoirbildung für kariesprotektive Ionen (F^-).

Antimikrobielle Wirkung des Speichels und Karies

Der Speichel verfügt über eine Reihe von unspezifischen und spezifischen Abwehrfaktoren (Tab. 19), deren Bedeutung im Kariesgeschehen dargestellt werden soll:

Durch den **Speichelfluß** wird der Abtransport von Mikroorganismen aus der Mundhöhle bewerkstelligt. Bakterien werden durch **Muzine** gleichsam aufgefangen, agglutiniert und verschluckt (*Marsh* und *Martin* 1992). Das von *Alexander Fleming* entdeckte **Lysozym** (N-Acetylmuramidglycanhydrolase) ist prinzipiell in der Lage, das bei grampositiven Bakterien (Streptokokken) in der Zellwand vorhandene Murein (Peptidoglykan) zu spalten und damit die vollständige Auflösung der Bakterien herbeizuführen (*Buddecke* 1981). Dabei wird die lytische Wirkung des Lysozyms durch monovalente Anionen (HCO_3^-, F^-, Cl^-, SCN^-) oder Speichelproteasen erhöht (*Iacono* et al. 1980, *Arnold* et al. 1984, *Marsh* und *Martin* 1992). Bei kariesfreien Vorschulkindern wurde eine höhere Lysozymaktivität festgestellt als bei kariesaktiven (*Twetman* et al. 1981). Lysozym hemmte die Adhärenz von S. mutans (*Roger* et al. 1994). Das eisenbindende Glykoprotein **Lactoferrin** entfaltet seine antimikrobielle Wirkung, indem es den Bakterien lebenswichtiges Eisen entzieht (*Lehmann* 1991). Gegen S. mutans wirkt es bakterizid (*Arnold* et al. 1980). **Apolactoferrin** zeigt eine bakterizide Wirkung gegen S. mutans (*Soukka* et al. 1991). Auch das **Lactoperoxidase-Thiocyanat-H_2O_2-System** entwickelt antimikrobielle Wirkungen. Die drei Komponenten des Systems stammen aus unterschiedlichen Quellen. Die Lactoperoxidase gelangt aus den Granulozyten in den Speichel, das Thiocyanat wird direkt mit dem Speichel sezerniert, und das H_2O_2 entsteht als Stoffwechselendprodukt von S. sanguis und S. mitis. In Anwesenheit von Lactoperoxidase wird das Thio-

Tabelle 19 Unspezifische und spezifische Abwehrfaktoren des Speichels (nach *Marsh* und *Martin* 1992)

Unspezifische Abwehrfaktoren	Spezifische Abwehrfaktoren
Speichelfluß Glykoproteine/Muzine Lysozym Lactoferrin/Apolactoferrin Lactoperoxidase-Thiocyanat- H_2O_2-System Histidinreiche Polypeptide	sIgA

cyanat zu Hypothiocyanat oxidiert, das wesentlich stärker antibakteriell wirkt als H_2O_2 (*Buddecke* 1981). Das Lactoperoxidase-Thiocyanat-H_2O_2-System gilt als Anti-Lactobacillus-Faktor (*Dogon* et al. 1962). Lactoperoxidase hemmt die Anheftung von S. mutans an speichelbedeckten Hydroxylapatit (*Roger* et al. 1994). Allerdings sind keine Unterschiede im Peroxidase-Gehalt des Speichels zwischen kariesaktiven und -inaktiven Personen gefunden worden (*Zengo* et al. 1971).

Histidinreiche Polypeptide entfalteten in vitro eine antimikrobielle Wirkung gegen S. mutans (*Payne* 1991) und Candida albicans (*Rayhan* et al. 1992, *Xu* 1993).

Der dominante spezifische Abwehrfaktor des Speichels ist das sekretorische **Immunglobulin A** (sIgA). Es wird in den Epithelzellen der Speicheldrüsengänge gebildet. Im Tierexperiment konnte eindeutig festgestellt werden, daß erhöhte sIgA-Titer die Elimination von S. mutans aus der Mundhöhle erhöhten und seine Kariogenität beeinträchtigten (*Krasse* und *Jordan* 1977, *Smith* et al. 1979). Sekretorisches IgA kann Mikroorganismen der Mundhöhle agglutinieren sowie ihre Enzymaktivität und Anheftung an die Zahnoberfläche hemmen (*Marsh* und *Martin* 1992). Die Mitteilungen zur Bedeutung des sIgA im Kariesgeschehen beim Menschen sind widersprüchlich. Es wurde über ein umgekehrtes Verhältnis zwischen Speichel-IgA und Kariesbefall berichtet: Hohe IgA-Titer gingen mit niedrigem Kariesbefall einher (*Zengo* et al. 1971), kariesinaktive Kinder hatten signifikant höhere Speichel-IgA-Titer gegen S. mutans als kariesaktive (*Rose* et al. 1994). Dagegen wurden bei kariesaktiven indischen Kindern höhere IgA-Werte gegen S. mutans gefunden als in einer Kontrollgruppe (*Parkash* et al. 1994).

In anderen Untersuchungen waren sowohl bei kariesaktiven als auch bei kariesinaktiven Individuen unerwartet hohe sIgA-Titer im Speichel festgestellt worden, die eine Kariesentstehung nicht verhindert hatten (*Hocini* et al. 1993).

Der Stellenwert unspezifischer und spezifischer Abwehrfaktoren des Speichels im Kariesgeschehen ist bis heute nicht eindeutig bekannt. Offenbar hilft hier die isolierte Betrachtung der genannten Abwehrfaktoren nicht weiter, sondern nur eine komplexe Sicht. So bestehen synergistische Wirkungen zwischen spezifischen und unspezifischen Abwehrfaktoren. Beispielsweise können Lysozym und sIgA mit Muzinen reagieren. Ein anderer Synergismus besteht zwischen den Non-Immunglobulinen Lysozym, Lactoferrin, Hypothiocyanit und Agglutininen sowie den Immunglobulinen (Gesamt-IgA und Antimutans-IgA) des Speichels (*Tenovuo* et al. 1991, *Tenovuo* et al. 1992).

3.8.2 Bakterielle Plaque als Biozönose

Definition der Plaque

Schroeder (1983) hat die **bakterielle Plaque** (f <frz> plaque = Platte, Schild, plaquer = belegen) treffend definiert: „Bakterielle Plaque ist eine weiche, variabel dicke, dicht verfilzte, stumpfgelblichgraue Auflagerung, die aus verschiedenen Bakterien und einer Matrix (bakterielle Produkte, Speichelkomponenten) besteht. Sie ist das Produkt bakterieller Kolonisierung und Proliferation, daher histologisch strukturiert (meist palisadenhafte Vertikalstreifung) und haftet (klebt) fest auf der Zahnoberfläche, ist also nur mechanisch, nie jedoch mit scharfem Wasserstrahl entfernbar. Ihre zum Teil lockeren, oberflächlichen Anteile können bei entsprechender Dicke weißlich aussehen und wurden früher als **Materia alba** bezeichnet.

Die bakterielle Zusammensetzung der Plaque variiert je nach Alter und Lokalisation. Man unterscheidet **Glattflächen-** und **Fissuren-Plaque** von der **marginalen Plaque**, die supra- und subgingival auftreten kann. Die Pathohistogenizität der Plaque variiert mit der Art und Häufigkeit der sie zusammensetzenden bakteriellen Spezies. Nicht jede Plaque ist pathogen". Hinzuzufügen ist die **Approximalplaque**.

Mechanismen der Plaquebildung

Bei der Plaquebildung finden drei Vorgänge statt (*Silverstone* et al. 1981):

1. Anheftung von Mikroorganismen an die Pellikel und/oder die Zahnoberfläche (**Adhärenz**),
2. intermikrobielle Adhäsion (**Koaggregation**) gleicher oder unterschiedlicher Arten,
3. Wachstum retinierter oder bereits adhärierter Mikroorganismen.

> Die Adhärenz kariesverursachender Mikroorganismen an der Zahnoberfläche ist Conditio sine qua non für die Kariesentstehung.

Die mikrobielle Adhärenz ist ein komplexer Prozeß und bietet im geschlossenen Ökosystem bestimmten Mikroorganismen gegenüber konkurrierenden Spezies ohne die Fähigkeit zur Adhärenz einen Selektionsvorteil. Sie ist von der **mikrobiellen Retention** zu unterscheiden, die in der relativ losen Ansiedelung von Mikroorganismen in Mikrodefekten des Schmelzes besteht (*Marsh* und *Martin* 1992).

Die Erkenntnisse über die Adhärenz wurden größtenteils in vitro gewonnen, was lediglich die Betrachtung von Einzelfaktoren unter Vernachlässigung der Komplexität dieses mikroökologischen Phänomens ermöglicht. Bakterielle Komponenten, die an der Adhärenz beteiligt sind, werden als **Adhäsine**, wirtsseitige Adhärenzfaktoren als **Liganden** oder **Rezeptoren** bezeichnet. Es wird heute davon ausgegangen, daß der Adhärenzmechanismus von Plaquestreptokokken der Anheftung mariner Mikroorganismen ähnlich ist und aus zwei Phasen besteht: einer reversiblen und einer irreversiblen (*Marshall* et al. 1971). Analog dazu wurde zwischen einer unspezifischen und spezifischen Adhärenz unterschieden.

Die **reversible Phase** wird offenbar von physikalischen Kräften bestimmt. Der bakteriellen Anheftung an der Zahnoberfläche des Wirts geht die Bildung der Pellikel voraus (*Lie* 1975). Wie bereits dargestellt, wird dabei die anionische Komponente der Glykoproteine des Speichels von der kationischen Schmelzoberfläche angezogen. Die pellikelmodifizierte Schmelzoberfläche verfügt damit über eine neue physikalische Qualität. Für die reversible Anheftung der Kariesstreptokokken an diese Oberfläche ist die Balance zwischen van-der-Waalsschen Anziehungskräften und negativen repulsiven Kräften bestimmend (*Rutter* 1979). Die Wechselwirkung zwischen den Mikroorganismen und der Zahnoberfläche kann mit der Derjaguin-Landau-Verwey-Overbeck(DLVO)-Theorie erklärt werden. In Saccharose gewachsene S.-mutans-Zellen haben eine negative Ladung (*Kelstrup* und *Funder-Nielsen* 1972), die höchstwahrscheinlich von der Bildung extrazellulärer Teichonsäure abhängt (*Markham* et al. 1975). Kalziumbrücken begünstigen die Wechselwirkung zwischen der negativ geladenen Pellikel- und der negativ geladenen Bakterienoberfläche. Die genannten Kräfte reichen jedoch nicht aus, um einen direkten Kontakt der Bakterienzelle mit der festen Oberfläche zu gewährleisten. Die reversible Adhärenz hängt von der Konzentration der Mikroorganismen im Speichel, der Fließgeschwindigkeit des Speichels über die Zahnoberfläche und den Kontaktwinkeln des Speichels auf der Zahn- und Bakterienoberfläche ab (*Rutter* 1979). Zugkräfte des Speichels, Zungen- und Wangenbewegungen sowie Scherkräfte beim Kauakt wirken der instabilen Adhärenz entgegen. Die Zahnoberfläche benetzende wasserlösliche extrazelluläre Polysaccharide (EPS) könnten bei dieser physikalischen Adhärenz von Bedeutung sein, da sich durch sie die Viskosität des Speichels und damit der Scherwiderstand vergrößert (*Rogers* 1979).

Bei der **irreversiblen Adhärenz** wird die Energiebarriere zwischen der Zahnoberfläche und der bakteriellen Oberfläche durchbrochen und die mehr oder minder lose Bindung der Mikroorganismen zur Zahnoberfläche stabilisiert. Es kommt zu vielfältigen Wechselwirkungen zwischen Mikro- und Makroorganismus und den Mikroorganismen untereinander. Hier spielen die Adhäsine der Bakterienoberfläche und die Re-

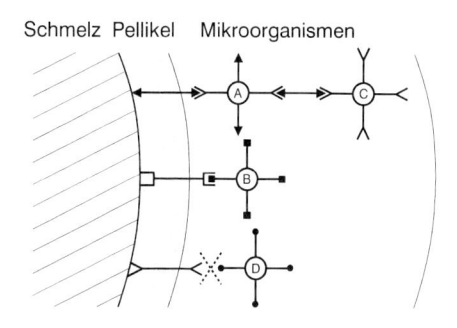

Abb. 33 Selektive Adhärenz durch Übereinstimmung von bakteriellen Adhäsinen und Wirtsrezeptoren (A, B); fehlende Adhärenz bei Nichtübereinstimmung (D); interbakterielle Adhäsion (A–C) (Modifikation nach *Nyvad* und *Fejerskov* 1986, *Rosen* und *Elvin-Lewis* 1991, *Marsh* und *Martin* 1992)

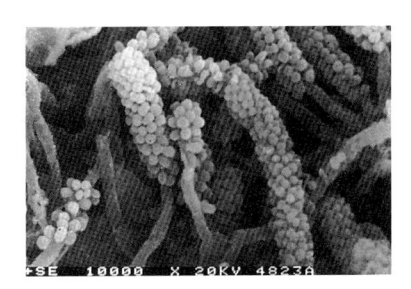

Abb. 34 Mikrobielle Maiskolbenstrukturen (REM)

zeptoren der Pellikeloberfläche die entscheidende Rolle. Als Adhäsine kariogener Streptokokken können Lektine (*Mc Cabe* et al. 1977), Lipoteichonsäuren (*Ciardi* et al. 1977, *Hamada* und *Slade* 1980) und Glykosyltransferasen (*Mukasa* und *Slade* 1974, *Hamada* et al. 1978) fungieren. Außerdem sind Oberflächenstrukturen von Streptokokken und Aktinomyzeten, Fibrillen und Fimbrien, an den komplexen Adhärenzvorgängen beteiligt (*Marsh* und *Martin* 1992). Wasserunlösliche extrazelluläre Polysaccharide der Kariesstreptokokken spielen nicht primär die Rolle von Adhäsinen, sondern dienen der Stabilisierung der mikrobiellen Adhärenz, der Einnistung neuer Spezies in die Plaque und der Erhaltung ihrer Integrität (*König* 1987 a und 1992, *Marsh* und *Martin* 1992).

Als Liganden der Pellikel gelten saure prolinreiche Proteine, Statherin, Amylase, Lysozym, Albumin, Immunglobuline, Glykosyltransferasen und Glukane (*Marsh* und *Martin* 1992).

Die **irreversible Adhärenz** ist ein hochspezifischer und selektiver Prozeß. Mit ihrem hochentwickelten Erkennungssystem suchen sich die Mikroorganismen passende Rezeptoren an der Pellikeloberfläche. Eine irreversible Adhärenz ist nur dann möglich, wenn die Eigenschaften von Adhäsin und Rezeptor übereinstimmen (Abb. 33).

Bei der **interbakteriellen Adhäsion** zwischen gleichen und unterschiedlichen Spezies (Koaggregation) spielen die bakteriellen Lektine erneut eine bedeutende Rolle: Die kohlenhydrathaltigen Proteine der Bakterienzelle interagieren mit dem passenden kohlenhydrathaltigen Proteinrezeptor der anderen Zelle (Abb. 33). Dies trifft für Streptokokken und Aktinomyzeten zu. Sogenannte Maiskolben- (corn-cobs) oder Weintraubenstrukturen (Abb. 34) stellen das Ergebnis einer Koaggregation zwischen Streptokokken mit büschelartigen Fimbrien und Corynebacterium matruchotii dar (*Marsh* und *Martin* 1992).

Die eingangs dargestellten drei Schritte der Plaquebildung wurden von *Marsh* und *Martin* (1992) konkretisiert:

1. Wirkung van-der-Waalsscher Anziehungskräfte über eine relativ große Distanz (> 50 nm),
2. reversible Adhärenz der Mikroorganismen durch ein Übergewicht van-der-Waalsscher Anziehungskräfte gegenüber repulsiven Kräften im Bereich von 10–20 nm zwischen Mikroorganismen und Zahnoberfläche,
3. irreversible Adhärenz durch spezifische Wechselwirkung zwischen bakteriellen Adhäsinen und Wirtsrezeptoren,
4. intermikrobielle Adhäsion an bereits adhärierte Mikroorganismen,
5. Vermehrung von Mikroorganismen und Bildung eines komplexen Belags.

Mikrobielle Sukzession bei der Plaqueentwicklung

Unter **mikroökologischer Sukzession** bei der Plaqueentwicklung ist die zeitliche Besiedelungsfolge mikrobieller Arten an der Zahnoberfläche durch Veränderung der äußeren Bedingungen zu verstehen. Die Plaqueentwicklung wird durch **allogene** und **autogene Sukzession** bestimmt (*Marsh* und *Martin* 1992). Bei der allogenen Sukzession wird die Plaqueentwicklung durch physikalische Veränderungen im Makroorganismus beeinflußt. So ist die Präsenz von S. mutans und S. sanguis in der Mundhöhle an das Vorhandensein der Zähne geknüpft. Bei der autogenen Sukzession schaffen die Erstbesiedler der Zahnoberfläche, die Pionierkeime der Plaque, durch metabolische Aktivitäten adäquate oder inadäquate Lebensbedingungen für nachfolgende Mikroorganismen. Das Resultat der mikroökologischen Sukzession ist ein stabilisierter Endzustand der Plaque mit einer hohen Artenvielfalt. Man spricht von der **Klimax** (Höhepunkt) der bakteriellen Besiedelung. Es liegt eine reife (mature) Plaque vor.

Die Dynamik der mikrobiellen Besiedelung der Zahnoberfläche wurde auf natürlichen, halbnatürlichen oder künstlichen Zahnoberflächen untersucht, die in der Mundhöhle fixiert und in bestimmten Zeitabständen zur Untersuchung entnommen wurden (Abb. 35). Einhellig konnte festgestellt werden, daß die Pellikel zuerst von Kokken besiedelt wird (*Löe* et al. 1965, *Frank* 1974, *Goudaert* et al. 1974, *Lie* 1977, *Socransky* et al. 1977). Allerdings erfolgt die Besiedelung bei saccharosearmer Kost erst nach 4 bis 6 Stunden (*Lie* 1977). Bei einem reichlichen Angebot von Saccharose ist natürlicher Zahnschmelz bereits nach 2 Stunden mit Mi-

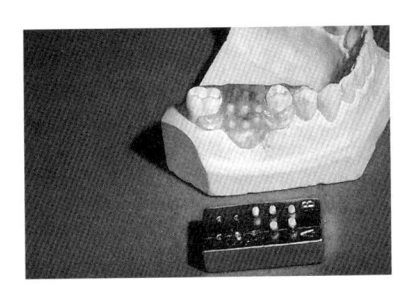

Abb. 35 Monoblock mit herausnehmbaren nativen Schmelzfacetten für Adhärenzuntersuchungen in vivo (*Klimm* et al. 1987)

kroorganismen besiedelt (*Klimm* et al. 1987). Die Erstbesiedelung vollzieht sich in den Vertiefungen der Schmelzoberfläche (Funktionsspuren, Perikymatien, Grübchen der Tomes-Fortsätze). Als Pionierkeim der Plaquebildung gilt S. sanguis (*Rönström* et al. 1977, *Socransky* et al. 1977). S. mutans und S. milleri sind nicht an der frühen Plaquebildung beteiligt (*Rönström* et al. 1978). Erst nach 24 bis 48 Stunden gesellen sich Stäbchen und fadenförmige Mikroorganismen hinzu (*Lie* 1977). In der jungen Plaque werden neben S. sanguis A. viscosus und A. naeslundii gefunden (*Socransky* et al. 1977). Neben 90 bis 100% Streptokokken enthält die junge Plaque die Gattungen Corynebacterium, Neisseria, Nocardia und Lactobacillus. Maiskolbenstrukturen sind erst nach 48 Stunden zu beobachten.

> Die junge Plaque ist eine grampositive Plaque.

Mit zunehmender Plaquedicke und -dichte nimmt die Sauerstoffkonzentration in der Plaque ab. Die Sauerstoffabnahme ist ein wichtiger Regelfaktor der mikrobiellen Sukzession. Infolge der Sauerstoffabnahme stellt sich nämlich in der Plaque zunehmend eine Anaerobierflora ein, während die Aerobierflora abnimmt (Abb. 36). Am 9. Tag der Plaqueentwicklung war der Anteil fakultativ-anaerober Streptokokken nach wie vor hoch, jedoch hatte der Anteil aerober Mikroorganismen wie Neisseria und Nocardia stark abgenommen. Dagegen konnte bei den fakultativ-anaeroben Gattungen Actinomyces und Corynebacterium sowie bei den strikten Anaerobiern wie Fusobacterium und Veillonella eine Zunahme verzeichnet werden (*Ritz* 1967).

> Die reife Plaque besteht aus fakultativ-anaeroben, strikt anaeroben und aeroben Mikroorganismen.

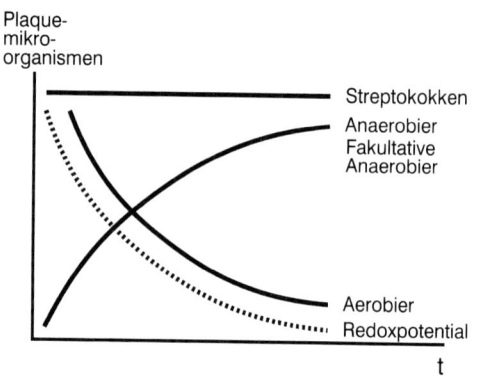

Abb. 36 Sauerstoffabhängiger Wandel von einer vorrangig aeroben zu einer vorrangig anaeroben Plaque (nach *Ritz* 1967 sowie *Kenney* und *Ash* 1969)

Taxonomie wesentlicher Plaquemikroorganismen

Streptokokken

Die meisten aus der bakteriellen Plaque isolierten Streptokokken lassen sich der Streptococcus-viridans-Gruppe (*Sherman* 1937) zuordnen, da die Mehrheit auf Blutagar α-Hämolyse (Vergrünung) zeigt. Bei einigen Spezies wird jedoch auch β- und γ-Hämolyse beobachtet. Deshalb schlug *Hardie* (1986) den Begriff „Orale Streptokokken" vor. Zu dieser heterogenen Gruppe zählen die Spezies S. mutans, S. sanguis, S. mitior, S. sali-

Tabelle 20 Vereinfachte biochemische Charakteristik der Plaquestreptokokken (nach *Hardie* und *Bowden* 1976, *Hardie* 1986)

Merkmal	S. mutans	S. sanguis	S. mitior	S. milleri	S. salivarius
Spaltung von					
Mannit	+	–	–	–	–
Sorbit	+	–	–	–	–
Hydrolyse von					
Arginin	–	+	–	±	–
Äskulin	+	±	–	±	+
Bildung von					
Acetoin	+	–	±	±	±
H_2O_2	–	+	+	–	–
Glukan	+	±	±	–	–
Fruktan	–	–	–	–	+

varius und S. milleri. Für die grobe Differenzierung der oralen Streptokokken ist ein einfaches biochemisches Identifikationsschema (*Hardie* und *Bowden* 1976, *Hardie* 1986) vorgeschlagen worden (Tab. 20).

Auf der Grundlage serologischer und genetischer Merkmale konnte eine Reihe von unterschiedlichen Spezies identifiziert werden, die heute in 4 Spezies-Gruppen zusammengefaßt sind (*Marsh* und *Martin* 1992):
- S.-mutans-Gruppe
- S.-oralis-Gruppe
- S.-salivarius-Gruppe
- S.-milleri-Gruppe.

S.-mutans-Gruppe
S. mutans (<lat> sich ändernd) wurde 1924 erstmalig von *Clarke* aus kariösen Läsionen isoliert. Es handelt sich um grampositive Kokken mit einem Durchmesser von 0,5–0,75 µm, die paarweise oder in kurzen bis mittleren Ketten auftreten. Manchmal nehmen sie die Form von Kurzstäbchen an (*Hardie* 1986). Der fakultative Anaerobier wächst am besten auf 5–20%igen Saccharose-Nährböden unter anaeroben Bedingungen: 95% N_2 und 5% CO_2 bei 37 °C. Auf saccharosehaltigen Blutnährböden bildet S. mutans meist rauhe, matte, erhabene, fest anhaftende, harte Kolonien mit fein- oder grobgranulierter, an gefrorenes Fensterglas erinnernder Oberfläche, unregelmäßigem Rand und zentraler Blase aus wasserlöslichem extrazellulärem Polysaccharid (Abb. 37). Der Durchmesser der Kolonien beträgt in der Regel 0,5 bis 1,0 mm. Die Kolonien zeigen α-, β- oder γ-Hämolyse. Insgesamt wurden mindestens 6 koloniemorphologische Varianten von S. mutans auf Saccharose-Nährböden beobachtet (*Klimm* 1981):

1. Rauhe, harte, erhabene Kolonie ohne Flüssigkeitsblase aus wasserlöslichem extrazellulärem Polysaccharid,
2. rauhe, harte Kolonie mit zentraler Polysaccharidblase,
3. Rauhform, die von schleimiger Polysaccharidlache umgeben ist (Abb. 38),
4. Rauhform, die von Schleim gänzlich umschlossen, von der Nährbodenoberfläche gelöst und gesprengt ist,
5. durchsichtige Blasenform mit homogen verteilten bakteriellen Einschlüssen und einem Durchmesser bis zu 5 mm (Abb. 39),
6. flach-konvexe, unregelmäßige Weichform mit plateauförmigem Zentrum.

100 Ätiologie und Pathogenese der Karies

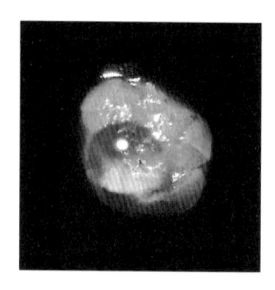

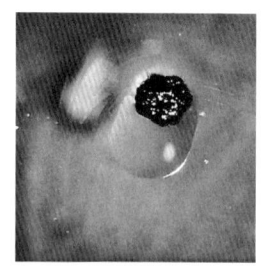

Abb. 37   Abb. 38

Abb. 37 S.-mutans-Kolonie mit zentraler Polysaccharidblase auf Blutagar
Abb. 38 Rauhe S.-mutans-Kolonie mit Polysaccharidlache auf MS-Agar

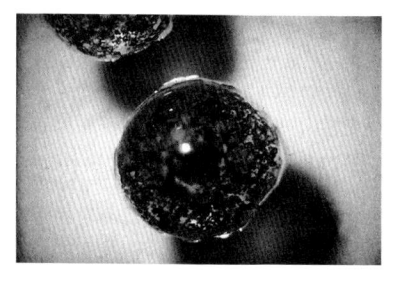

Abb. 39 Schleimige Blasenform von S. mutans auf MS-Agar

Tabelle 21 Spezies der S.-mutans-Gruppe und ihr Wirt (nach *Hardie* 1986, *Marsh* und *Martin* 1992)

Spezies	Wirt
S. mutans	Mensch
S. sobrinus („Vetter", „Cousin")	Mensch
S. cricetus	Hamster, Ratte, Mensch
S. ferus	Ratte
S. rattus	Ratte, Mensch
S. macacae	Affe
S. downei	Affe

Die wichtigsten biochemischen Eigenschaften von S. mutans wurden in Tabelle 20 bereits beschrieben. Von pathogenetischer Relevanz ist, daß S. mutans Zucker zu Milchsäure abbaut. Zur S.-mutans-Gruppe gehören 7 unterschiedliche Spezies (Tab. 21).

S.-oralis-Gruppe

Nach neuer Nomenklatur setzt sich die S.-oralis-Gruppe aus den Spezies **S. sanguis, S. gordonii, S. parasanguis, S. oralis, S. mitis** und **S. crista** zusammen (*Marsh* und *Martin* 1992). S. sanguis zeigt runde oder ovale grampositive Zellen von 0,8 bis 1,2 µm Durchmesser, die mittlere bis lange Ketten bilden (*Hardie* 1986). Auf saccharosehaltigem Blutagar (Abb. 40) wächst der fakultativ-anaerobe Mikroorganismus zumeist in Form glatter, selten rauher, konvexer, adhärenter, gummiartig-elastischer Kolonien mit einander abwechselnden transluzenten und opaken konzentrischen Ringen, wolkigem Zentrum und charakteristischer intarsienförmiger Vergrünung (*Klimm* 1981). Es wurde jedoch auch β- und γ-Hämolyse beobachtet. Auf Mitis-Salivarius-Agar bildet S. sanguis halbkugelförmige adhärente Kolonien von gummiartiger Konsistenz („Gummitropfen") und einer Größe von 0,5 bis 3,0 mm (Abb. 41). Stämme ohne die Bildung extrazellulärer Polysaccharide (EPS) sind von weicher Konsistenz. Glukose, Maltose, Saccharose, Salicin und Trehalose werden unter Säurebildung abgebaut (*Hardie* 1986).

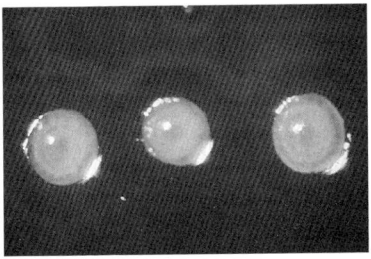

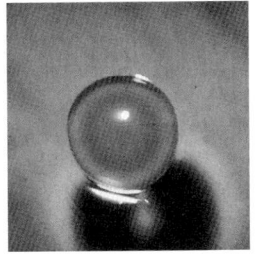

Abb. 40 Abb. 41

Abb. 40 Glatte S.-sanguis-Kolonie mit intarsienartiger Vergrünung auf Blutagar

Abb. 41 Gummiartige glatte S.-sanguis-Kolonie auf MS-Agar

S. mitior (**S. oralis**) ähnelt koloniemorphologisch sehr S. sanguis. Die Hartform zeigt sich auf Mitis-Salivarius-Agar als glatte, runde, knorplige, adhärente Kolonie (Abb. 42) mit einem Durchmesser von 0,8–0,9 mm (*Klimm* 1981). Auf der saccharosehaltigen Blutplatte ist ebenfalls die charakteristische Vergrünung erkennbar (Abb. 43). Aus Glukose, Saccharose und Maltose bildet S. mitior Säure (*Hardie* 1986).

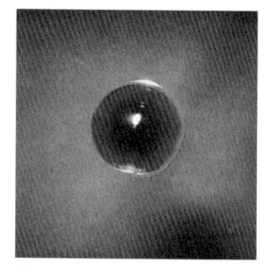

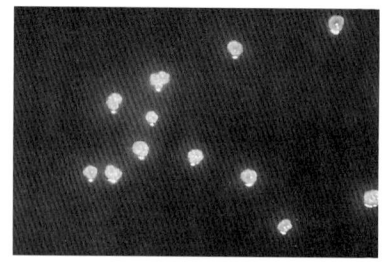

Abb. 42　　　　　　　Abb. 43

Abb. 42　Glatte S.-mitior-Kolonie auf MS-Agar

Abb. 43　S. mitior mit Vergrünung auf Blut-Agar

S.-salivarius-Gruppe

Zur S.-salivarius-Gruppe zählen nach heutigem Stand **S. salivarius** (Abb. 44 und 45) und **S. vestibularis**. Die runden oder ovalen grampositiven Zellen von **S. salivarius** (Durchmesser 0,8–1,0 µm) bilden kurze bis sehr lange Ketten (*Hardie* 1986). Die meisten Stämme wachsen ohne Vergrünung. Auf Saccharose-Nährböden produziert S. salivarius wasserlösliches Fruktan, was zur Bildung großer schleimiger Kolonien führt. Wenige Stämme bilden wasserunlösliches Dextran. Säurebildung erfolgt aus Glukose, Saccharose, Maltose und Raffinose.

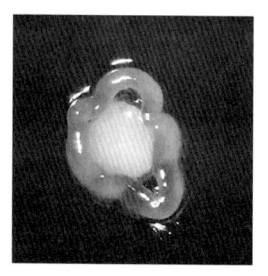

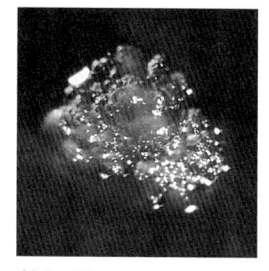

Abb. 44　　　　　　　Abb. 45

Abb. 44　S. salivarius mit Polysaccharidwall auf Blutagar

Abb. 45　S. salivarius mit Polysaccharidkrusten auf MS-Agar

S.-milleri-Gruppe

Die Bezeichnung S. milleri (Abb. 46) zu Ehren *W.D. Millers* ist bereits veraltet. Dahinter verbergen sich heute drei Spezies: **S. constellatus, S. intermedius und S. anginosus** (*Marsh* und *Martin* 1992). Für alle Spezies ist

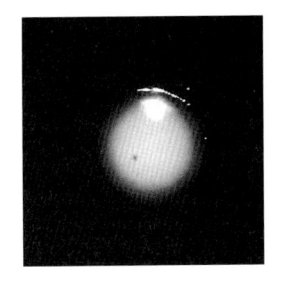

Abb. 46 Flache und weiche S.-milleri-Kolonie auf Blutagar

das Unvermögen charakteristisch, aus Saccharose extrazelluläre Polysaccharide zu bilden. Dagegen erfolgt Säurebildung aus Glukose, Saccharose und Maltose (*Hardie* 1986).

Sämtliche Plaquestreptokokken sind in der Lage, aus Glukose und Saccharose Säure zu bilden.

Laktobazillen

Laktobazillen sind besonders an kariesfreien Zahnoberflächen in extrem niedriger Anzahl anzutreffen (*Silverstone* et al. 1981). Lactobacillus bildet in der Regel konvexe, glatte Kolonien mit einem Durchmesser von 2 bis 5 mm. Aus der Plaque werden am häufigsten **L. acidophilus** und **L. casei** isoliert. L. acidophilus stellt zellmorphologisch ein grampositives Stäbchen mit abgerundeten Ecken von der Größe 0,6 bis 0,9 x 1,5 bis 6,0 µm dar (*Kandler* und *Weiss* 1986).

L. casei liegt auch in Stäbchenform vor (0,7 bis 1,1 x 2,0 bis 4,0 µm). Beide Spezies können aus Glukose und Saccharose Säure bilden.

Aktinomyzeten

Der Anteil der **Aktinomyzeten** in der Plaque ist hoch. Es handelt sich dabei um grampositive Stäbchen und Filamente (*Schaal* 1986), die meist unter anaeroben Bedingungen wachsen. In der bakteriellen Plaque wurden die Species **A. israelii**, **A. naeslundii**, **A. viscosus** und **A. odontolyticus** gefunden (*Silverstone* et al. 1981). Sie sind in der Lage, aus Glukose, Fruktose und Saccharose Säure zu bilden. A. viscosus produziert extrazellulären Schleim und Fruktan aus Saccharose (*Marsh* und *Martin* 1992).

Veillonellen

Veillonellen sind obligat-anaerobe gramnegative Kokken, die relativ stark in der bakteriellen Plaque vertreten sind. Sie verfügen nicht über Glukokinase und Fruktokinase und sind unfähig, Kohlenhydrate abzubauen (*Marsh* und *Martin* 1992). Dafür können Veillonellen von Streptokokken produzierte Milchsäure in Essig- und Propionsäure umwandeln (*Mikx* et al. 1972).

Plaque einzelner Mikrobiotope des Zahns

Wie bereits festgestellt wurde, stellt die Zahnoberfläche kein einheitliches Mikrobiotop dar (s. 3.8.1), sondern besteht aus den Mikrobiotopen Glatt-, Approximal- und Wurzeloberfläche sowie Fissur. Aufgrund der dort vorherrschenden unterschiedlichen Lebensbedingungen müßte jedes Mikrobiotop eine andere Biozönose beherbergen. Die anschließende Analyse wird darüber Aufschluß geben:

Glattflächen- und Wurzeloberflächenplaque

Wurzeloberflächen werden im Zeitraum von 24 Stunden stärker mikrobiell besiedelt als Schmelzoberflächen (*Nyvad* und *Kilian* 1987). Allerdings bestehen hinsichtlich der Zusammensetzung der Mikroflora der Schmelz- und Wurzeloberfläche keine Unterschiede (Tab. 22). In den ersten 24 Stunden dominierten in der Mikroflora Streptokokken, Aktinomyzeten und andere pleomorphe Stäbchen. S. sanguis ist in der frühen

Tabelle 22 Mikrobielle Besiedelung von Glatt- und Wurzeloberflächen (nach *Nyvad* und *Kilian* 1987)

Zeit	Durchschnittlicher Anteil an der Gesamtflora (%)							
	4h		8h		12h		24h	
Mikrobiotop	Glatt-flächen	Wurzel-flächen	Glatt-flächen	Wurzel-flächen	Glatt-flächen	Wurzel-flächen	Glatt-flächen	Wurzel-flächen
S. sanguis	11	15	9	12	9	13	6	18
S. oralis	1	5	16	24	25	19	22	27
S. mitis (Arginin-)	15	16	22	17	28	31	23	23
S. salivarius	15	19	11	12	4	7	10	2
A. naeslundii	3	3	0	1	3	1	2	2
A. viscosus	2	0	0	0	1	0	4	3

Besiedelungsphase mit 6 bis 18% an der Mikroflora der Schmelz- und Wurzeloberfläche beteiligt. Dagegen schwankt der Anteil von S. mitis zwischen 24 und 42%, der von S. oralis zwischen 1 und 27%. Während S. oralis signifikant zunimmt, reduziert sich der Anteil von S. salivarius. A. viscosus und A. naeslundii etablierten sich innerhalb von 4 Stunden, nehmen aber danach nicht zu.

Approximalplaque

Bei den von der Approximalfläche des Zahns isolierten Mikroorganismen handelt es sich vorwiegend um Anaerobier (*Bowden* et al. 1975), da das Sauerstoffangebot im Approximalraum niedrig ist. So dominieren in der Approximalplaque die grampositiven Aktinomyzeten, die unter anaeroben oder mikroaerophilen Bedingungen wachsen (Tab. 23). Auch andere obligate Anaerobier wie Bacteroides (Prevotella) und Veillonella sind relativ zahlreich an der Approximalplaqueflora beteiligt. Die fakultativ-anaeroben Streptokokken können sich angesichts des limitierten Sauerstoffangebotes gut in der Approximalplaque etablieren und nehmen den 2. Platz nach den Aktinomyzeten ein.

Tabelle 23 Mikroflora der Approximalplaque (nach *Bowden* et al. 1975)

Mikroorganismen	Anteil an der Gesamtflora in %	
	Mittelwert	Median
Gattungen		
Streptococcus	23	15,4
überwiegend Actinomyces	42	39
überwiegend „Bacteroides"	8	1,9
Veillonella	13	9,8
Lactobacillus	0,5	0
Neisseria	1,5	0,1
Arten		
S. mutans	2	0,1
S. sanguis	6	0,7
S. salivarius	0,7	0,01
S. milleri	0,5	0
A. israelii	17	10
A. viscosus/ A. naeslundii	19	7

Das Mikrobiotop Approximalfläche ist als überwiegend anaerober Standort vorrangig mit obligat- und fakultativ-anaeroben Mikroorganismen besiedelt.

Fissurenplaque

Im Gegensatz zur Approximalplaque dominieren in der Plaque natürlicher Fissuren grampositive Kokken (*Theilade* et al. 1982). Der Anteil der Aktinomyzeten ist in der Fissurenplaque geringer als in der Approximalplaque (Tab. 24). Eine 200 bis 270 Tage alte Fissurenplaque besteht ebenfalls hauptsächlich aus grampositiven Kokken und Kurzstäbchen sowie wenigen Filamenten. Fusiforme, Spirillen und Spirochäten fehlen gänzlich. Auch Hefen sind nicht gewachsen. Laktobazillen werden lediglich in 4 von 10 Fissuren, Haemophilus in 7 und Veillonellen in allen Fis-

Tabelle 24 Mikroflora einer 200 bis 270 Tage alten Fissurenplaque (nach *Theilade* et al. 1982)

Mikroorganismen	Anteil an der Gesamtflora in %	
	Mittelwert	Median
Gattungen		
Streptococcus	39,4	44,9
Staphylococcus	9,0	8,5
Actinomyces	20,2	18,2
Propionibacterium	2,2	0,9
Eubacterium	2,7	0
Lactobacillus	3,9	0
Veillonella	12,2	3,3
Anaerobe Kokken	0,3	0
Fakultative Kokken	0,2	0
Fakultative Stäbchen	0,3	0
Arten		
S. mutans	29,6	24,7
S. sanguis	4,2	0,8
S. mitior (dextranpos.)	0,9	0
S. mitior (dextranneg.)	1,2	0
S. milleri	0,3	0
A. naeslundii	15,0	3,3
A. viscosus	5,2	3,3
L. plantarum	3,0	0
L. casei	0,9	0

suren isoliert. Laktobazillen, Haemophilus und Veillonellen bilden einen kleinen und zahlenmäßig variablen Teil der Gesamtflora. S. mutans ist zu einem hohen Prozentsatz in der Streptokokkenflora der Fissurenplaque vertreten, der Anteil von S. sanguis schwankt stark, S. salivarius fehlt fast völlig.

Beim Vergleich einer 7 Tage alten Fissurenplaque mit der 200 bis 270 Tage alten Fissurenplaque fällt auf, daß Streptokokken, Laktobazillen, Veillonellen und Haemophilus zurückgehen. Bei den Streptokokken kann eine Abnahme von S. sanguis und S. salivarius konstatiert werden, während S. mutans zunimmt (*Theilade* et al. 1978). Obwohl Kokken und Stäbchen in der alten Fissurenplaque dominieren, sind starke individuelle Schwankungen in der Besiedelung einer jeden Fissur nicht zu übersehen.

Jede Fissur hat ihre eigene Mikroökologie.

Biochemie der Plaque

Die kariogene Wirkung von Plaquemikroorganismen besteht in ihrer Fähigkeit, Monosaccharide wie Glukose und Fruktose, die direkt aufgenommen werden oder durch Saccharosespaltung entstehen, unter Säurebildung abzubauen. Bei mittlerer Kariesaktivität (Abb. 47) sinkt nach 2minütiger Spülung mit einer 10%igen Glukoselösung der pH-Wert der Plaque innerhalb von 10 Minuten unter einen Wert von 5,5 ab (*Stephan*

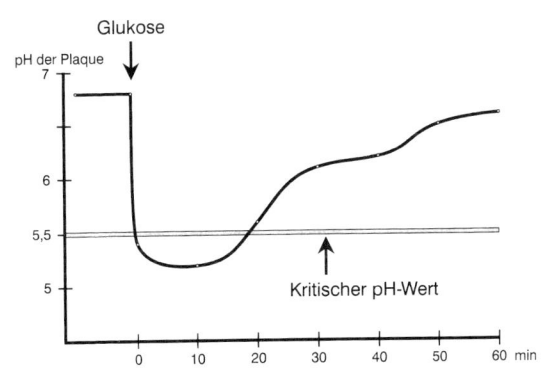

Abb. 47 Stephan-Kurve des pH-Wertes der Plaque bei mittlerer Kariesaktivität (Modifikation nach *Stephan* 1944)

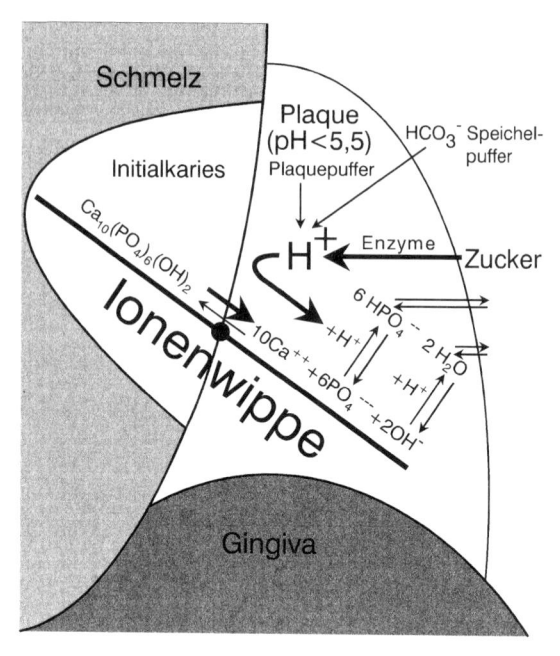

Abb. 48 Kariesentstehung durch Verschiebung des Gleichgewichts De- und Remineralisation in Richtung Demineralisation infolge zuckerbedingten pH-Abfalls in der Plaque

1944). Dieser pH-Wert wird als **kritischer pH-Wert** bezeichnet. Erst nach 50 Minuten kann durch Pufferwirkung seitens Plaque und Speichel der im neutralen Bereich liegende Ausgangswert erreicht werden. Unterhalb des kritischen pH-Wertes von 5,5 ist das Gleichgewicht zwischen De- und Remineralisation des Schmelzes (s. Remineralisierende Wirkung des Speichels und Karies) gestört (Abb. 48). Der pH-Abfall in der Plaque führt zum dramatischen Anstieg der Löslichkeit der Schmelzapatite. Bei einem pH-Wert unter 5,5 werden PO_4^{---}-Ionen und OH^--Ionen durch H^+-Ionen gebunden. Das Ionenprodukt des Schmelzes ist kleiner als das Löslichkeitsprodukt (IP < LP). Es liegt eine ungesättigte Lösung in bezug auf Ca^{++}-, PO_4^{---}- und OH^--Ionen vor. Das Gleichgewicht ist in Richtung Demineralisation verschoben. Die **Ionenwippe** der De- und Remineralisation nach *Levine* (1977 und 1980) neigt sich in Richtung Demineralisation (Abb. 48).

Die Säurebildung vollzieht sich durch Glykolyse (Embden-Meyerhoff-Weg) und anknüpfende Stoffwechselwege (Abb. 49). Es werden Milchsäure (Laktat), Essigsäure (Azetat), Ameisensäure (Formiat) und Propionsäure (Propionat) gebildet (*Till* und *Thielmann* 1989).

Bei einem Überangebot an Glukose produzieren S. mutans und S. sanguis vorwiegend **Milchsäure** (*Carlsson* und *Griffith* 1974), während sie bei niedrigem Glukoseangebot ein Säuregemisch aus **Ameisensäure, Essigsäure** und **Milchsäure** sowie **Äthanol** (*Carlsson* und *Griffith* 1974, *van der Hoeven* 1976) bilden (Abb. 50). Die Umwandlung von Pyruvat (Brenztraubensäure) in seine Spaltprodukte wird bei S. mutans durch zwei Enzyme reguliert (*Brown* und *Wittenberger* 1972, *Yamada* und *Carlsson* 1975 und 1976): die Laktatdehydrogenase (E. C. 1.1.1.27) und die Pyruvat-Formiat-Lyase (E. C. 2.7.1.40).

Unter den Bedingungen eines exogenen Glukoseexzesses sind die intrazellulären Konzentrationen von Fruktose-1,6-Biphosphat (FBP) und Glyzerinaldehyd-3-Phosphat (G3P) hoch. Fruktose-1,6-Biphosphat aktiviert

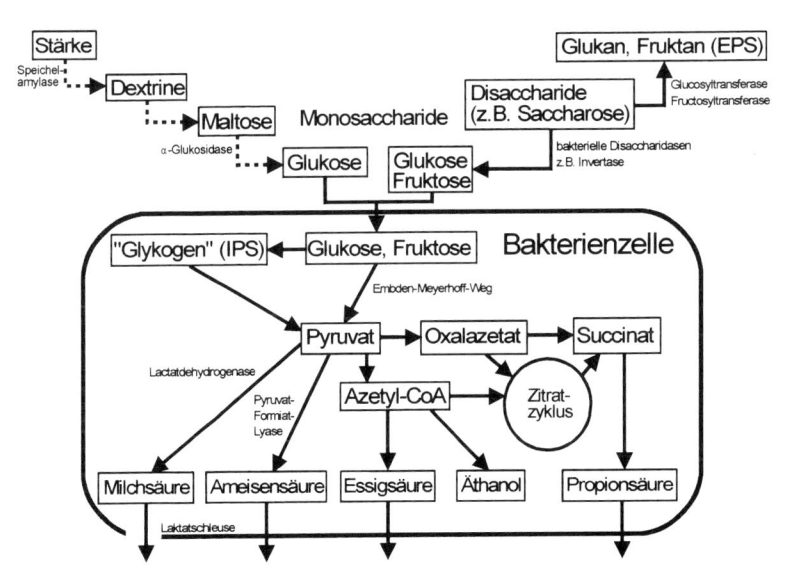

Abb. 49 Stoffwechselleistungen von Plaquestreptokokken (erweitert und modifiziert nach *Till* und *Thielmann* 1989)

110 Ätiologie und Pathogenese der Karies

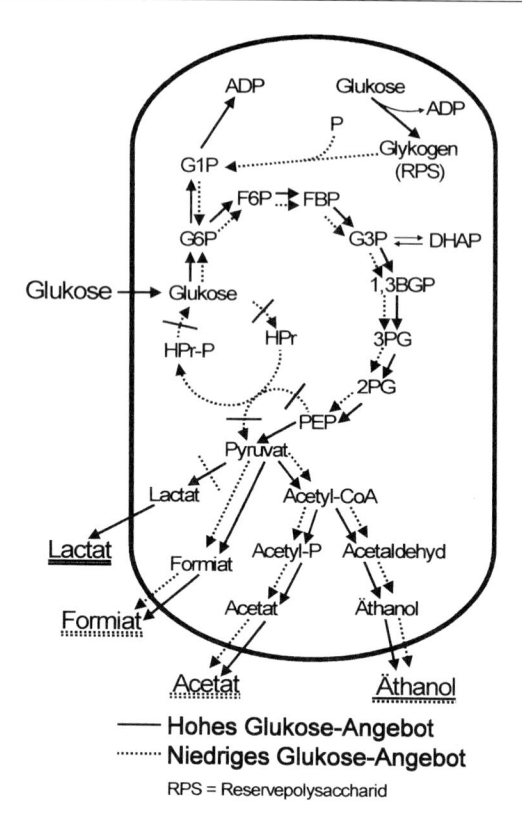

Abb. 50 Zuckerstoffwechsel von Plaquestreptokokken bei hohem und niedrigem Glukoseangebot (Modifikation nach *Carlsson* 1984 und *König* 1987)

―― Hohes Glukose-Angebot
······ Niedriges Glukose-Angebot
RPS = Reservepolysaccharid

die Laktatdehydrogenase, Glyzerinaldehyd-3-Phosphat inaktiviert die Pyruvat-Formiat-Lyase.

Daher wird überwiegend Laktat gebildet, das die Bakterienzelle über die **Laktatschleuse** verläßt. So wird das sogenannte „Sugar killing" der Bakterienzelle (*Dykhuizen* und *Hartl* 1978) verhindert. Bei der Laktatbildung wird Energie (ATP) gewonnen. Weiterhin werden **intrazelluläre jodophile Polysaccharide** (IPS) synthetisiert (*Jenkins* 1974, *Huis in't Veld* und *Backer Dirks* 1978).

Die glykogenähnlichen IPS dienen als Reservepolysaccharide (*Carlsson*

1986), die abgebaut werden, wenn das Angebot alimentärer Kohlenhydrate gering ist.

Bei geringem Glukoseangebot wird der Transport der Glukose in die Bakterienzelle unter Energieaufwand durch das Phosphoenolpyruvat-Phosphotransferase-System (PEP-PTS) katalysiert. Niedriges Glukoseangebot bedeutet Abnahme von Fruktose-1,6-Biphosphat und Glyzerinaldehyd-3-Phosphat sowie Inaktivierung von Laktatdehydrogenase und Aktivierung von Pyruvat-Formiat-Lyase. Dadurch werden vorwiegend Formiat, Azetat und Äthanol gebildet. Intrazelluläre Polysaccharide werden abgebaut (Abb. 50). Der Stärkeabbau (Abb. 49) ist für die Kariesentstehung von untergeordneter Bedeutung (*König* 1992).

Ein weiteres Pathogenitätsmerkmal der Plaquestreptokokken ist die Bildung **extrazellulärer Polysaccharide** (EPS) aus Saccharose (*Wood* und *Critchley* 1966, *Edwardsson* 1968, *Gibbons* und *Banghart* 1968, *Guggenheim* 1970, *Hahn* et al. 1973). Außerdem werden extrazelluläre Polysaccharide von A. viscosus, Laktobazillen, Rothia und Neisseria gebildet (*Birkhed* et al. 1979, *Marsh* und *Martin* 1992). In chemischer Hinsicht und bezüglich der Wasserlöslichkeit sind die EPS heterogen. Es wird zwischen **Glukanen** und **Fruktanen** (Abb. 49) und Heteropolysacchariden unterschieden. Glukane sind Polymere mit langer Glukosekette (*Aebi* 1965). Lävane stellen Fruktosepolymere dar (*Da Costa* und *Gibbons* 1968), die relativ säurelabil sind. Heteropolysaccharide bestehen aus Zuckern, Glukosaminen und Aminosäuren (*Marsh* und *Martin* 1992). Die pathogenetische Bedeutung der extrazellulären Polysaccharide besteht in folgendem (*Till* und *Thielmann* 1989):

1. Die extrazellulären Polysaccharide stabilisieren die Biozönose bakterielle Plaque, indem sie gleichsam eine „Kittmasse" zwischen den Mikroorganismen darstellen.
2. Die EPS fungieren als Diffusionsbarriere für Speichelantikörper, Pufferanionen des Speichels und Sauerstoff. Das führt zur Unterdrückung der Immunabwehr in der Plaque, zur reduzierten Pufferung der gebildeten Säuren, zur Steigerung des anaeroben Plaquestoffwechsels und zur verstärkten Ansiedelung anaerober Arten.
3. Bestimmte extrazelluläre Polysaccharide dienen bei Saccharosemangel als Reservepolysaccharide zur Energiegewinnung.

S. mutans bildet ein wasserlösliches Glukan (Dextran) mit α-(1$\rightarrow$6)-Bindung (*Baird* et al. 1973). Die Reaktion wird durch das Enzym α-1,6-

Glukan-D-Fruktose-2-Glukosyltransferase (E.C. 2.4.1.5) katalysiert und erhält die notwendige Energie von der energiereichen glykosidischen Bindung der Saccharose (*Behrens* und *Ringpfeil* 1964). Das wasserunlösliche Glukan von S. mutans enthält α-(1→3)- und α-(1→6)-Glukosebindungen (*Guggenheim* 1970, *Newbrun* 1976) und heißt Mutan. Bestimmte S.-mutans-Stämme können ferner dem Inulintyp ähnliche Fruktane mit vorwiegend β-(2→1)-Bindungen aufbauen (*Rosell* und *Birkhed* 1974). S. sanguis synthetisiert ein verzweigtes wasserunlösliches Glukan, das α- (1→3)- und α-(1→6)-Bindungen enthält, sowie ein wasserlösliches Glukan mit α-(1→6)-Bindungen (*Frank* 1974). S. salivarius produziert mit Hilfe seiner β-2,6-Fruktan-D-Glukose-6-Fruktosyltransferase (E.C.2.4.1.10) ein metabolisierbares Fruktan (Lävan), das aus Fruktoseeinheiten mit β-(2→6)-Bindungen aufgebaut ist (*Jenkins* 1974). Das Lävan enthält offenbar zusätzlich β-(2→1)-Bindungen (*Ehrlich* et al. 1975).

Bakterielle Wechselwirkungen spielen eine wichtige Rolle in der Mikroökologie der Plaque. Sie können einen hemmenden oder fördernden Einfluß auf die Zusammensetzung, die Stoffwechselaktivitäten und folglich die Pathogenität der Plaqueflora ausüben (*Hardie* und *Marsh* 1978). Die Wechselwirkungen äußern sich als **Kommensalismus** oder **Antagonismus.** Unter Kommensalismus verstehen wir die „Tischgemeinschaft" zweier Mikroorganismen, von denen der eine (Kommensale) von den Stoffwechselprodukten des anderen lebt, ohne ihn zu schädigen. So wird von S. salivarius hergestelltes Lävan von anderen Plaquestreptokokken hydrolysiert (*Da Costa* und *Gibbons* 1968). Staphylokokken, Neisserien und Bacteroides haben die Eigenschaft, unlösliche Glukane von S. mutans abzubauen (*Matsuda* 1976). S. mutans, S. oralis, S. salivarius, A. israelii, Capnocytophaga und Fusobacterium sind in der Lage, Streptokokkenglukane abzubauen (*Marsh* und *Martin* 1992). Ein symbiotisches Verhältnis besteht zwischen S. mutans und Veillonellen (*Mikx* et al. 1972, *van der Hoeven* et al. 1978) sowie zwischen S. mutans und Neisserien (*Hoshino* et al. 1976). Wie bereits berichtet, ist V. alcalescens nicht in der Lage, Glukose zu spalten, baut jedoch die von S. mutans und S. sanguis produzierte Milchsäure zu Propionsäure und Essigsäure ab, die schwächer sind als Milchsäure (*Mikx* et al. 1972). Neisserien metabolisieren das Mutanslaktat via Pyruvat zur flüchtigen Essigsäure (*Hoshino* et al. 1976).

Mikroökologisches Gleichgewicht der Plaque

Nicht jede Plaque ist kariogen.

Das ökologische Gleichgewicht zwischen der kariogenen und nichtkariogenen Plaqueflora sowie zwischen der Mikroflora und dem Wirt ist durch folgende Faktoren gegeben:
1. Geringe und seltene Zufuhr kariogener Kohlenhydrate,
2. ausreichende Menge, Pufferkapazität und Abwehrleistung des Speichels,
3. gute Mundhygiene mit Fluoriden.

Wird der Plaque wenig und selten kariogener Zucker zugeführt, ist ihre mikrobielle Zusammensetzung relativ stabil. Bei einem neutralen pH-Wert sind die kariogenen Mikroorganismen schwach kompetitiv, und ihr Anteil an der Biozönose Plaque hält sich in Grenzen (*Marsh* und *Martin* 1992). Die Zahl säurebildender und säuretoleranter (azidurischer) Mikroorganismen ist also gering. Obige Speichelfaktoren und die antimikrobiell wirkenden Fluoride unterstützen die Stabilität der Plaque. Außerdem liegt durch das geringe Substratangebot ein geringes Plaquevolumen vor. Die Biozönose Plaque befindet sich im quantitativ-qualitativen Gleichgewicht, der **Eubiose** (Abb. 51). Die geringe Säuremenge wird durch Plaque- und Speichelpuffer neutralisiert. Es ist genügend Zeit und Kapazität vorhanden, die initialen Entkalkungsbezirke des Schmel-

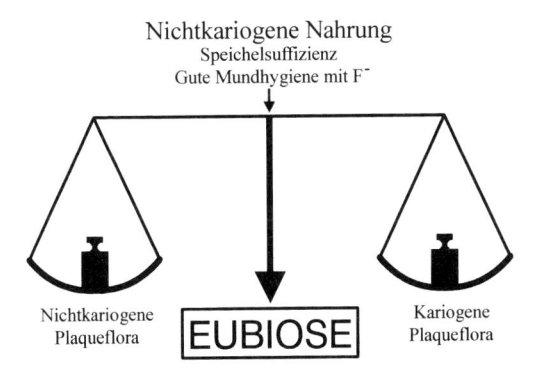

Abb. 51 Mikroökologisches Gleichgewicht der bakteriellen Plaque (Eubiose)

zes zu remineralisieren. Fluoride unterstützen diesen Prozeß. Die Ionenwippe der De- und Remineralisation befindet sich im Gleichgewicht.

Kariogenität der Plaque

Das mikroökologische Gleichgewicht zwischen der kariogenen und nichtkariogenen Plaqueflora sowie zwischen Mikroflora und Makroorganismus wird hauptsächlich durch folgende Faktoren gestört:

1. Häufiges Angebot kariogener Kohlenhydrate,
2. reduzierte Menge, Pufferwirkung und Abwehrleistung des Speichels,
3. schlechte Mundhygiene ohne Fluoride.

Dabei kommt dem Umweltfaktor Nahrung in Form kariogener Kohlenhydrate die ökologische Hauptbedeutung zu. Häufige Zufuhr kariogener Kohlenhydrate führt zu starker Säurebildung in der bakteriellen Plaque durch säurebildende Mikroorganismen, die gleichzeitig in hohen Säurekonzentrationen des Plaquemilieus existieren können (Säuretoleranz). Der sinkende pH-Wert begünstigt das Wachstum von S. mutans und Laktobazillen (*Marsh* und *Martin* 1992). Die Selektion dieser säurebildenden und säuretoleranten Mikroorganismen ist Ausdruck des Zusammenbruchs des mikroökologischen Gleichgewichts in der Plaque (*Marsh* 1989). Die quantitativ-qualitative Verschiebung des Gleichgewichts der Mikroflora zugunsten bestimmter Arten wird als **Dysbiose** (Abb. 52) bezeichnet. Das Übergewicht von S. mutans und Laktobazillen entsteht außerdem durch Speichelarmut (Xerostomie) und fehlendes Fluoridange-

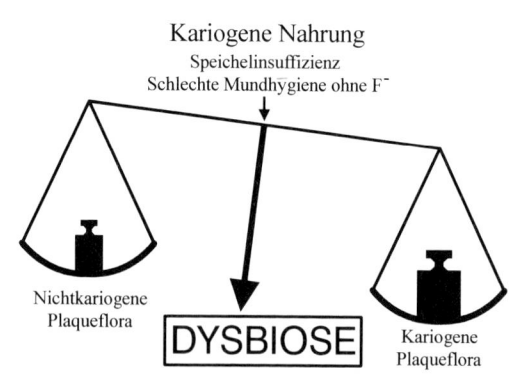

Abb. 52 Mikroökologisches Ungleichgewicht der bakteriellen Plaque (Dysbiose) zugunsten ihrer säurebildenden und säuretoleranten Mikroflora

bot. Die Dominanz der säuretoleranten Säurebildner (*König* 1992) verschiebt das Gleichgewicht der De- und Remineralisation in Richtung Demineralisation. Es entsteht die kariöse Initialläsion. Die Produktion von Milchsäure begünstigt das Wachstum von Veillonellen, die bekanntermaßen das Mutanslaktat metabolisieren. Der abgesunkene pH-Wert der Plaque schafft optimale Wachstumsbedingungen für weitere **Nicht-Mutansstreptokokken,** die bei niedrigem pH-Wert Säure produzieren können (*Sansone* et al. 1993). Es handelt sich dabei um S. salivarius, S. mitis, S. milleri II sowie S. sanguis I und II. Nach neuer Nomenklatur zählen zu den **Niedrig-pH-Nicht-Mutansstreptokokken** S. anginosus, S. gordonii, S. mitis und S. oralis (*van Houte* 1994). Während zwischen den Mutansstreptokokken und Karies eine eindeutige positive Assoziation besteht, ist die Assoziation zwischen Nicht-Mutansstreptokokken und Karies schwächer (*Sansone* et al. 1993).

Bei der Entstehung und Progression der Karies ist das Phänomen der mikrobiellen **Sukzession** von wesentlicher Bedeutung (*Marsh* und *Martin* 1992, *Hardie* 1996). So unterscheidet sich die Mikroflora tiefer kariöser Läsionen durchaus von der bakteriellen Flora der Initialkaries (*Hardie* 1996). Nach Auffassung *Marshs* und *Martins* (1992) spielt S. mutans in den Frühstadien der Demineralisation die führende Rolle, während A. viscosus und Laktobazillen erst in den späteren Stadien der Demineralisation kariogen wirksam werden. An der Kariesprogression sind Laktobazillen, A. odontolyticus, S. mutans und Veillonellen beteiligt. Dabei muß nochmals betont werden, daß eine eindeutige Korrelation zwischen S. mutans und approximalem Kariesbefall nicht nachweisbar ist (*Hardie* et al. 1977). Im einzelnen wurde konstatiert:

1. Die mikrobielle Zusammensetzung der Zahnplaque von kariesfreien und kariösen Approximalflächen war ähnlich.
2. Nur an 2 von 15 Approximalflächen dominierte S. mutans vor der Feststellung von Approximalkaries.
3. Isolierungsfrequenz und Prozentsätze von S. mutans erreichten erst dann ihr Maximum, wenn die kariöse Läsion bereits röntgenographisch festgestellt worden war.
4. An 2 von 15 kariösen Läsionen konnte kein S. mutans isoliert werden.

Die Nachweishäufigkeit und der prozentuale Anteil von S. mutans an der Gesamtflora waren zwar in einer Querschnittstudie bei früher Approximalkaries größer als an kariesfreien Approximalflächen, jedoch gelang es nicht, an 37% der kariösen Approximalflächen S. mutans zu isolieren (*Marsh* et al. 1989). Aus eigener Erfahrung kann hinzugefügt werden, daß mutansfreie Patienten durchaus von Karies befallen sein können.

Aus mikroökologischer Sicht soll die Auffassung *Königs* (1992) nachdrücklich unterstützt werden, daß „Karies nicht spezifisch durch Streptococcus mutans verursacht wird", sondern „durch die gesamte säurebildende und säuretolerante Plaqueflora."

Trotz der mikrobiellen Genese der Karies und der Übertragbarkeit von S. mutans bei Mensch und Tier betrachtet *Guggenheim* (1995) die Karies nicht als Infektionskrankheit. Sie komme „durch numerische Verschiebungen innerhalb einer natürlichen Ökologie von Mikroorganismen zustande. Diese Verschiebungen sind umweltbedingt. Faktoren, die eine bedeutende Rolle spielen, sind die Ernährung, die Hygiene, die spezifische und unspezifische Immunabwehr des Wirts etc."

Guggenheim favorisiert den von *Rosebury* geprägten Begriff „**amphibiotische Mikroorganismen**", wonach eine „umweltbedingte Verschiebung krankmachend" sei, „ohne von einem eigentlichen Erreger einer Infektion zu sprechen". Der Begriff „**opportunistischer Infekt**" sei „mit der Ansicht *Roseburys* fast deckungsgleich."

Auch *Hardie* (1996) ist der Ansicht, daß Karies wahrscheinlich durch verschiedene Kombinationen von säurebildenden Mikroorganismen verursacht wird. Dabei seien Mutans-Streptokokken (S. mutans und S. sobrinus) und Laktobazillen zwar wichtige kariogene Bakterien, aber offenbar nicht die einzigen, die in der Lage sind, Karies auszulösen. Das Konzept des gestörten ökologischen Gleichgewichts sei vorbehaltlich zu unterstützen, da es eine Reihe von Situationen erklärt. Nicht von ungefähr waren die säurebildenden Streptokokken der Plaque als **kariesinduzierende Plaquestreptokokken** zusammengefaßt worden (*Klimm* 1981).

Van Houte (1994) betrachtet die Karies als **kohlenhydratmodifizierte bakterielle Infektionskrankheit** und macht für deren Entstehung alle Mikroorganismen verantwortlich, die bei kohlenhydratreicher Ernährung den pH-Wert der Plaque absenken und somit ihr kariogenes Potential erhöhen. Wir vertreten folgende Position:

> Die Karies ist keine Infektionskrankheit im klassischen Sinne. Sie ist das Ergebnis einer zuckerbedingten Dysbiose zugunsten opportunistischer säurebildender und säuretoleranter Plaquebakterien. Karies entsteht durch eine „konzertierte Aktion" aller in der Plaque heimischen Säurebildner.

3.8.3 Substrat der Biozönose

Ob die mikrobielle Biozönose Karies verursacht oder nicht, hängt vom **kariogenen Potential** und der **kariogenen Wirksamkeit** (*Maiwald* 1995) des mikrobiell abbaufähigen Substrats ab. Das kariogene Potential kohlenhydrathaltiger Nahrungs- und Genußmittel wird durch ihre chemische und physikalische Qualität sowie Quantität bestimmt. Die kariogene Wirksamkeit hängt dagegen vom Modus der Aufnahme potentiell kariogener Zucker (Zeitpunkt, Häufigkeit, Menge, Abfolge, Kombination mit anderen Nahrungsmitteln) und den dargestellten Wirtsfaktoren (Speichel, Zähne, Mundhygiene) ab. So ist es durchaus möglich, daß Nahrungs- und Genußmittel mit hohem kariogenem Potential nicht kariogen wirksam werden oder umgekehrt (*Maiwald* 1995).

Chemische Qualität des Substrats

Das von der chemischen Qualität mitbestimmte kariogene Potential der einzelnen Kohlenhydratarten ist unterschiedlich. Es wird anhand von pH-Messungen der Plaque ermittelt. Zunächst erfolgten In-situ-Bestimmungen des pH-Werts der Plaque mit Antimonmeßelektroden (*Stephan* 1940 und 1944, *Neff* 1967). Nach *Neff* (1967) zeigten der Zuckeralkohol Sorbit und das Polysaccharid Roh- und gekochte Stärke die geringste Säurebildung in der Plaque, während die Monosaccharide Glukose und Fruktose sowie das Disaccharid Saccharose den stärksten pH-Abfall hervorriefen (Abb. 53). Aufgrund der Nachteile der In-situ-Messung wurde die orale **Telemetrie** entwickelt (*Scott* und *Ash* 1966, *Graf* 1969). Dabei werden durch ein Meßsystem, das in eine partielle Prothese inkorporiert ist, Daten drahtlos aus der bakteriellen Approximalplaque übertragen. Das System besteht aus einem pH-Radiosender mit Glas- und Referenzelektrode und einem Empfänger. Die telemetrischen Plaque-pH-Messungen von *Graf* (1969) bestätigten den geringen pH-Abfall nach dem Konsum von Sorbit und ungekochter Stärke. Bei den Zuckeraustauschstoffen

118 Ätiologie und Pathogenese der Karies

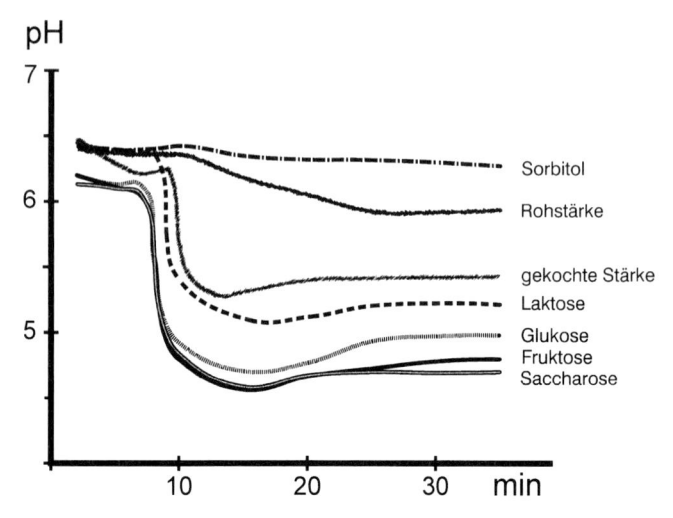

Abb. 53 pH-Veränderungen der Plaque durch unterschiedliche Kohlenhydrate (Modifikation nach *Neff* 1967)

Lycasin, Xylit, Sorbit und Sorbose fiel der pH-Wert der Plaque nicht unter 5,7 (*Imfeld* 1977). Kohlenhydrate, die den pH-Wert innerhalb von 30 Minuten nicht unter 5,7 senken, gelten als „zahnfreundlich" (*Maiwald* 1995).

Stärken liegen nach *König* (1985) – auch in gekochter oder industriell verarbeiteter Form – stets als Makromoleküle vor, die nicht von den Plaquebakterien aufgenommen und gespalten werden können. Allerdings werden sie beim Kauen mit Speichelamylasen vermischt, die die Stärkemoleküle in kleinere vergärbare Maltoseeinheiten spalten, die weiter zu Glukose abgebaut werden können. Die niedrige Kariogenität der Stärke wurde von *König* (1985) anhand der norwegischen Kriegsernährungsstudien, der Turku-Zuckerstudien und der hereditären Fruktoseintoleranz (HFI) belegt. Der drastische Kariesrückgang in den Kriegsjahren wurde auf die starke Reduktion des Zuckerkonsums und den 5%igen Anstieg der Stärkeaufnahme zurückgeführt. In den Turku-Zuckerstudien bewirkten Xylit und Stärke zusammen nur ein Zehntel des zuckerbedingten Kariesbefalls (*König* 1985). Bei der von *Chambers* und *Pratt* (1956) sowie *Froesch* et al. (1963) beschriebenen hereditären Fruktoseintoleranz liegt ein autosomal rezessiv erblicher Enzymdefekt vor. Es fehlt die Fruktose-

1-Phosphat-Aldolase der Leber. Die HFI-Patienten vertragen weder Fruktose noch Saccharose, die bekanntermaßen in Fruktose und Glukose gespalten wird. Sie haben eine starke Aversion gegen alles Süße und Obst (*König* 1985). Die Aufnahme von fruktose- und saccharosehaltiger Nahrung ruft Unverträglichkeitserscheinungen hervor, die sich in Übelkeit, Erbrechen, Unwohlsein, Schweißausbrüchen, Zittern, Koma und Krampfzuständen äußern (*Cornblath* et al. 1963). Diese Symptome werden hauptsächlich auf eine sekundäre Hypoglykämie zurückgeführt (*Newbrun* 1967). Stärke, bei deren Spaltung keine Fruktose entsteht, wird hingegen von dem HFI-Patienten sehr gut vertragen. Deshalb ernähren sie sich überwiegend von Teigwaren, Brot, Reis und Kartoffeln (*König* 1985). Die stärkereiche und zuckerfreie Ernährung der HFI-Patienten geht mit extrem niedrigem Kariesbefall oder Kariesfreiheit einher (*Froesch* et al. 1963, *Marthaler* und *Froesch* 1967, *Mettraux* et al. 1980, *Wegner* 1980). Mikrobiologische Untersuchungen supragingivaler Plaqueproben bei HFI-Patienten (*Mettraux* et al. 1980) zeigten signifikant geringere Isolationsfrequenzen von S. mutans (HFI 26,2%, Kontrolle 72,3%) und Lactobacillus (HFI 10,3%, Kontrolle 40%). S. sanguis wurde in beiden Gruppen ähnlich häufig angetroffen (HFI 86%, Kontrolle 84,1%). Der Anteil von S. mutans an der Gesamtzahl der Plaquestreptokokken war bei HFI-Kindern niedriger als in einer gesunden Kontrollgruppe (*Trompler* 1986).

Saccharose (Rohrzucker, Rübenzucker, Zucker) gilt nach *Newbrun* (1967) als „Haupttäter" („arch criminal" = Erzkrimineller) im Kariesgeschehen. *König* (1987 b) ließ die „Anklage" gegen den vermeintlichen „Hauptschuldigen" insofern fallen, als auch Glukose in entsprechenden Konzentrationen ähnlich stark kariogen sei wie Saccharose. Außerdem könnten Aktinomyzeten aus Glukose ein extrazelluläres Polysaccharid bilden, das „Massen voluminöser kariogener Plaque entstehen" ließe.

Der Zuckeralkohol Sorbit ist das wichtigste Süßungsmittel der Diabetiker. Mikroorganismen vergären Sorbit nur langsam und schwach (*König* 1987 a). S. mutans spaltet Sorbit unter Bildung eines Säuregemischs aus Ameisen-, Essig- und Milchsäure. Zusätzlich entsteht Äthanol *(Newbrun* 1989). In Analogie zu den pH-Messungen in der Plaque ist die Kariogenität von Sorbit beim Menschen gering (*Möller* und *Poulsen* 1973, *Glass* 1983). Xylit ist nicht kariogen (*Scheinin* und *Mäkinen* 1977). *Frostell* (1977) stufte Lycasin als Zuckeraustauschstoff mit geringer Kariogenität ein.

120 Ätiologie und Pathogenese der Karies

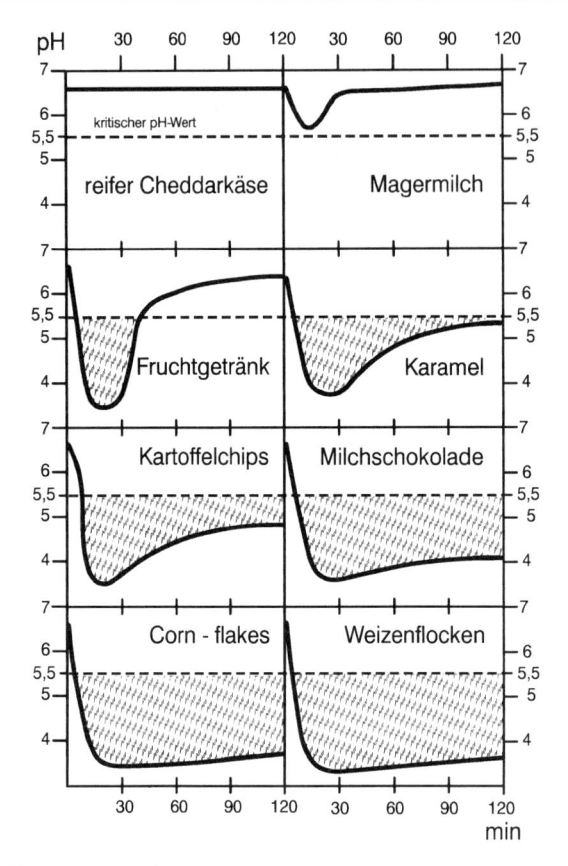

Abb. 54 Zunahme des Säurebildungsvermögens der Plaque durch verschiedene Nahrungs- und Genußmittel (Modifikation nach *Schachtele* und *Jensen* 1984)

Das kariogene Potential von kohlenhydrathaltigen Nahrungs- und Genußmitteln wurde von *Schachtele* und *Jensen* (1984) mittels pH-Telemetrie bestimmt (Abb. 54). Reifer Cheddar-Käse und Magermilch zeigten keine bzw. nur geringe pH-Absenkungen in der Plaque. Ein Fruchtgetränk rief einen 30minütigen pH-Abfall unter 5,5 hervor. Bei Karamelgabe verblieb der pH-Wert auch nach 2 Stunden unterhalb der kritischen Marke von 5,5. Die Säurebildung nahm weiter über Kartoffelchips, Milchschokolade, Cornflakes und Weizenflocken zu. Nach 2 Stunden lagen die pH-Werte noch weit unter 5,5. Das starke Säurebildungsvermögen von Kartoffelchips ergibt sich offenbar aus der thermischen Behandlung der Kartoffeln, wobei Dextrine entstehen, die an der Zahnoberfläche kleben und über langen Zeitraum kariogen wirksam werden können. Das Trinken von 100 ml pasteurisierter Milch, Ovomaltine und Coca Cola führte zu einem pH-Abfall bis etwa 4,0 (*Graf* 1969).

> Die niedermolekularen Mono- und Disaccharide verfügen über das stärkste kariogene Potential.

Physikalische Qualität des Substrats

Das kariogene Potential eines kohlenhydrathaltigen Nahrungs- und Genußmittels wird außerdem durch seine **Klebrigkeit** und seinen **Raffinationsgrad** bestimmt. So hat die Vipeholm-Studie eindeutig gezeigt, daß der Karieszuwachs nach der Aufnahme gelösten Zuckers geringer ist als nach Verabreichung klebriger Karamelbonbons und Toffees (*Gustafsson* et al. 1954). Im Tierversuch an Ratten konnte *König* (1966 und 1967) feststellen, daß die Fütterung der Versuchstiere mit Weißbrot aus raffiniertem Mehl etwas weniger Karies verursacht als Vollkornbrot. Außerdem besteht zwischen unraffiniertem Rohzucker und raffiniertem Zucker hinsichtlich der Kariogenität kein Unterschied.

Quantität des Substrats

Das Säurebildungsvermögen der bakteriellen Plaque steigt mit der Konzentration der ihr angebotenen abbaufähigen Kohlenhydrate (Abb. 55). Dabei zeigten bereits Saccharosekonzentrationen $\leq 1\%$ pH-Absenkungen unter den kritischen pH-Wert (*Imfeld* 1977).

Reihenfolge und Kombination von Nahrungs- und Genußmitteln

Die Kariogenität von Nahrungs- und Genußmitteln kann entscheidend davon abhängen, in welcher Abfolge oder Kombination mit anderen Nahrungs- und Genußmitteln sie aufgenommen werden. Tierexperimentell konnte nachgewiesen werden, daß Ratten praktisch kariesfrei waren, wenn sie Brot mit **Käse** verabreicht bekamen (*König* 1966). Untersuchungen über die Bedeutung des Käses in unterschiedlicher Speisefolge beim Menschen führten zu folgenden Ergebnissen (*Rugg-Gunn* et al. 1975):

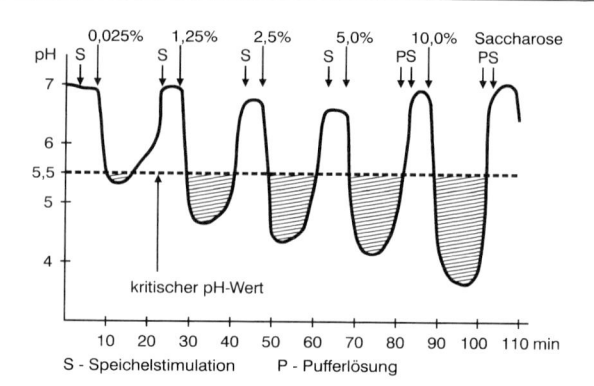

Abb. 55 Abhängigkeit des Säurebildungsvermögens der Plaque von der Zuckerkonzentration (Modifikation nach *Imfeld* 1977)

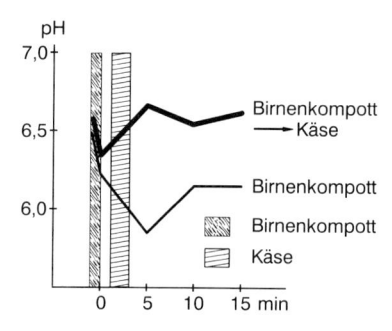

Abb. 56 Einfluß von Käse auf den pH-Wert der Plaque nach Verzehr von Birnenkompott (Modifikation nach *Rugg-Gunn* et al. 1975)

1. In 6%iger Zuckerlösung konservierte Birnen bewirkten nach 1minütiger Eßperiode innerhalb von 5 Minuten einen pH-Abfall der Plaque unter 6,0 (Abb. 56).
2. Der 2 1/2minütige Verzehr von Cheddar-Käse 1 Minute nach Abschluß der Birnenmahlzeit verhinderte die Abnahme des pH-Wertes.
3. Das 4minütige Trinken gesüßten Kaffees nach Aufnahme des Birnenkompotts verlängerte die Dauer des pH-Abfalls.
4. Wurde der Käse nach dem süßen Kaffee verspeist, konnte die durch das Kompott bedingte pH-Absenkung nicht verhindert werden.
5. Bestand zwischen der Aufnahme des Birnenkompotts und Käses ein 10minütiges Intervall, war der pH-Abfall ebenfalls nicht aufzuhalten.

Nach Meinung der Autoren ist das Ansteigen des pH-Wertes mehr auf die erhöhte Speichelsekretion denn auf die alkalische Wirkung des Käses (Pufferung durch die Aminogruppen der Proteine) zurückzuführen. Ein weiterer Vorzug des Käses besteht in seinem hohen Kalzium- und Phosphatgehalt, von dem eine remineralisierende Wirkung ausgeht. In einer weiteren Untersuchung durch das gleiche Team wurde gefunden, daß Apfelessen nach Zuckeraufnahme den pH-Wert bei einigen Individuen sogar noch weiter absenkt. Dagegen bewirkte der Konsum gesalzener und gerösteter Peanuts einen deutlichen Anstieg des pH-Werts der Plaque (*Geddes* et al. 1977).

Die Kombination von Butter mit Honig führte im Tierversuch zu einem geringeren Kariesbefall der Fissuren als Honig allein (*König* 1966). Die Kombination von Butter und Käse als Brotaufstrich verhinderte die Karies gänzlich. **Fette** hüllen die Zucker mit einem hydrophoben Film ein, wodurch die Zucker weniger schnell abgebaut werden. Die Herabsetzung ihrer Klebrigkeit durch Fette beschleunigt die **oral sugar clearance** (*König* 1987 a). Das Kauen eines zuckerfreien Kaugummis nach Spülung mit einer Saccharoselösung oder dem Verzehr eines Honigbrötchens konnte die Dauer der pH-Absenkung erheblich verkürzen (*Maiwald* 1995).

> Durch bestimmte Speisefolgen und Kombinationen von Nahrungs- und Genußmitteln kann die kariogene Wirkung kohlenhydrathaltiger Nahrung „mit hohem kariogenen Potential begrenzt oder sogar aufgehoben werden" (*Maiwald* 1995).

3.8.4 Zeit

Der von *König* (1971) zur *Keyes*-Triade der Kariesätiologie hinzugefügte Faktor Zeit beinhaltet das **Alter der Plaque**, die **Retentionszeit des potentiell kariogenen Substrats** und die **Häufigkeit der Substratzufuhr**.

Das Säurebildungsvermögen der Plaque steigt mit zunehmendem Plaquealter (Dicke) an: Bei einer 1-Tagesplaque fällt der pH-Wert nach Zuckerzufuhr auf 5,0 ab, bei einer 2-Tagesplaque ist ein Tiefstwert von 4,0 zu registrieren (*Graf* 1969).

Die **Verweildauer** (Retentionszeit) des potentiell kariogenen Substrats wird durch seine Konsistenz und Klebrigkeit bestimmt. Zuckerlösungen fließen an der Plaque vorbei, wobei geringe Mengen des Zuckers in die Plaque diffundieren. Die Lösungen werden durch den Speichel weiter verdünnt und durch Verschlucken aus der Mundhöhle eliminiert (*König* 1971). Die **Oral sugar clearance** ist also bei gelösten Zuckern beschleunigt. Feste Zucker werden ebenfalls größtenteils verschluckt, aber auch in den Retentionsnischen der Mundhöhle festgehalten. Das trifft insbesondere für klebrige Zuckerprodukte wie Honig, Marmelade und Sahnebonbons zu, die an der Zahnoberfläche ein Zuckerreservoir bilden. Aus diesem Depot steht vergärbares Substrat für die Plaquemikroorganismen über längere Zeit zur Verfügung.

Die bereits zitierte Vipeholm-Studie (*Gustafsson* et al. 1954) hat den Zusammenhang zwischen der Höhe des Kariesbefalls und der Häufigkeit der Zuckeraufnahme eindeutig belegt: Die häufige Aufnahme geringer Zuckermengen in Form von Bonbons führte zu einem wesentlich stärkeren Kariesanstieg als die seltene Aufnahme selbst großer Zuckermengen (300 g) zu den Hauptmahlzeiten. Telemetrisch konnte gezeigt werden, daß Zuckerverzehr zu den 3 Hauptmahlzeiten zu drei starken Absenkungen des pH-Werts der Plaque bis etwa 4,0 führt (*Graf* 1969). Da keine weiteren Zuckerbelastungen erfolgten, vermochten die oralen Puffersysteme den Plaque-pH innerhalb von 2 Stunden aus dem kritischen Bereich herauszuführen (Abb. 57). Angesichts dreier pH-Absenkungen be-

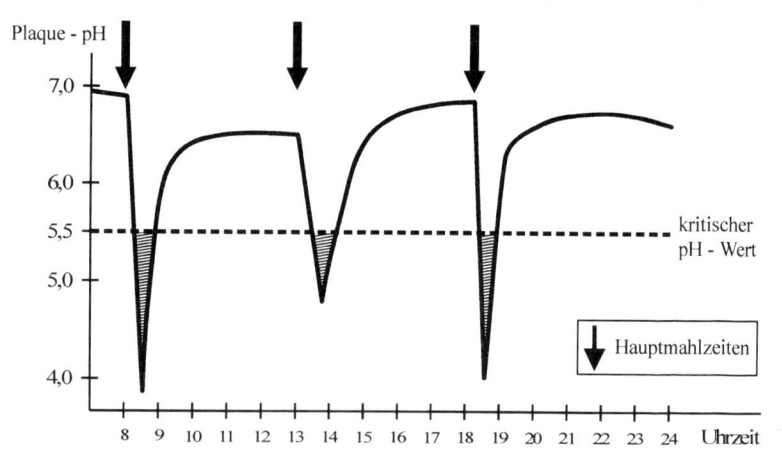

Abb. 57 Reduzierte Kariesgefahr bei 3 pH-Absenkungen unter den kritischen pH-Wert von 5,5 nach 3 zuckerhaltigen Hauptmahlzeiten (Modifikation nach *Graf* 1969 und *Jenkins* 1974)

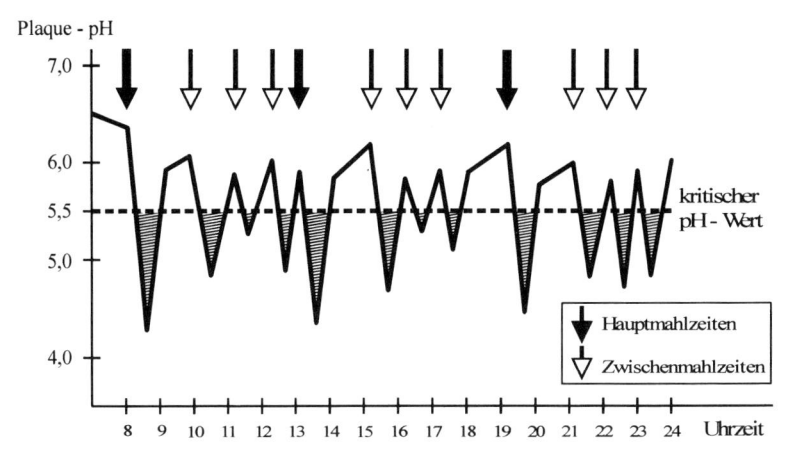

Abb. 58 Erhöhte Kariesgefahr bei 12 pH-Absenkungen unter 5,5 nach 3 zuckerhaltigen Haupt- und 9 süßen Zwischenmahlzeiten (Modifikation nach *Graf* 1969 und *Jenkins* 1974)

steht für den Zahnschmelz nur geringe Kariesgefahr. Eine andere Situation liegt vor, wenn zusätzlich zu den Hauptmahlzeiten häufige süße Zwischenmahlzeiten eingenommen werden (Abb. 58). Es kommt zu einer Reihe zusätzlicher pH-Absenkungen in den kritischen Bereich, wodurch die säurebedingte Demineralisation des Schmelzes beträchtlich erhöht wird. Dabei war festzustellen, daß die pH-Werte der Plaque den ganzen Tag im sauren Bereich verblieben, d. h. ihren neutralen Ausgangswert nicht mehr erreichten. Konkret lagen sie meistens unter dem kritischen Punkt von 5,5, überstiegen ihn leicht und erreichten im Ausnahmefall 6,0. Innerhalb von 12 Meßstunden befand sich der pH-Wert nach zuckerhaltigen Hauptmahlzeiten insgesamt 1,5 Stunden und mit den zusätzlichen zuckerreichen Zwischenmahlzeiten insgesamt 5,5 Stunden unter 5,0 (*Graf* 1969).

> Erhöhte Kariesgefahr besteht erst durch häufige Säureattacken des Schmelzes infolge von pH-Absenkungen in der Plaque auf ≤ 5,5 nach häufiger Aufnahme vor allem klebriger Zucker zwischen den Hauptmahlzeiten.

4 Histopathologie und Histobakteriologie der Karies

4.1 Schmelzkaries

4.1.1 Initiale Glattflächenkaries

Die Glattflächenkaries beginnt an den Approximal-, Zervikal- und Bukkalflächen der Zähne, die als **„habituell unsaubere Stellen der Zahnoberfläche"** (*Black* 1914) mikrobiell besiedelt sind. Darüber hinaus kann die Glattflächenkaries auch von Schmelzunregelmäßigkeiten (z. B. Schmelzkrater) ausgehen (Abb. 59).

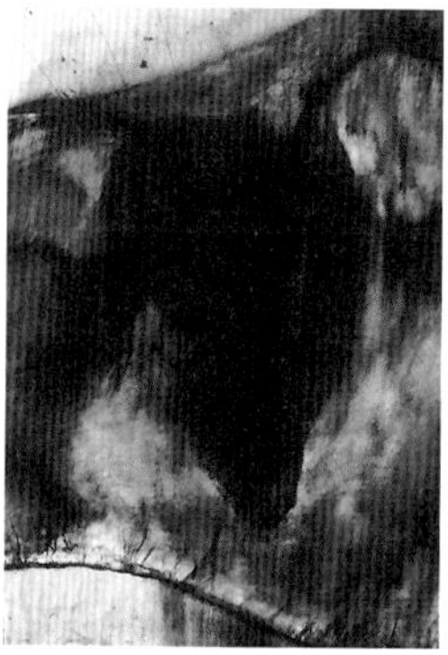

Abb. 59 Mit weichen Belägen gefüllter Schmelzkrater (Schliff, Kunststoffeinbettung, Polarisationsmikroskopie = Polmi)

Die durch Überwiegen der Demineralisation ausgelöste initiale Glattflächenkaries zeigt sich makroskopisch als kreidiger Fleck (**white spot lesion**). Bei längerem Vorliegen in der Mundhöhle und durch äußere Einflüsse kann die Initialläsion auch braun gefärbt sein (**brown spot lesion**). Die Erkenntnisse über die Struktur der Initialkaries wurden mittels Polarisationsmikroskopie, Mikroradiographie, chemischer Analyse und Elektronenmikroskopie gewonnen.

Histopathologisch stellt die initiale Glattflächenkaries zumeist einen anfangs flachen, später steilen Kegel dar, dessen Grundfläche auf der Schmelzoberfläche steht und dessen Spitze dentinwärts gerichtet ist.

Gustafson (1957) beschrieb innerhalb dieses Karieskegels, von innen nach außen betrachtet, 5 Zonen, wobei hoher und niedriger Mineralgehalt des Schmelzes einander abwechseln:

Zone 1: Zunahme der Mineralisation,
Zone 2: Auflösung der anorganischen Substanzen,
Zone 3: Hyperkalzifikation,
Zone 4: Dekalzifikation und Destruktion der organischen Matrix,
Zone 5: vollständige Destruktion.

Mikrohärtemessungen zeigten die Zunahme der Härte in den Zonen 1 und 3 und einen Härteabfall in den Zonen 4 und 5. Die Mikrohärte in Zone 2 lag unter der in den Zonen 1 und 3.

Silverstone et al. (1981a) unterschieden im Längsschnitt der Initialläsion 4 Zonen (Abb. 60):

1. Lichtdurchlässige (transluzente) Zone,
2. dunkle Zone,
3. Zentrum der Läsion,
4. oberflächliche (superfizielle) Zone.

In Abhängigkeit von ihrem Mineralverlust zeigen die einzelnen Zonen unterschiedliche Porengrößen und -volumina (Abb. 61).

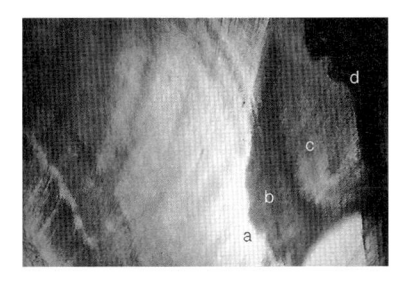

Abb. 60 Zonen der initialen Glattflächenkaries: a – lichtdurchlässige Zone, b – dunkle Zone, c – Zentrum der Läsion, d – oberflächliche Zone

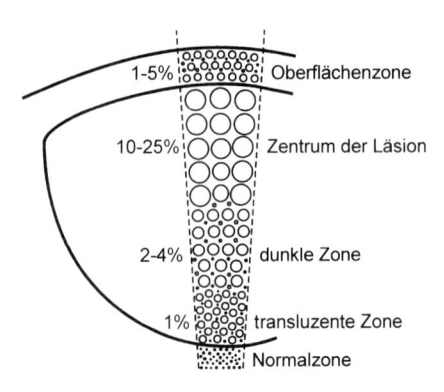

128 Histopathologie und Histobakteriologie der Karies

Abb. 61 Porenvolumen (%) und Porengröße der initialkariösen Schmelzläsion (Modifikation nach *Silverstone* et al. 1981a)

Transluzente Zone

Sie ist etwa 100 µm dick und hat einen ähnlichen Brechungsindex wie gesunder Schmelz (RI = 1,62). Die lichtdurchlässige Zone weist eine höhere Porosität als gesunder Schmelz auf. Während das Porenvolumen gesunden Schmelzes etwa bei 0,1 % liegt, beträgt es in der transluzenten Zone etwa 1 % (*Silverstone* et al. 1981a). Das höhere Porenvolumen in der transluzenten Zone ergibt sich aus einem Mineralverlust von 1,2 Volumen –% (*Hallsworth* et al. 1972). Es geht vor allem magnesium- und karbonathaltiges Mineral verloren. Die transluzente Zone enthält Poren kleinen und mittleren Ausmaßes (Abb. 61). Sie zeigt negative Doppelbrechung (*Newbrun* 1989).

Dunkle Zone

Die dunkle Zone ist unterschiedlich dick und hat eine kegelförmige Gestalt. Aufgrund des Mineralverlustes beträgt ihr Porenvolumen etwa 2–4 %. (*Silverstone* et al. 1981a). Der Mineralverlust in dieser Zone liegt bei 6 % (*Hallsworth* et al. 1972). Für die dunkle Zone ist eine positive Doppelbrechung charakteristisch. Sie enthält kleinere und größere Poren (Abb. 61). Wenn sie mit einer Remineralisierungslösung behandelt wird, verbreitert sie sich, d. h. die Zahl ihrer kleinen und größeren Poren nimmt zu.

Zentrum der Läsion

Es handelt sich hierbei um die ausgedehnteste Karieszone mit der stärksten Demineralisation, dem größten Porenvolumen und dem größten Porenkaliber (Abb. 61). Das Porenvolumen beträgt an der Peripherie der Zone etwa 5%, im Zentrum ≥ 25%. Der durchschnittliche Mineralverlust liegt bei 25%. Der Läsionskörper bewirkt positive Doppelbrechung. Die Retziusstreifen des Schmelzes (Wachstumslinien) sind verstärkt. Die Schmelzprismen zeigen eine stärkere Querstreifung. Die Prismengrenzen sind akzentuiert.

Der Kariesangriff erfolgt auf das Zentrum und die Peripherie der Schmelzprismen (*Helmcke* 1971, *Newbrun* 1989). Die Prismen des gesunden Schmelzes bestehen aus fächerförmig angeordneten hexagonalen Kristalliten. Die Kristallite benachbarter Schmelzprismen verzahnen sich im Bereich der Prismengrenzen. Lichtmikroskopisch vermitteln die Prismengrenzen zwar den Eindruck einer andersartigen Substanz, in Wirklichkeit stellen sie jedoch nur eine andersartige Anordnung überall fast gleichmäßig verteilter anorganischer und organischer Bestandteile des Schmelzes dar (*Helmcke* 1971). Von der kariösen Auflösung sind die Kristallite der Prismengrenzen oder des Prismenzentrums betroffen. Im

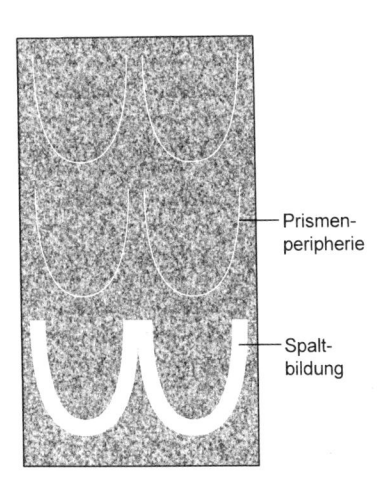

Abb. 62 Spaltbildung durch Auflösung der Kristallite an der Prismenperipherie im Zentrum der Läsion einer initialen Schmelzkaries (schematische Darstellung nach *Johnson* 1967)

Querschnitt durch das Zentrum der Läsion können durch den Auflösungsprozeß entstandene Spalten von 30–100 nm Breite an der Prismenperipherie (Abb. 62) nachgewiesen werden (*Johnson* 1967).

Die Auflösung der einzelnen Kristallite findet an ihrer Peripherie oder in ihrem Zentrum statt. Die Mineralverluste an der Peripherie führen zu einer unregelmäßigen Begrenzung der Kistallite durch 4–5 µm tiefe Ätzdefekte. Der Durchmesser der Kristallite nimmt dadurch ab (Abb. 63). Die Auflösung der Kristallite im Zentrum vollzieht sich entlang ihrer c-Achse (*Johnson* 1966). Im Querschnitt erscheinen die Kristallite als Sechsecke mit Zentraldefekt von 5–15 nm Durchmesser. Im Längsschnitt haben sie die Form von Haarnadeln (*Johansen* 1965), die entlang der Längsachse auseinanderbrechen können (Abb. 63).

Im Zentrum der Läsion sind histobakteriologisch Mikroorganismen nachweisbar (Abb. 64).

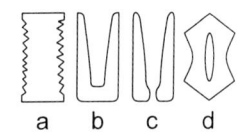

Abb. 63 Auflösung der Kristallite durch Kariessäuren an der Peripherie (a) und im Zentrum (b, c, d): a) Oberflächenätzung, b) Haarnadelkonfiguration, c) Bruch ausgehöhlter Kristallite, d) röhrenförmig ausgehöhlter Kristallit im Querschnitt (Modifikation nach *Silverstone* und *Mjör* 1994)

Oberflächenzone

Die Oberflächenschicht ist etwa 30 µm dick. Ihr Mineralisationsgrad und Fluoridgehalt sind höher als der des subfiziellen Bereichs (*Brudevold* 1948, *Isaac* et al. 1958). Bei einem Mineralverlust von < 5% beträgt das Porenvolumen ebenfalls < 5%. Die Poren sind klein bis mittelgroß (Abb. 61). Die Oberflächenzone zeigt eine negative Doppelbrechung (*Silverstone* et al. 1981a). Trotz der subfiziellen Entmineralisierung bleibt die Oberflächenzone relativ lange intakt. Indiz für die ständige Remineralisation sind nadelförmige Kristalle im Bereich der angelösten Prismenperipherie (*Palamara* et al. 1986).

Nach *Schroeder* (1991) sind die transluzente Zone und das Zentrum der Läsion Ergebnis der kariösen Demineralisation, während die dunkle

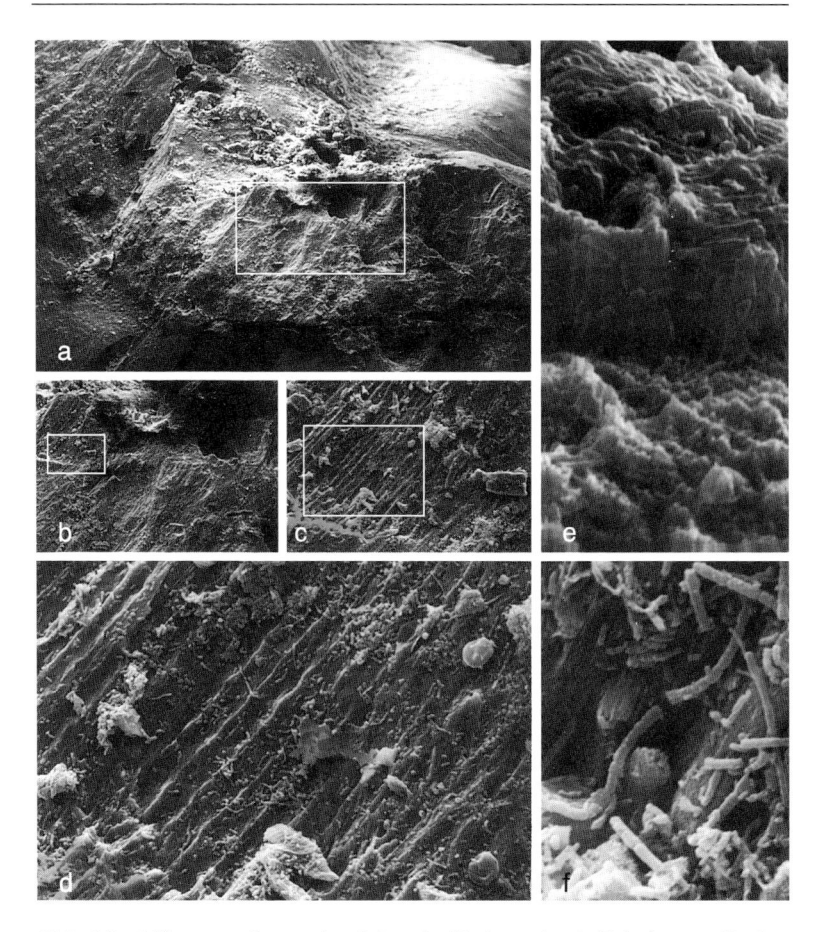

Abb. 64 Mikroorganismen im Schmelz (Fraktur durch Zahnkrone, Rasterelektronenmikroskopie = REM): a – Übersicht; b, c, d – Ausschnittsvergrößerungen; e, f – Mikroorganismen zwischen den Schmelzprismen

Zone und die Oberflächenschicht als Resultat von Remineralisationsprozessen aufzufassen sind.

Bei der Initialkaries des Schmelzes vollzieht sich unter der relativ intakten Oberfläche die stärkste Entkalkung (subfizielle Demineralisation).

4.1.2 Initiale Fissurenkaries

Ausgangspunkt der Fissurenkaries sind die unterschiedlich geformten Fissuren, die Mikroretentionsnischen für die bakterielle Plaque darstellen (Abb. 65).
Bei der initialen Fissurenkaries bleibt die Kontur der Fissuren unterschiedlichen Typs erhalten, d. h. es liegen relativ intakte Oberflächen vor (Abb. 66). Bei ampullenförmigen Fissuren beginnt die kariöse Demineralisation meist beiderseits der Fissurenwände. Die beiden getrennten Initialläsionen breiten sich in die Tiefe aus, um zu konfluieren. Beim V- und U-Typ umgibt die Initialläsion von Anfang an den gesamten Fissurenquerschnitt (s. 3.8.1).

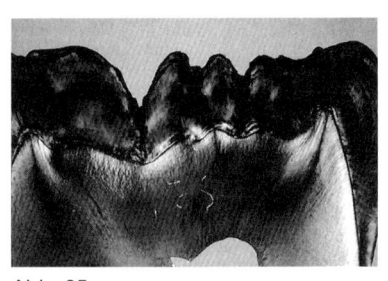

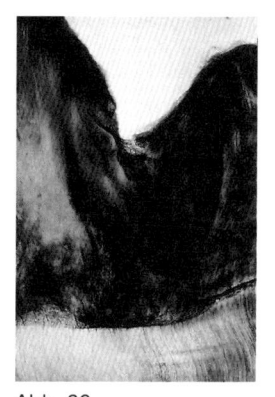

Abb. 65   Abb. 66

Abb. 65 Fissurenrelief mit verschiedenen Fissurenformen (Schliff, Polmi)

Abb. 66 Initiale Fissurenkaries: partielle Demineralisation fissurenbegrenzender Schmelzareale, Zonierung (Schliff, Polmi)

4.1.3 Superfizielle Glattflächenkaries

Bei Fortbestehen der kariogenen Noxen kommt es früher oder später zur Zerstörung der relativ intakten Oberflächenschicht der Initialläsion. Die Zunahme der Zahl und Größe der **Mikrodefekte** in der Prismenstruktur des Schmelzes führt letztlich zu einer neuen Qualität, dem **superfiziellen Makrodefekt** (Kavitation).

4.1.4 Superfizielle Fissurenkaries

Der in den Fissurenwänden wie eine Glattflächenkaries beginnenden Initialkaries folgt die superfizielle Fissurenkaries. Der kariöse Prozeß breitet sich vom tiefsten Punkt des Fissureneingangstrichters kegelförmig nach lateral und zentripetal bis zur Schmelz-Dentin-Grenze aus (*Pilz* 1980). Der gebildete Karieskegel steht im Gegensatz zur Glattflächenkaries mit seiner Basis auf der Schmelz-Dentin-Grenze. Mit zunehmender Entkalkung kommt es innerhalb des Kegels zu Schmelzverlusten und zum Ausbrechen des Schmelzes im Bereich des Fissureneingangs (Kavitation).

4.2 Dentinkaries

4.2.1 Frühe Dentinläsion vor Schmelzkavitation

Bei der Intialkaries des Schmelzes ist das darunterliegende Dentin trotz der vermeintlich intakten Schmelzoberfläche durch bakterielle Toxine, Enzyme und Stoffwechselprodukte sehr zeitig in den kariösen Prozeß involviert. Im Dentin lassen sich vor der Schmelzkavitation 5 Zonen (Abb. 67) differenzieren (*Silverstone* et al. 1981a, *Schroeder* 1991):

1. Angriffsfront der Schmelzläsion (Abb. 68),
2. tote Dentinzone (dead tracts),

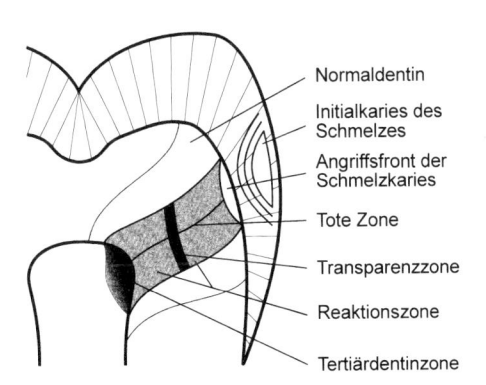

Abb. 67 Zonen der frühen Dentinkaries vor Schmelzkavitation (Modifikation nach *Silverstone* et al. 1981b sowie *Schroeder* 1991)

3. sklerotische Dentinzone,
4. normale Dentinzone,
5. Tertiärdentinzone.

Den umschriebenen Dentinbezirk, in dem sich Reaktionen auf den mikrobiellen Angriff vollziehen, bezeichnen wir als **Reaktionszone des Pulpa-Dentin-Systems** (Abb. 67).

Das Pulpa-Dentin-System reagiert mit einem Schutzmechanismus auf den Kariesreiz in Form eines mehr oder minder dichten Verschlusses der Dentinkanälchen durch **intra- und peritubuläre Mineralisation**. Die dadurch entstehende Zone der Sklerose ist lichtdurchlässig und wird deshalb als **Transparenzzone** bezeichnet (Abb. 69). Unseres Erachtens ist die Dentinsklerosierung mehr ein aktiver denn ein passiver Prozeß (*Buchmann* 1993). An der Front der kariösen Dentinentkalkung (*Schroeder* 1991) kommt es offenbar zu einer gleichmäßigen **passiven physiko-chemischen Ausfällung** gelöster Mineralien (*Natusch* et al. 1989), wodurch eine **äußere Barriere** entsteht. Der sich pulpawärts anschließende **innere Schutzwall** ist als **aktive Leistung des Pulpa-Dentin-Systems** aufzufassen. Indiz dafür ist die Präsenz von Odontoblastenfortsätzen mit einer gelartigen periodontoblastischen Matrix (Abb. 70) und Kollagenfibrillen

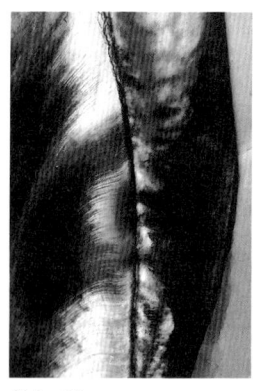

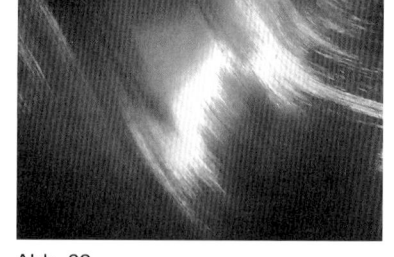

Abb. 68   Abb. 69

Abb. 68   Initiale Glattflächenkaries: Demineralisation des Schmelzes, frühe Dentinläsion (Schliff, Polmi)

Abb. 69   Transparenzzone im Dentin bei früher Dentinläsion als unregelmäßiges lichtdurchlässiges Band (Schliff, Polmi)

(*Schroeder* 1991) und netzartiger organischer Strukturen aus Kohlenhydraten und Proteinen (*Warfvinge* et al. 1985). Nach *Schroeder* (1991) entsteht der Schutzwall gegen die Karies durch folgende Prozesse:

1. Bildung peritubulären Dentins (Abb. 71),
2. Mineralisation von periodontoblastischer Matrix und kollagenen Fibrillen,
3. Mineralisation des Odontoblastenfortsatzes,
4. Rekalzifikation von Kalziumphosphatkristallen (Whitlockite).

Die genannten Kohlenhydrat-Eiweiß-Netze (Abb. 72) könnten als Grundgerüst der Mineralisation dienen (*Warfvinge* et al. 1985). In den Sklerosebezirken des Dentins liegen reine globuläre, plättchenförmige, nadelförmige und rhomboedrische Kristalltypen oder kompakte Kristallstäbe vor (Abb. 73 a, b, c). Zudem wurden Gemische unterschiedlicher Kristalltypen beschrieben (*Buchmann* 1993).

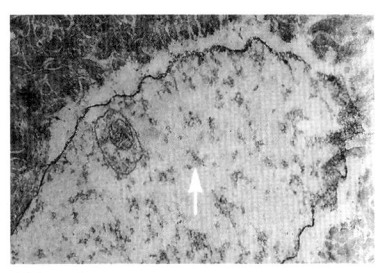

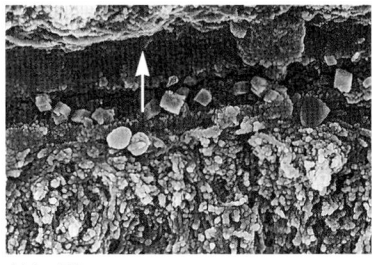

Abb. 70   Abb. 71

Abb. 70 Periodontoblastische Matrix (↑) als Grundgerüst für die intra- und peritubuläre Mineralisation (Querschnitt durch Dentintubulus, Transmissionselektronenmikroskopie)

Abb. 71 Obliteration des Dentintubulus durch peritubuläres Dentin (↑) (REM)

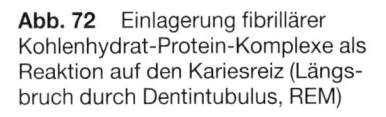

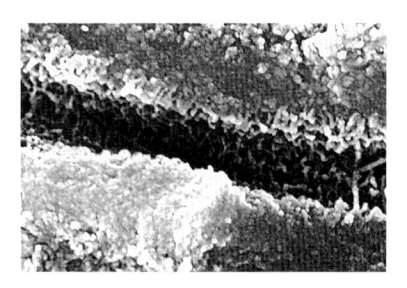

Abb. 72 Einlagerung fibrillärer Kohlenhydrat-Protein-Komplexe als Reaktion auf den Kariesreiz (Längsbruch durch Dentintubulus, REM)

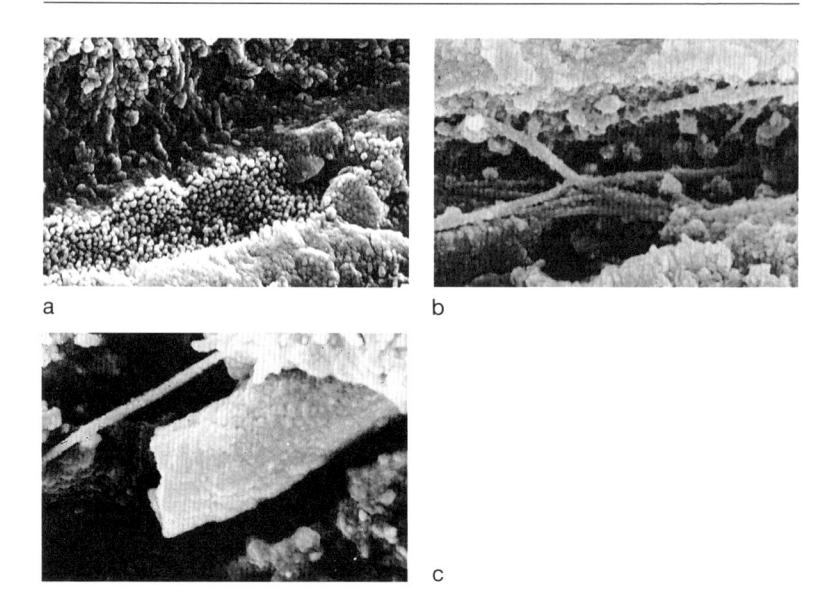

Abb. 73 Dentinsklerosierung durch intratubuläre Mineralisation (REM): a) globuläre Mineralisation, b) partieller Verschluß durch fibrilläre Strukturen und rhomboedrische Kristalle (Whitlockite), c) vollständige Obliteration durch Kristallstäbe, die zu glasartiger Sprödigkeit führt

Ein zweiter Schutzmechanismus seitens des Pulpa-Dentin-Systems besteht in der Bildung von **Tertiärdentin** (irreguläres Sekundärdentin, Reizdentin), dessen Struktur vom Grad der kariogenen Pulpairritation abhängt. Wenn eine relativ integre Schmelzoberfläche vorliegt, ist angeblich eine Infektion des Dentins ausgeschlossen (*Silverstone* et al. 1981a, *Silverstone* und *Mjör* 1994), was von uns nicht bestätigt werden kann.

Bei den **toten Zonen** (*Fish* 1948) handelt es sich um luftgefüllte Dentintubuli, die vermutlich Reste von abgestorbenen Odontoblastenfortsätzen enthalten. Im Durchlicht erscheinen sie dunkel, weil die in den Dentinkanälchen vorhandene Luft eine Totalreflexion des durchdringenden Lichts hervorruft. Sie stellen keine Schutzzone des Dentins dar, sondern sind stärker permeabel als Normaldentin (*Schroeder* 1991). Folglich setzen sie der bakteriellen Penetration keinerlei Widerstand entgegen.

4.2.2 Fortgeschrittene Dentinläsion nach Schmelzkavitation

Nach der Kavitätenbildung im Oberflächenschmelz ist der bakteriellen Invasion des Dentins „Tür und Tor" geöffnet. In präformierten Bahnen, den Dentinkanälchen und mindermineralisierten Interglobularbezirken, dringen sie in Richtung Pulpa vor und hinterlassen ihr Werk der totalen Zerstörung des Dentins. Erneut läßt sich ein mehr oder weniger ausgeprägter Karieskegel beobachten, dessen Spitze zur Pulpa zeigt und dessen Grundfläche auf der Schmelz-Dentin-Grenze liegt. Innerhalb dieses Kegels hat *Furrer* bereits 1922 6 Karieszonen entdeckt:

1. Zone der vitalen Reaktion,
2. Zone der Transparenz,
3. Zone der Trübung,
4. Zone der Pionierpilze,
5. pilzarme Zone,
6. pilzreiche Zone.

Silverstone et al. (1981a) und *Schroeder* (1991) haben 7 Zonen der Dentinkaries beschrieben (Abb. 74), die aus didaktischen Gründen in umgekehrter Reihenfolge dargestellt werden:

1. Zone der Nekrose (Abb. 75 u. 76)
Makroskopisch ist eine Dentinkavität feststellbar, deren Boden von erweichtem hell- oder dunkelbraunem Dentin gebildet wird. Erweichung und Verflüssigung des Dentins erfolgen durch eine vorrangig proteolytische Mischflora. Aus kariösen Dentinläsionen sind Laktobazillen, Streptokokken, Bifidobacterium, Arachnia, Propionibacterium, Eubacterium, anaerobe Streptokokken und Actinomyces isoliert worden.

2. Zone der Penetration (Abb. 77 u. 78)
Die Mikroorganismen penetrieren die Dentinkanälchen und ihre Seitenäste. Sie erhöhen den intratubulären Druck, wodurch die Dentinkanälchen stark erweitert werden. Es entstehen sogenannte **Ampullen** (Abb. 79). Wenn die Ampullen perlschnurartig aneinandergereiht sind, spricht man von **Rosenkränzen** (Abb. 80). Durch Konfluenz von Rosenkränzen bilden sich **Kavernen** Abb. 81). Alle Ausweitungen der Dentinkanälchen sind mit Mikroorganismen und verflüssigten Matrixresten gefüllt. Durch die Ampullenbildung werden die benachbarten Tubuli verdrängt, was zu ihrem bogenförmigen Verlauf führt. Quer zu den Dentinkanälchen und

entlang der v. Ebnerschen Wachstumslinien treten halbmondförmige **Spalten** und **Zapfen** auf (Abb. 82). Sie entstehen durch „Sprengung des Dentins" infolge mikrobieller Gasbildung (*Schroeder* 1991). Auch die Infiltration des intertubulären Dentins parallel zu den v. Ebnerschen Schichtlinien bzw. intertubulären Verzweigungen ist möglich (Abb. 83). Mikroorganismen, die am weitesten in Richtung Pulpa vorgedrungen sind, werden als **Vorpostenbakterien** (Pionierpilze) bezeichnet (Abb. 84).

3. Zone der Demineralisation
Die von den Mikroorganismen der Penetrationszone produzierten Säuren „diffundieren der Penetrationsfront immer etwas voraus" und entkalken das nichtinfizierte Dentin, ohne daß lichtmikroskopische Veränderungen sichtbar sind (*Schroeder* 1991).

4. Tote Zone
Diese Zone wird nach *Schroeder* (1991) mit zunehmender bakterieller Penetration immer kleiner, bis sie ganz und gar verschwindet.

5. Zone der Transparenz (Abb. 85)

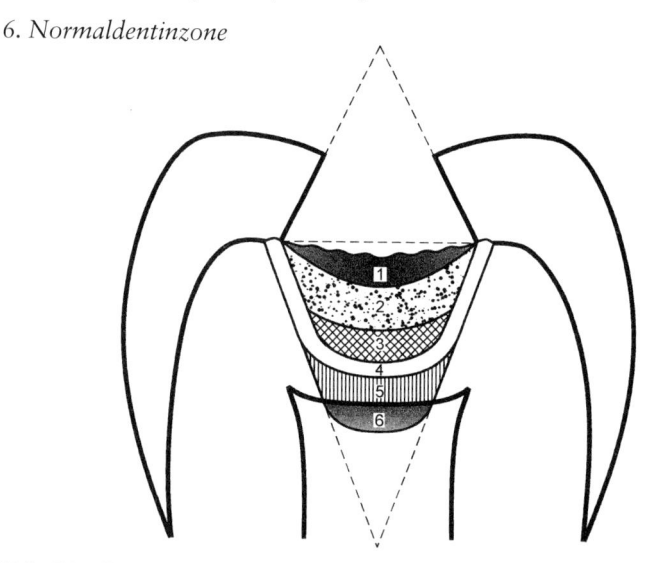

6. Normaldentinzone

Abb. 74 Zonen der fortgeschrittenen Dentinkaries nach Schmelzkavitation (Modifikation nach *Furrer* 1922, *Silverstone* et al. 1981b und *Schroeder* 1991): 1 – Zone der Nekrose, 2 – Zone der Penetration, 3 – Zone der Demineralisation, 4 – Zone der Transparenz, 5 – Normaldentinzone, 6 – Tertiärdentinzone

7. *Tertiärdentinzone (Zone der vitalen Reaktionen) (Abb. 86)*.
Die Zonen 4-7 sind bereits unter 4.2.1 abgehandelt worden.

Die Zone der Nekrose, die Zone der Penetration und die toten Zonen sind kariesspezifisch. Die Zonen der Transparenz und Tertiärdentinbildung gelten als kariesunspezifisch.

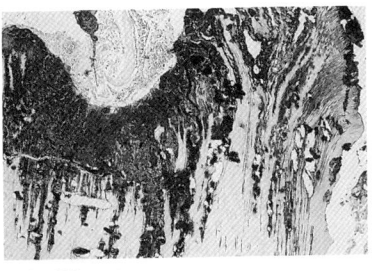

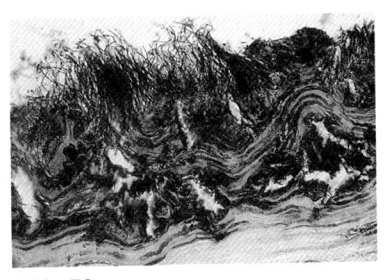

Abb. 75

Abb. 76

Abb. 75 Fortgeschrittene Dentinläsion mit Nekrosezone (Übersicht, Paraffin, *Brown-* und *Brenn*-Färbung)

Abb. 76 Zone der Nekrose: völlige Zerstörung des Dentins durch mikrobielle Mischflora (Paraffin, *Brown-* und *Brenn*-Färbung)

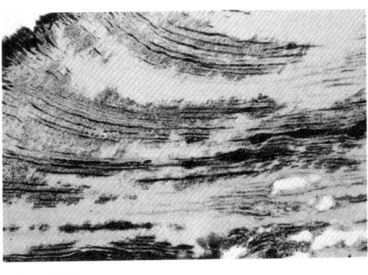

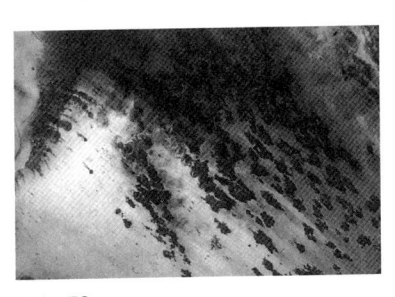

Abb. 77

Abb. 78

Abb. 77 Zone der Penetration: massive mikrobielle Penetration des Dentins mit Gewebszerstörung (Paraffin, *Brown-* und *Brenn*-Färbung)

Abb. 78 Penetrationszone (Schliff, Polmi)

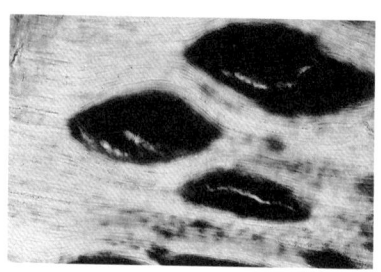

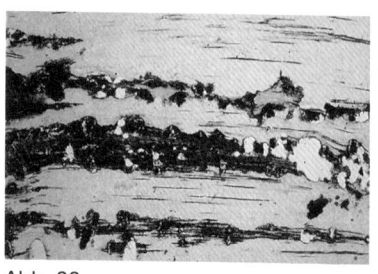

Abb. 79

Abb. 80

Abb. 79 Ampullenbildung im Dentin (Paraffin, *Brown*- und *Brenn*-Färbung)

Abb. 80 Rosenkranzbildung im Dentin (Paraffin, *Brown*- und *Brenn*-Färbung)

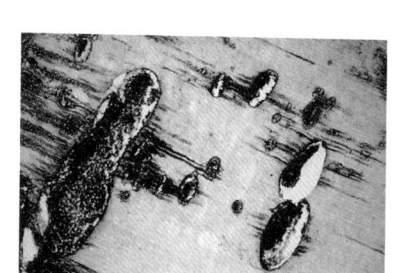

Abb. 81 Kavernenbildung im Dentin (Paraffin, PAS-Reaktion)

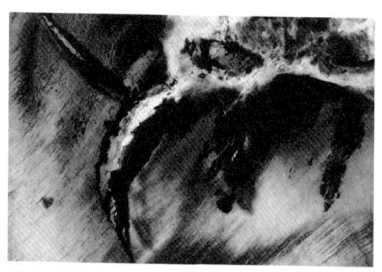

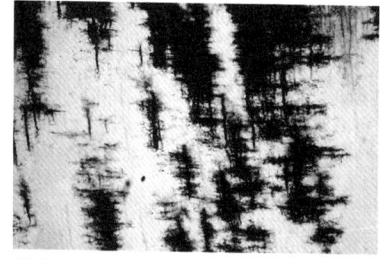

Abb. 82

Abb. 83

Abb. 82 Spalten- und Zapfenbildung im Dentin bei massiver Dentinkaries (Schliff, Polmi)

Abb. 83 Intertubuläre mikrobielle Penetration entlang der Seitenäste und *v. Ebnerschen* Schichtlinien (Paraffin, *Brown*- und *Brenn*-Färbung)

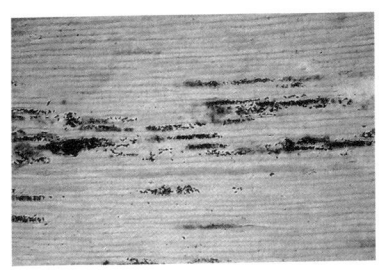

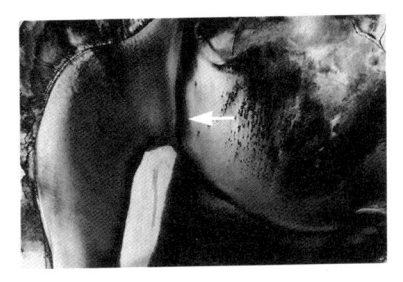

Abb. 84 **Abb. 85**

Abb. 84 Vorpostenbakterien im Dentin: ausschließlich intratubuläre Penetration (Paraffin, *Brown*- und *Brenn*-Färbung)

Abb. 85 Transparenzzone im Dentin: „Demarkation" (←) der kariösen Läsion (Schliff, Polmi)

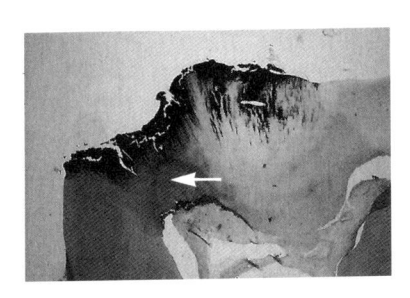

Abb. 86 Zone der vitalen Reaktionen: Tertiärdentinbildung (←) (Paraffin, Polmi)

4.3 Wurzelkaries

Conditio sine qua non für die Entstehung der Wurzelkaries ist die Entblößung der Wurzeloberfläche.

Die Wurzeloberfläche wird durch altersbedingte und traumatogene Gingivarezession, mikrobiell verursachte marginale Parodontitis und deren operative Behandlung entblößt und ist schutzlos der bakteriellen Besiedelung (Abb. 87) und möglichen Zerstörung (Abb. 88) ausgesetzt. Der kariöse Angriff trifft meist auf ein sklerosiertes Dentin (*Schroeder* 1991), das nur ein langsames Fortschreiten der Karies in die Tiefe gestattet. Histopathologisch wird zwischen initialer und fortgeschrittener Wurzelkaries (*Schüpbach* et al. 1989, *Schüpbach* et al. 1990 a u. b) sowie aktiver

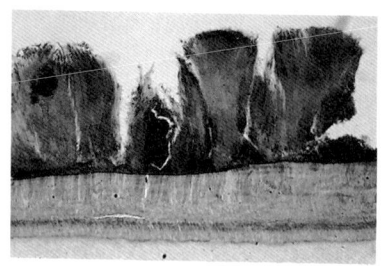

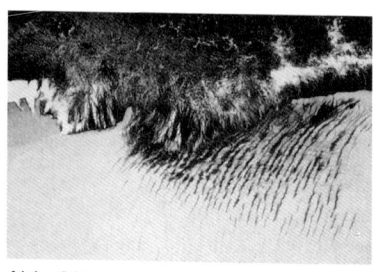

Abb. 87

Abb. 88

Abb. 87 Plaquebesiedelung der Zementoberfläche (Paraffin, *Brown*- und *Brenn*-Färbung, Polmi)

Abb. 88 Mikrobielle Destruktion von Wurzelzement und -dentin (Paraffin, *Giemsa*-Färbung)

und stationärer Wurzelkaries (*Schüpbach* et al.1992) differenziert. Aktive Läsionen sind von gelber bis brauner Farbe, stationäre Läsionen sehen dunkelbraun bis schwarz aus.

4.3.1 Initiale Wurzelkaries

Initiale Zementläsion

Initiale Zementläsionen zeigen 3 unterschiedliche Demineralisationsmuster (*Schüpbach* et al. 1990 a):

1. Einheitliche Demineralisation von Zement und angrenzendem Dentin,
2. Bildung einer Mikrokavität, von deren Boden aus röntgendurchlässige streifenartige Demineralisationszonen bis zur Zement-Dentin-Grenze verlaufen, um auf einen hofförmigen Demineralisationsbezirk im peripheren Dentin zu treffen. Locus minoris resistentiae für die Penetration von Mikroorganismen sind offenbar die Sharpey-Fasern (*Selvig* 1965, *Furseth* und *Johansen* 1970). Weiterhin befinden sich im Zement kleine Spalten, die bis in das periphere Dentin reichen und als Mikrokanäle (*Furseth* und *Johansen* 1968) dienen.
3. Subfizielle Demineralisation wie bei der Schmelzkaries: Unter einer mineralisierten Oberfläche von 10-30 µm Dicke (*Nyvad* und *Fejerskov* 1982) werden Zement und Dentin gleichermaßen demineralisiert. Die

mineralisierte Oberflächenschicht ist nur durch eine umschriebene hofartige Demineralisationsstelle unterbrochen.

Initiale Dentinläsion

Die Dentinentkalkung durch Mikroorganismen erfolgt stufenweise: An einen hofartigen Demineralisationsbezirk schließt sich in Richtung Pulpa ein weniger entkalkter Bereich an, der an ein unverändertes Dentinareal grenzt. Die Invasion der Säurebildner vollzieht sich über die beschriebenen Spalten, die senkrecht zur Wurzeloberfläche verlaufen.

4.3.2 Fortgeschrittene Wurzelkaries

Es wird zwischen 4 Läsionstypen der fortgeschrittenen Wurzelkaries differenziert (*Schüpbach* et al. 1990 b):

Läsionstyp 1: Untertassenförmige Ausbreitung im Wurzeldentin (Abb. 89),
Läsionstyp 2: multifokale Ausbreitung im Wurzeldentin (Abb. 90),
Läsionstyp 3: s-förmige Ausbreitung entlang der Dentinkanälchen,
Läsionstyp 4: s-förmige Ausbreitung mit starker Tertiärdentinbildung.
In den 4 Läsionstypen kommen 4 Wurzelkarieszonen vor (*Schüpbach* et al. 1990 b):

1. Zone der Destruktion
Bei allen Läsionstypen mit oder ohne Kavitation wird die Kontinuität der äußersten Dentinschicht durch breite Spalten getrennt, die radiär bis ins tiefere Dentin verlaufen. Die Spalten sind von Mikroorganismen besiedelt. Der Hauptanteil des Dentins ist von Mikroorganismen zerstört.

2. Zone der Penetration
Beim Läsionstyp 1 und 2 breiten sich die Mikroorganismen im intertubulären Dentin aus, bei Läsionstyp 3 und 4 penetrieren sie die Dentinkanälchen und ihre Seitenäste.

3. Zone der Demineralisation
Das intertubuläre Dentin liegt in teilweise entmineralisiertem Zustand vor. Das peritubuläre Dentin ist durch die bakteriellen Säuren vollständig zerstört. Nur in den Tubuliwänden finden sich Reste des peritubulären Dentins in Form großer Kristalle. Gelegentlich werden hier Pionierkeime beobachtet.

Abb. 89   Abb. 90

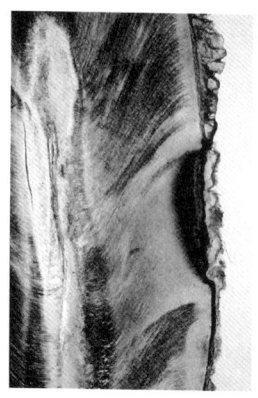

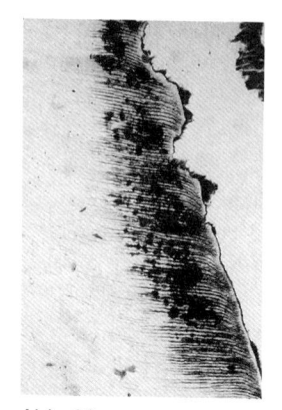

Abb. 89 Fortgeschrittene Wurzelkaries: untertassenförmige Ausbreitung im Wurzeldentin (Schliff, Polmi)

Abb. 90 Fortgeschrittene Wurzelkaries: multifokale Ausbreitung im Wurzeldentin (Paraffin, *Giemsa*-Färbung)

4. Zone der Sklerose
Die Dentinkanälchen sind teilweise oder vollständig durch Mineralbildungen verschlossen. Beim teilweisen Verschluß der Dentinkanälchen sind nadelförmige Kristalle an der Innenwand der Kanälchen lokalisiert. Der komplette Verschluß der Tubuli erfolgt durch Kristalle, die denen des peritubulären Dentins ähnlich sind. Im Zentrum der Dentinkanälchen lagern nadelförmige Kristalle. In den Spätstadien der Sklerosierung werden die Dentinkanälchen durch solide Kristallstäbe verschlossen.
Die Sklerosierung bietet nur einen relativen Schutz gegen die mikrobielle Penetration: Die Penetration wird behindert, aber nicht verhindert.

4.3.3 Stationäre Wurzelkaries

Makroskopisch zeigt die stationäre (stehengebliebene) Wurzelkaries mit und ohne Oberflächendefekt eine glatte und glänzende Oberfläche von dunkelbrauner bis schwarzer Farbe. Im pathohistologischen Bild ist für die stationäre Wurzelkaries eine vollständig mineralisierte Oberflächenzone und eine ausgeprägte Dentinsklerose der Dentinkanälchen durch Remineralisationsvorgänge charakteristisch (*Schüpbach* et al. 1992). Das intertubuläre Dentin weist bis zur Oberfläche einen hohen Mineralisationsgrad auf. Die Dentinkanälchen sind in Oberflächennähe entweder mit Kristallen unterschiedlicher Form oder mit verkalkten Mikroorganismen gefüllt. Die Dentinsklerose äußert sich in unterschiedlicher Form:

1. Kompletter Verschluß der Dentinkanälchen durch kompakte Kristallstäbe,
2. inkompletter Verschluß durch würfelähnliche und rhomboedrische Kristalle, die durch Mineralisierung kollagener Fibrillen entstehen,
3. inkompletter Verschluß durch große Kristalle im periodontoblastischen Raum.

Die Zone der Sklerose stellt die innere Diffusionsbarriere für die Substratzufuhr aus der Pulpa dar, während die hypermineralisierte Oberflächenschicht als äußere Diffusionsbarriere für bakterielle Stoffwechselprodukte fungiert (*Schüpbach* et al. 1992).

5 Diagnostik der Karies

Die Karies wird wie jede Erkrankung nach klassischem Modus diagnostiziert. Dazu gehören die Anamnese, die klinische Befunderhebung und diverse physikalische Diagnostikverfahren. Dabei kommt der **Kariesfrühdiagnostik** ein besonderer Stellenwert zu, um das Zahnhartsubstanzopfer bei der Kariestherapie auszuschließen oder so gering wie möglich zu halten.

5.1 Anamnese

Bei initialer und superfizieller Karies äußern die Patienten in der Regel keinerlei Beschwerden. Erst wenn der kariöse Prozeß das Dentin freigelegt hat, treten Schmerzen auf thermische, chemische und mechanische Reize auf. Es handelt sich dabei um **reizgebundene Schmerzen**. Dazu gehören auch länger anhaltende Schmerzen, die durch Zuckerretention in einer kariösen Kavität verursacht werden. Diese Schmerzen sind von **reizüberdauernden** oder **spontanen Schmerzen** bei kariogener Pulpaschädigung abzugrenzen. Zuweilen treten vermeintliche „Aufbißbeschwerden" auf, die durch mechanische Ursachen beim Vorliegen approximaler und okklusaler Kavitäten ausgelöst werden können. Bei fortgeschrittenen Kariesstadien weist der Patient auf das „Loch im Zahn" hin.

5.2 Klinischer Befund und Diagnose

5.2.1 Voraussetzungen und Mittel der klinischen Befunderhebung

Die Erhebung von klinischen Kariesbefunden ist an eine Reihe von Voraussetzungen geknüpft:
1. ausreichende Ausleuchtung der Mundhöhle,
2. adäquate Lagerung des Kopfes,
3. belagfreie und trockene Zahnoberfläche,
4. systematische quadrantenweise Gebißuntersuchung im Uhrzeigersinn in der Reihenfolge 18→11, 21→28, 38→31, 41→48,

5. scharfes, nach Möglichkeit bewaffnetes Auge (Lupenbrille).
6. Die spitze zahnärztliche Sonde sollte nicht mehr routinemäßig zum Einsatz kommen.

Der **nichtinvasiven Kariesdiagnostik** ohne spitze zahnärztliche Sonde ist heute der Vorzug zu geben. Für die Kariesfrühdiagnostik ist die spitze Sonde ohnehin völlig ungeeignet. Zum einen vermag sie in eine Fissur nur etwa 0,4 mm tief einzudringen (*Newbrun* 1989), d.h. sie „palpiert" nur den Fissureneingang. Zum anderen kann eine Initialkaries im Fissuren-, Glattflächen- und Approximalbereich durchaus iatrogen in eine klinische Kavität übergeführt werden. *Ekstrand* et al. (1987) setzten in initialkariösen Fissuren mit spitzer Sonde irreversible traumatogene Hartsubstanzschäden. Zur nichtinvasiven Kariesdiagnostik werden neben der visuellen Untersuchung die **Röntgenographie, Transillumination** und **Kariesaktivitätsbestimmung** empfohlen (*Imfeld* et al. 1990). Wenn sich im Approximalbereich bereits eine Kavität gebildet hat, kann die Verwendung einer ungewachsten Zahnseide ein mögliches Hilfsmittel zur Kariesdiagnostik darstellen: Wenn die Zahnseide an den scharfen Kavitätenrändern vorbeigeführt wird, reißt sie ein.

Bei der modernen Kariesdiagnostik ist das scharfe Auge der spitzen Sonde vorzuziehen.

5.2.2 Tiefe der Karies

Anhand des klinischen Befundes an der Zahnoberfläche und in der kariösen Kavität nach deren Eröffnung und Entfernung der Karies am Kavitätenboden ist es möglich, die Karies nach metrischen Kriterien zu bewerten. Unter **metrischem Aspekt** wird die Karies in folgende Formen eingeteilt:

1. C. initialis,
2. C. superficialis,
3. C. media,
4. C. profunda.

Es liegt hierbei eine wichtige Einteilung vor, da sie von Bedeutung für das therapeutische Vorgehen ist.

Caries initialis

Es handelt sich dabei um einen kreidigen (Abb. 91) bis braunen rauhen Schmelzfleck. Dieser sollte nicht mit der Sonde berührt werden, um nicht die dünne Oberflächenschicht zu zerstören. Nach *Backer Dirks* (1966) ist das Initialstadium der Karies durch Fluoridierung und Optimierung der Mundhygiene reversibel.

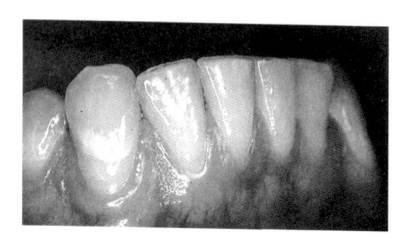

Abb. 91 Initiale Glattflächenkaries an 43

Caries superficialis

Der kariöse Prozeß ist im wesentlichen auf den Schmelz beschränkt, der einen eindeutigen Defekt (Kavitation) zeigt.

Caries media

Es liegt eine mittlere Schmelz-Dentin-Kavität vor, die durch Einbruch unterminierter Schmelzpartien und fortgeschrittene Dentinzerstörung entstanden ist. Zwischen kariöser Kavität und Pulpa besteht noch eine ausreichend dicke Dentinschicht.

Caries profunda

Schmelz- und Dentinzerstörung haben zu einer tiefen Kavität geführt, die nach Entfernung der erweichten Kariesbezirke nur noch durch eine dünne und verfärbte Dentinschicht von der Pulpa getrennt ist.

5.2.3 Verlauf der Karies

Die Karies ist ihrem Wesen nach ein chronischer Prozeß. Allerdings muß zwischen mehr akuten und mehr chronischen Verläufen differenziert werden. Nach dem **Verlaufsaspekt** und klinischen Erscheinungsbild wird daher wie folgt eingeteilt (*Pilz* 1985):

1. Caries acuta = C. rapida (<lat> rapidus = reißend, schnell) = C. alba (<lat> albus = weiß) = C. humida (<lat> humidus = feucht) = C. florida (<lat> floridus = blühend).
2. Caries chronica = C. tarda (<lat> tardus = langsam) = C. sicca (<lat> siccus = trocken) = c. nigra (<lat> niger = schwarz).

Caries acuta

Die akute Karies ist durch einen schnellen Kariesfortschritt gekennzeichnet. Sie zeigt initialkariöse Läsionen von kreidig-weißer Farbe. Klinische Kariesläsionen sind weißlich bis gelblich gefärbt (Abb. 92). Die Kavitäten enthalten feuchte und schmierige Massen erweichten Dentins.

Caries chronica

Die chronische Karies verläuft langsam. Sowohl für die initiale als auch für die klinische Karies ist eine braune bis schwarze Farbgebung (Abb. 93) charakteristisch. Dabei sind die kariösen Zahnhartsubstanzen relativ hart und trocken. Durch veränderte Biotopverhältnisse (Extraktion eines Nachbarzahns, verbesserte Mundhygiene) kann eine anfangs progrediente Karies stagnieren. Sie wird dann als **stationäre Karies** (Caries insistens, arrested caries) bezeichnet. „Bleibt" die Karies im Bereich einer Kontaktfläche nach Extraktion des Nachbarzahns „stehen", spricht man von einer **Kariesmarke**.

Je dunkler die Karies, desto langsamer ihr Verlauf.

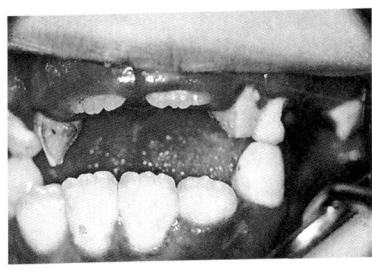

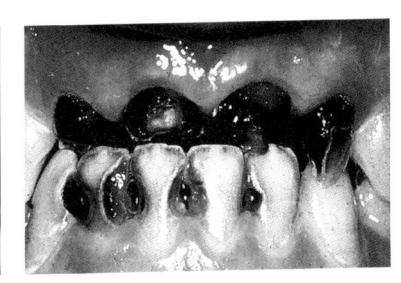

Abb. 92

Abb. 93

Abb. 92   Akute Milchzahnkaries an 53

Abb. 93   Chronische Karies

5.2.4 Lokalisation der Karies

Kariesbefunde werden klinisch an den **Kariesprädilektionsstellen** erhoben. Das sind nach *Black* (1914) die „Grübchen und Fissuren an den Kauflächen von Bikuspidaten (Prämolaren) und Molaren", die „approximalen Flächen aller Zähne" und das „gingivale Drittel der bukkalen oder labialen, in seltenen Fällen auch der lingualen Flächen aller Zähne". Unter **topographischem Aspekt** bietet sich daher folgende Einteilung an (*Pilz* 1985):

1 Lokalisation
1.1 Kronenkaries
1.2 Wurzelkaries

2 Prädilektionsstellen
2.1 Fissuren- und Grübchenkaries
2.2 Approximal- oder Kontaktflächenkaries
2.3 Glattflächenkaries
2.4 Zahnhalskaries
2.5 Sekundärkaries.

Kronen- und Wurzelkaries

Die Kronenkaries wird am häufigsten im Kindes- und Jugendalter diagnostiziert. Dagegen ist die Wurzelkaries die charakteristische Kariesform des höheren Alters. Sie wird hier bei der Zahnhalskaries abgehandelt.

Fissuren- und Grübchenkaries

Bei der Fissuren- und Grübchenkaries sind die Fissuren der Molaren und Prämolaren sowie die Grübchen der Frontzähne (Foramina caeca) und Molaren (Foramina molaria) befallen. Besonders gefährdet sind die Fissuren der Molaren kurz nach dem Zahndurchbruch. Zunächst kann die Dunkelfärbung der Fissur festgestellt werden (*Ketterl* 1992), was sich in Form einer leicht braunen schmalen bis deutlich braunen oder schwarzen Linie äußert (*Marthaler* 1966). Die Umgebung der Fissur zeigt noch keine Veränderungen. Besonders im Erwachsenenalter ist in diesem Stadium das Vorliegen einer kariösen Läsion fraglich. Wenn allerdings die Umgebung der Fissur bereits eine kreidige Verfärbung aufweist (Abb. 94), liegt mit hoher Sicherheit eine unterminierende Läsion vor (Abb. 95). Es hat

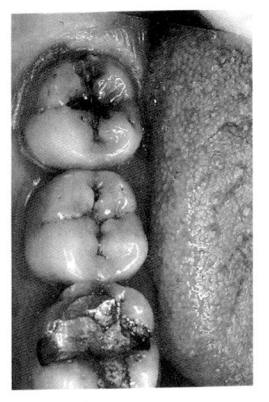

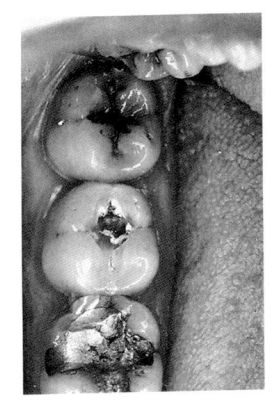

Abb. 94 Dunkle Verfärbung der Fissur und kreidige Verfärbung der Fissurenumgebung bei 47

Abb. 95 Derselbe 47 nach Präparation: Vorliegen einer unterminierenden Fissurenkaries

eine retrograde Entmineralisierung der Schmelzprismen stattgefunden (*Ketterl* 1992). Fortschreitende kariöse Demineralisation und weitere Unterminierung des Schmelzes führen zum Zusammenbruch der Schmelzschicht, wodurch ein kariöser Defekt unterschiedlichen Ausmaßes im Bereich der ehemaligen Fissur sichtbar wird.

Approximalkaries

Bei der Approximalkaries werden die Kontaktflächen der Molaren, Prämolaren und Frontzähne kariös verändert. Das Vorliegen initialkariöser Approximalflächen in Form von Kreideflecken ist in der Regel klinisch nicht nachweisbar. Als erstes Zeichen für die klinische Approximalkaries im Seitenzahnbereich gilt die opake Verfärbung der Schmelzrandleiste. Später erscheint eine dunkle Linie, die den opaken Fleck begrenzt (*Ketterl* 1992), bis schließlich nach Einbruch der Schmelzrandleiste ein kariöser Defekt inspizierbar ist (Abb. 96). Klinische Approximalkaries im Frontzahnbereich ist relativ leicht erkennbar. Auch hier ist zunächst die kreidige Verfärbung des unterminierten Schmelzes typisch. Durch das Abbrechen des Schmelzes wird eine hell- bis dunkelbraun verfärbte kariöse Kavität freigelegt (Abb. 97).

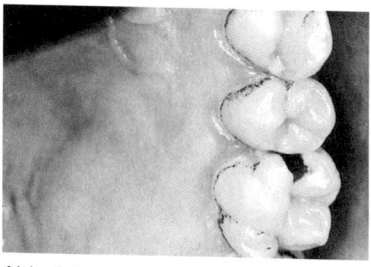

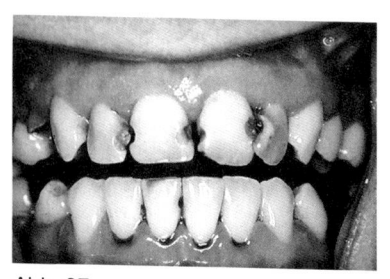

Abb. 96

Abb. 97

Abb. 96 Feststellung von Approximalkaries an 26 nach Einbruch der opak verfärbten Schmelzrandleiste

Abb. 97 Kreidige Verfärbung des unterminierten Schmelzes bei Approximalkaries an 22 mesial

Glattflächenkaries

Die Glattflächenkaries befällt vorrangig die vestibulären und oralen Flächen von Milchzähnen und kann sich zirkulär ausdehnen (**zirkuläre Milchzahnkaries**). Sie ist stets Ausdruck einer hohen Kariesaktivität. Hierzu ist die akut verlaufende **Saugflaschenkaries** zu zählen, die durch über Saugflaschen verabreichte Zuckerlösungen verursacht wird (Synonyme: Zuckertee-Karies, nursing bottle syndrom, nursing bottle caries, nursing caries). Durch die hohen Zuckerkonzentrationen entstehen zunächst großflächige Entkalkungsbezirke auf den Labial- und Palatinal-

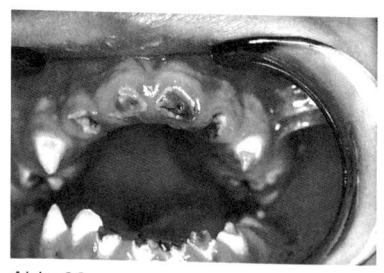

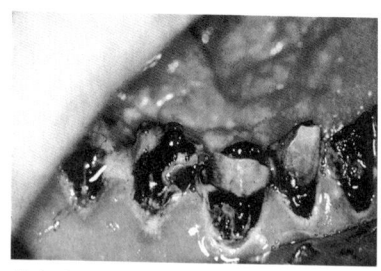

Abb. 98

Abb. 99

Abb. 98 Zirkuläre Milchzahnkaries (nursing bottle syndrom) (Sammlung Prof. Dr. *Hetzer*)

Abb. 99 Chronische Glattflächenkaries im bleibenden Gebiß

flächen der Schneidezähne. Aus den Initialläsionen entwickeln sich rasch
kariöse Kavitäten, die konfluieren (*Koch* und *Milnes* 1996). Durch die
zirkuläre Konfluenz der Kavitäten brechen die Zähne häufig ab (Abb. 98).
Am stärksten sind meist die Oberkieferschneidezähne zerstört. Ähnliche
klinische Erscheinungsbilder können nach der Gabe zuckergesüßter
Medikamente oder Zuckerschnuller beobachtet werden (*Poulsen* et al.
1994).

An bleibenden Zähnen entwickelt sich die Glattflächenkaries beispielsweise im Zusammenhang mit mangelhafter Mundhygiene bei festsitzenden kieferorthopädischen Apparaturen (*Koch* und *Staehle* 1996). Bei Erwachsenen ist die Glattflächenkaries seltener anzutreffen (Abb. 99).

Zahnhalskaries

Zahnhalskaries finden wir koronal, beiderseits und radikulär der Schmelz-Zement-Grenze. Unter Berücksichtigung des **topographisch-morphologischen Aspekts** (Lokalisation und betroffene Zahnhartsubstanz) differenzieren wir (*Klimm* und *Graehn* 1993):

1. zervikale Schmelzkaries,
2. zervikale Schmelz-Zement-Karies,
3. Wurzelkaries.

Dabei ist erneut zwischen akuten und chronischen sowie initialen und klinischen Läsionen zu unterscheiden. Aufgrund des dünnen Schmelzmantels ist bei allen zervikalen Kariesformen das darunterliegende Dentin zeitig involviert.

Zervikale Schmelzkaries

Typisch für die **akute initiale Schmelzkaries** sind kreidig-weiße Demineralisationsareale (White-spot-Läsion), die girlandenförmig entlang des rezessionsfreien Gingivasaums verlaufen und durch zervikale Plaqueakkumulationen entstehen (*Klimm* und *Graehn* 1993). Bei **chronischer initialer Schmelzkaries** (Abb. 100) liegen braungefärbte Demineralisationsbezirke vor (Brown-spot-Läsion). Erst bei **superfizieller Schmelzkaries** ist eine Kavitation feststellbar. Das Dentin ist miterfaßt.

Zervikale Schmelz-Zement-Karies

Nach ihrer Manifestation beiderseits der Schmelz-Zement-Grenze und der Beteiligung des Dentins läßt sich bei der zervikalen Schmelz-Zement-Karies nicht mehr eruieren, ob sie im Schmelz, am Zement der Wurzeloberfläche oder an der Schmelz-Zement-Grenze ihren Anfang genommen hat (*Klimm* und *Graehn* 1993).

Wurzelkaries

Die Wurzelkaries geht stets von der entblößten Wurzeloberfläche aus (s. 4.3). Sie kann vestibulär und approximal lokalisiert sein (*Nyvad* und *Fejerskov* 1982, *Günay* et al. 1987) und die Schmelz-Zement-Grenze unterminieren (Abb. 101). *Katz* (1984) teilte die Wurzelkaries in 2 Kategorien ein:

1. Läsionen mit ausgedehnter Kavität, d. h. jede Wurzeloberfläche mit offener Kavität, die entweder
   a) dunkel verfärbt ist oder
   b) sich bei mäßigem Sondendruck klebrig oder ledern anfühlt (Abb. 102).
2. Läsionen ohne ausgedehnte Kavität, d. h. jede Wurzeloberfläche mit dunkler Verfärbung, die sich entweder
   a) klebrig oder ledern anfühlt (aktive Läsionen) oder
   b) keinen tastbaren Befund zeigt (inaktive Läsionen) (Abb. 103).

Nordenram et al. (1988) haben die primäre approximale Wurzelkariesläsion in folgende Untergruppen eingeteilt:

A 1: Aktive kariöse Läsion ohne sichtbaren Substanzverlust mit erweichter gelblicher oder bräunlicher Oberfläche,
A 2: aktive kariöse Läsion mit sichtbarem Substanzverlust und erweichter gelblicher oder bräunlicher Oberfläche,
C: chronische kariöse Läsion mit harter, glänzender, schwarz-brauner Oberfläche (Abb. 104).

Die Untersuchung der Wurzelkaries sollte mit stumpfer Sonde erfolgen (*Kielbassa* et al. 1995), um iatrogene Zahnhartsubstanzschäden zu vermeiden und einen möglichen Remineralisationsprozeß nicht zu stören.

Im Hinblick auf eine zu treffende Therapieentscheidung wurde eine Einteilung der Zahnwurzelkaries in folgende Stadien vorgenommen (*Gängler* et al. 1992):

Klinischer Befund und Diagnose 155

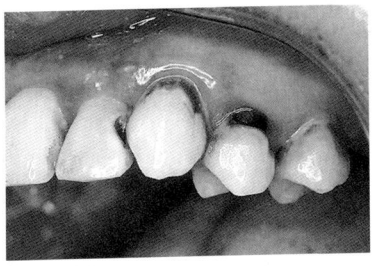

Abb. 100

Abb. 101

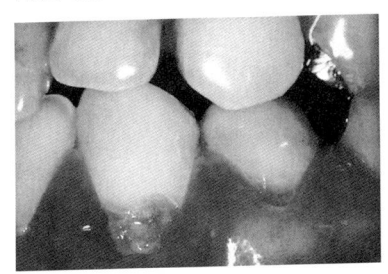

Abb. 102

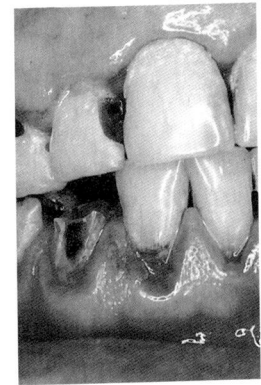

Abb. 103

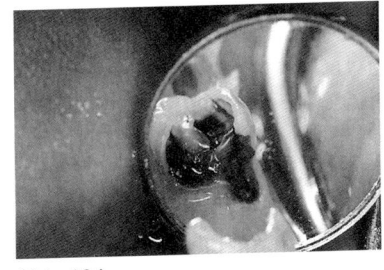

Abb. 104

Abb. 100 Chronische initiale zervikale Schmelzkaries an 23, 24 und 25

Abb. 101 Wurzelkaries mit Unterminierung der Schmelz-Zement-Grenze an 33

Abb. 102 Aktive Wurzelkaries an 33 und 34

Abb. 103 Inaktive Wurzelkaries an 42

Abb. 104 Chronische approximale Wurzelkaries an 35

- Wurzelkariesstadium RC 1:
  unterschiedliche Verfärbungsgrade im Zement/Dentin ohne jegliche Erweichung, in Folge von primär nicht-kariösen erosiv-abrasiven Defekten.
- Wurzelkariesstadium RC 2:
  superfizielle Erweichung, begrenzt auf 1 Situs (1 Situs = max. 25% der Zirkumferenz).
- Wurzelkariesstadium RC 3:
  superfizielle Erweichung an 2 oder mehr Situs einer Wurzel (Tendenz zur zirkumferenten Läsion).
- Wurzelkariesstadium RC 4:
  ausgedehnte Erweichung mit Tendenz zur Penetration.

Sekundärkaries

Die Diagnostik der Sekundärkaries ist dann relativ unproblematisch, wenn die füllungsbegrenzenden Zahnhartsubstanzen im sichtbaren Bereich liegen. Dies trifft für Füllungen im Approximalbereich der Frontzähne, im Glattflächen- und Zahnhalsbereich sowie der Kauflächen zu. Anhaltspunkte für die Sekundärkariesdiagnostik sind Randspalten, Imperfektionen und Verfärbungen der Füllungsränder („Trauerränder" zahnfarbener Füllungen).

5.2.5 Ausbreitung der Karies

Hinsichtlich der Ausbreitung der Karies im Gebiß diagnostizieren wir folgende Kariesformen:

1. einzelne Karies,
2. mehrfache Karies,
3. vielfache Karies.

Bei der Einzelkaries ist der Zerstörungsgrad des Gebisses am geringsten, während die **multiple Karies** zu desolaten Gebißverhältnissen führt (Abb. 105).

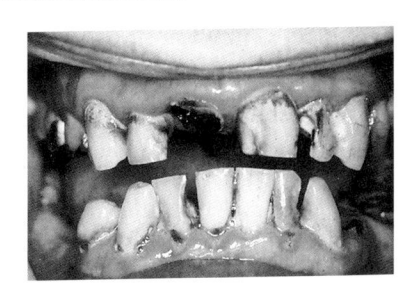

Abb. 105 Multiple Karies

5.2.6 Sonderformen der Karies

Sogenannte Bäckerkaries

Sie war früher als floride Karies beschrieben worden, die überwiegend an den labialen und bukkalen Glattflächen der Zähne vorkäme und berufsbedingt durch Mehlstaub, Verkosten zuckerhaltiger Zubereitungen und Verzehr zuckerhaltiger Produkte hervorgerufen werde. Aus den Untersuchungen von *Kainz* und *Sonnabend* (1983) ergab sich jedoch kein bevorzugter Kariesbefall der labialen Prädilektionsstellen. Zudem bestanden keine statistisch signifikanten Differenzen zwischen DMF-S-Indizes von Bäcker-, Konditor- und Kraftfahrzeugmechanikerlehrlingen (*Ott* 1984). Außerdem waren hinsichtlich des klinischen Erscheinungsbildes zwischen den genannten Gruppen keine Unterschiede feststellbar. Einhellig wurde auf die schlechte Mundhygiene bei Bäckern und Konditoren hingewiesen (*Frykholm* und *Ericsson* 1968, *Hoppe* 1980, *Kainz* 1982, *Kainz* und *Sonnabend* 1983). Insofern stellt die sogenannte Bäcker- und Konditorenkaries eigentlich keine Sonderform der Karies dar.

Bei der Anerkennung der Bäckerkaries als **Berufskrankheit 1312** ist das bisher geltende klinische Kriterium labialer Kariesbefall nicht mehr aufrechtzuerhalten, da vom Krankheitsbild her keine Unterschiede zwischen durch Berufseinflüsse verursachter, wesentlich mitverursachter und berufsfremder Karies bestehen (*Valentin* et al. 1985). Die Bäckerkaries ist regelmäßig nicht als Berufskrankheit anerkannt (*Günther* 1982). Bei Anerkennung im Ausnahmefall (*Günther* 1982) ist das wichtigste und entscheidende diagnostische Kriterium für die berufliche Genese der Karies der flächenbezogene DMF-S-Index. Durch Vergleich des Index zu Berufsbeginn und bei späteren Befunderhebungen könnten sich Hinweise auf die berufliche Verursachung der Karies ergeben (*Valentin* et al. 1985).

Karies bei radiogener Xerostomie

Die stürmisch verlaufende Karies bei bestrahlungsbedingter und postoperativer (Drüsenexstirpation) Mundtrockenheit zeigt insofern ein atypisches Krankheitsbild, als sie nicht nur Zement und Dentin der Zervikalregion, sondern auch die Inzisalkanten der Zähne befällt (Abb. 106). Manchmal ist der gesamte Zahn dunkelbraun verfärbt. Wie *Newbrun* (1989) berichtet, werden die Zahnoberflächen zuweilen großflächig demineralisiert, ohne daß eine bemerkenswerte Kavitation eintritt.

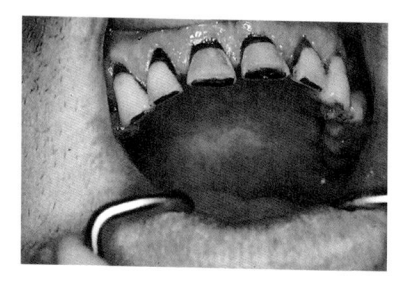

Abb. 106 Karies bei radiogener Xerostomie mit Befall der Schneidekanten

Im Rahmen der mikrobiologischen Diagnostik wird eine Zunahme von S. mutans, Laktobazillen, Candida albicans, Aktinomyzeten und Staphylokokken in der Plaque konstatiert (*Llory* et al. 1972, *Brown* et al. 1975).

5.3 Röntgendiagnostik der Karies

Bei der Diagnostik der Primär- und Sekundärkaries (Abb. 107) im Approximalbereich ist die Röntgenographie unverzichtbar. Im Röntgenbild zeigt sich die Karies aufgrund ihrer erhöhten Strahlendurchlässigkeit als **Aufhellung** (Transluzenz). Zur Frühdiagnostik der Approximalkaries und Überprüfung des Randschlusses von Füllungen und Kronen (Abb. 108) ist die von *Raper* (1925) eingeführte **Bißflügeltechnik** (Bite-wing-Technik) geeignet (*Pasler* 1991). Bei der Bißflügeltechnik wird der Röntgenfilm parallel zur Zahnachse mittels Bißflügel durch Okklusion der Zahnreihen fixiert (Abb. 109). Mit einem Filmformat von 5,5 x 2,5 cm gelingt es, den Kronen- und Halsbereich aller Prämolaren und Molaren zu erfassen. Die Bißflügelaufnahme ist dem normalen Zahnfilm überlegen (Abb. 110 a, b, c). Die Bißflügeltechnik ist derzeit die aussagekräftig-

Röntgendiagnostik der Karies 159

ste praktikable Methode zur Diagnostik der approximalen Initialkaries (*Irmisch* 1994). Dabei werden Transluzenzen in der äußeren (D 1) und inneren (D 2) Schmelzhälfte sowie im äußeren (D 3) und pulpanahen (D 4) Dentin unterschieden (*Curilović* et al. 1983, s. 2.1.4). Mit der **Orthopantomographie** ist etwa nur die Hälfte der Kariesbefunde erkennbar, die mittels Bißflügelaufnahme sicher erhoben werden (*Sonnabend* 1990).

Initialstadien der approximalen Wurzelkaries sind rötgenographisch schwer von sogenannten „burn-out-effects" abzugrenzen (*Günay* et al. 1987, *Kielbassa* et al. 1995). Diese Effekte entstehen durch Aufhellungen

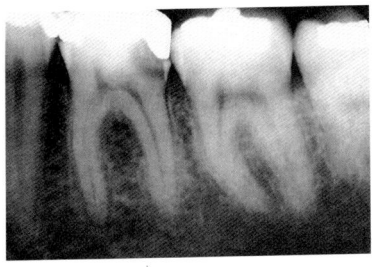

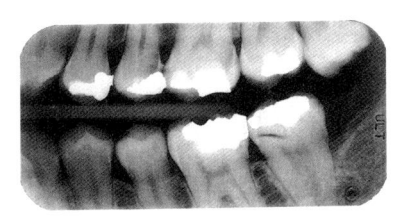

Abb. 107   Abb. 108

Abb. 107   Röntgendiagnostik einer Sekundärkaries an 36 distal (Aufhellung)

Abb. 108   Röntgendiagnostik der Karies mittels Bißflügeltechnik

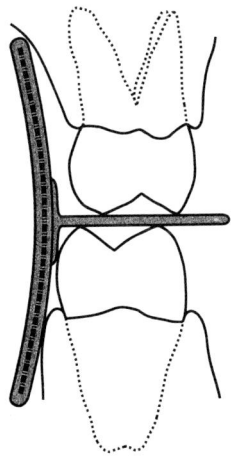

Abb. 109   Prinzip der Bißflügeltechnik nach *Raper* (1925)

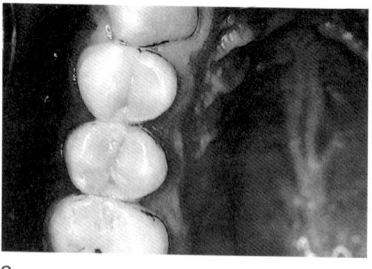

Abb. 110 Überlegenheit der Bißflügeltechnik: a) Fehlen klinischer Anzeichen für Karies. b) Fehlen von Karieszeichen im konventionellen Zahnfilm. c) eindeutiger Kariesnachweis an 14 distal, 15 mesial und distal sowie 16 mesial mittels Bißflügelaufnahme

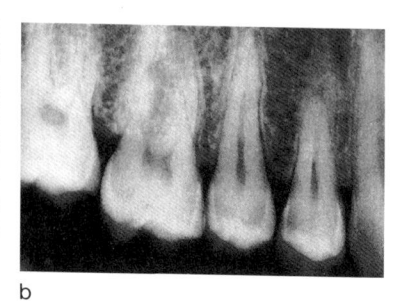

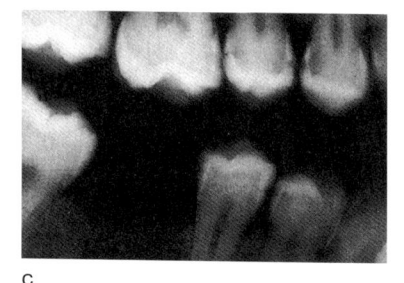

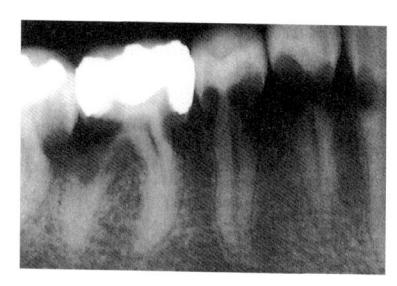

Abb. 111 Multiple externe Granulome im Röntgenbild

an der Schmelz-Zement-Grenze, die lediglich Karies vortäuschen. Darüber hinaus muß zwischen Wurzelkaries und externem Granulom differenziert werden (Abb. 111).

Auch Fissurenkaries kann röntgenographisch erfaßt werden (*Verdonschot* et al. 1992 und 1993, *Ricketts* et al. 1995).

Die **Radiovisiographie** leistet nach *Sonnabend* (1990) nicht nur wertvolle Hilfe bei der Diagnostik der Approximalkaries, sondern bietet außerdem technische Vorteile: Röntgenfilm und Filmentwicklung entfallen. Zudem ist die Strahlenbelastung bei Einzelaufnahmen um 80% geringer als bei einem intraoralen Film. Die radiovisiographische Einrichtung besteht aus einem Dentalröntgengerät, einem Bilderfassungssystem (Kamera) und Geräten zur Bilddarstellung und -bearbeitung (Computer, Monitor, Drucker).

5.4 Weitere Verfahren zur Kariesdiagnostik

Als weitere nichtinvasive Methode zur Kariesdiagnostik gilt die **Transillumination** oder **Diaphanoskopie**, worunter man in der Medizin die Durchleuchtung eines Körperteils mit einer Lichtquelle versteht (*Pschyrembel* 1994). Die faseroptische **Transillumination** (FOTI) der Approximalbereiche der Zähne erfolgt mit Kaltlichtsonden (Abb. 112 a und b), die an der Spitze einen Durchmesser von 0,5 mm aufweisen. *Pieper* und *Schurade* (1987) entwickelten eine abgewinkelte Kaltlicht-Diagnostiksonde mit angeschliffener Spitze, so daß die Lichtaustrittsfenster direkt auf den Schmelz der Approximalflächen aufgesetzt werden können. Während mit Hilfe der Bißflügelaufnahmen mehr Schmelzläsionen der Grade 1 und 2 entdeckt werden, macht die faseroptische Transillumination mehr Defekte im Dentin und Schmelzkavitationen sichtbar (*Pieper* und *Schurade* 1987, *Irmisch* 1994).

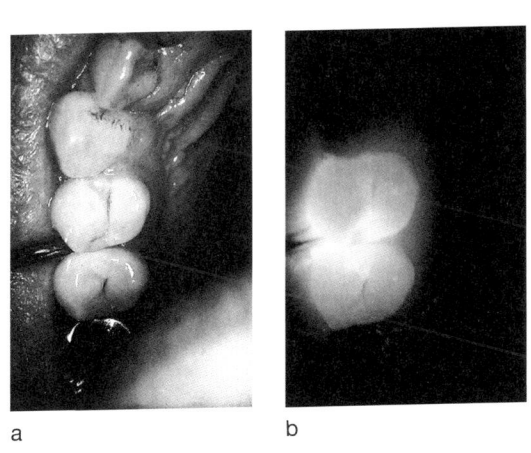

Abb. 112 Kariesdiagnostik mittels Transillumination (Sammlung Prof. Dr. *Hetzer*): a) Fehlen klinischer Karieszeichen, b) Kariesnachweis an 14 distal (dunkler Bezirk)

Bei der Diagnostik der Fissurenkaries erwies sich die **elektrische Widerstandsmessung** als effektives Verfahren (*Verdonschot* et al. 1992, *Lussi* et al. 1995, *Ricketts* et al. 1995). Für die Quantifizierung der Veränderungen bei initialer Schmelzkaries in vivo scheint die **Laserfluoreszenz** geeignet zu sein (*de Josselin de Jong* et al. 1995).

6 Diagnostik des erhöhten Kariesrisikos

In jedem Lebensalter kann ein erhöhtes Kariesrisiko bestehen.

Ein erhöhtes Kariesrisiko kann somit sowohl im Kindes- und Jugendalter als auch im Erwachsenenalter (Sekundärkaries- und Wurzelkariesrisiko) vorliegen. „Praktisch-klinisch ist es wichtig, Perioden erhöhter Kariesaktivität diagnostizieren, besser noch voraussagen zu können, um dann entsprechende zahnärztliche Maßnahmen zu ergreifen: „**Prophylaxe nach Maß**" (*König* 1992). Die Bestimmung des erhöhten Kariesrisikos ermöglicht unseres Erachtens darüber hinaus eine **Therapie nach Maß** sowie eine **Metaphylaxe nach Maß**.

Es scheint angebracht, zwischen **aktuellem Kariesrisiko** und **Kariesaktivität** zu differenzieren. „Das aktuelle Kariesrisiko beschreibt, in welchem Ausmaß eine Person zu einer bestimmten Zeit Gefahr läuft, kariöse Läsionen zu entwickeln" (*Pieper* und *Hülsmann* 1990). Dagegen verstehen die gleichen Autoren unter **Kariesaktivität** die Geschwindigkeit der kariösen Zerstörung eines Zahnsystems.

Aufgrund der multifaktoriellen Genese der Karies bedarf es bei der Bestimmung des erhöhten individuellen Kariesrisikos nicht einer einseitigen, sondern einer komplexen Sicht. Es werden daher eine subtile und differenzierte klinische Befunderhebung sowie zusätzliche Speicheltests empfohlen. Neben der Darstellung der Methoden zur Risikobestimmung soll nachstehend ihre Zuverlässigkeit kritisch beurteilt werden. Als Kriterien für die Anwendbarkeit dieser Verfahren im Praxisalltag dienen die Validität, Reproduzierbarkeit und Praktikabilität der Untersuchungsmethoden (*Newbrun* 1989). Die Validität kann anhand der Sensitivität und Spezifität des Tests beurteilt werden (*Pschyrembel* 1994). Die **Validität** (f<lat> validitas = Gesundheit, Kraft) ist ein Gütekriterium für ein Testverfahren, das die Eignung des Verfahrens zur Abbildung des zu messenden Sachverhalts beschreibt (*Pschyrembel* 1994). Die **Reproduzierbarkeit** ist das Maß der Übereinstimmungen der Ergebnisse von Mehrfachmessungen bzw. -beobachtungen in einem geeigneten zeitlichen Abstand (*David* 1987). Die **Praktikabilität** der Kariestests hängt von ihrer Nichtinvasivität, geringen Kosten und leichter Durchführbarkeit durch das Hilfspersonal ab (*Newbrun* 1989).

Die **Sensitivität** eines Tests (A/A + C) drückt den Anteil der erkrankten Personen mit positivem Testwert an den tatsächlich Kranken aus, wobei A die Zahl der Richtigpositiven und C die Zahl der Falschnegativen ist. Die **Spezifität** (D/B + D) erfaßt den Anteil der gesunden Personen mit negativem Testwert an der Gesamtzahl der Gesunden, wobei D Richtignegative und B Falschpositive sind. Bei **positivem Vorhersagewert** (A/A + B) besteht die Wahrscheinlichkeit, daß ein Individuum mit positivem Testwert erkranken wird. Bei **negativem Vorhersagewert** (D/C + D) besteht dagegen die Wahrscheinlichkeit, daß eine Person mit negativem Wert gesund bleibt (*Granath* et al. 1991, übertragen und bearbeitet von *Finke* und *Heintze* 1994, *Pschyrembel* 1994).

Unter **Selektivität** eines mikrobiologischen Nährbodens versteht man die Unterstützung des Wachstums bestimmter Mikroorganismen zuungunsten anderer. Als Selektivmedium für S. mutans wird häufig Mitis-Salivarius-Agar (Difco, Detroit) mit Zusatz von Kaliumtellurit (0,001%) und Sulfisomidin (0,1%) oder Bacitracin (0,2 IE/ml) verwendet.

6.1 Anamnese

6.1.1 Ernährung und Mundhygiene

Alle Nahrungs- und Genußmittel, die Saccharose, Glukose und Fruktose enthalten, gelten durch ihr hohes kariogenes Potential als **Risikoprodukte** (*Holm* et al. 1986). Es sind dies Bonbons, Schokolade, Konfekt, Marmelade, Fruchtsäfte, Soft Drinks, Weißzucker, Sirup, Honig und Speiseeis. Ein erhöhtes Kariesrisiko besteht bei hoher **Aufnahmefrequenz** dieser Produkte (*Bratthall* und *Carlsson* 1986, *Staehle* 1996). *König* (1992) gibt hinsichtlich der Zuckerhäufigkeit 4 Risikostufen an. Bei Kindern sei stets die Risikostufe 3 anzunehmen, wenn nicht das Risiko durch regelmäßiges Fluoridangebot minimiert werde. *Reich* (1995) ist der Ansicht, die Angaben der Patienten zu ihren Ernährungsgewohnheiten seien kritisch zu werten. Insofern käme ihnen zwangsläufig eine geringere Bedeutung bei der Kariesvorhersage zu. Ein 14tägiges Stundenprotokoll zu den Ernährungsgewohnheiten sowie Speicheltests (Pufferkapazität, S.-mutans- und Laktobazillenzahl) reichten nicht aus, um eine individuelle Kariesprognostik zu betreiben (*Maiwald* 1992). Trotz der kritischen Bewertung der Ernährungsanamnese verwenden wir in Anlehnung an die Empfehlungen

Anamnese 165

Ernährungs- und Mundpflegetagebuch

Name:
Vorname:
Geburtsdatum:
Tätigkeit:

Bitte tragen Sie an 4 aufeinanderfolgenden Tagen, von Donnerstag bis Sonntag, alle Nahrungs- und Genußmittel sowie Getränke ein, die Sie zu den Hauptmahlzeiten und zwischen den Hauptmahlzeiten zu sich nehmen. Halten Sie auch bitte den Zeitpunkt der Zahn- und Mundpflege fest und notieren Sie die Einnahme jeglicher Medikamente. Anhand Ihres sorgfältig geführten Tagebuchs werden wir Sie beraten, wie Sie zur Gesunderhaltung Ihrer Zähne beitragen können.

Datum/Tag	Uhr-zeit	vor dem 1. Früh-stück	Uhr-zeit	1. Früh-stück	Uhr-zeit	2. Früh-stück	Uhr-zeit	zw. Früh-stück u. Mittag-essen	Uhr-zeit	Mittag-essen	Uhr-zeit	zwischen Mittag-essen u. Abend-brot	Uhr-zeit	Abend-brot	Uhr-zeit	nach dem Abend-brot/ während der Nacht
Donnerstag																
Mundpflege																
Freitag																
Mundpflege																

Abb. 113 Ernährungs- und Mundpflegetagebuch

von *Joyston-Bechal* (1987) ein 4-Tagesprotokoll, in dem an zwei Werktagen (Donnerstag und Freitag) sowie am Wochenende (Sonnabend und Sonntag) alle aufgenommenen Speisen und Getränke sowie alle eingenommenen Medikamente vom Patienten zu notieren sind. In das **Ernährungs- und Mundpflegetagebuch** (*Klimm* et al. 1991) werden zusätzlich Zeitpunkt und Mittel der Mundpflege aufgenommen (Abb. 113). Das Ernährungs- und Mundpflegetagebuch trägt universellen Charakter, da es sich über die Kariesrisikobestimmung hinaus für die Risikoprognose des chronischen Zahnhartsubstanztraumas eignet (*Klimm* und *Graehn* 1993). Eine konkretisierende Befragung (Interview) des Patienten bei Abgabe des Ernährungs- und Mundpflegetagebuchs ist allerdings in den meisten Fällen unabdingbar.

6.1.2 Fluoride

Ein fehlendes Fluoridangebot in Vergangenheit und/oder Gegenwart bedeutet stets höchste Kariesgefahr (*König* 1992). Das Ernährungs- und Mundpflegetagebuch gibt Auskunft über die gegenwärtige Anwendung von Fluoridzahnpasten, -gelen oder -spüllösungen. Das Interview vermittelt Kenntnisse über die frühere und aktuelle Aufnahme fluoridhaltigen Trinkwassers und Kochsalzes sowie von Fluoridtabletten.

6.1.3 Erkrankungen und Medikamente

Angesichts der kariesfördernden Bedeutung der Speichelarmut muß das Ernährungs- und Mundpflegetagebuch Medikamente mit salivationshemmender Nebenwirkung (s. 3.8.1) und zuckerhaltige Medikamente erfassen. Außerdem sind Erkrankungen, Bestrahlungen und Operationen zu ermitteln, die zur Xerostomie führen (s. 3.8.1).

6.1.4 Beruf

Als **Kariesrisikogruppen** gelten Köche, Kaltmamsellen, Großküchenpersonal, Taxi- und Fernfahrer sowie Journalisten und Handelsreisende (*Holm* et al. 1986). Hier ist nach berufsbedingtem Verkosten von zuckerhaltigen Zubereitungen und Produkten sowie unregelmäßiger, verzettelter Aufnahme von Snacks zu fragen.

6.1.5 Inanspruchnahmeverhalten und Sozialstatus

Regelmäßige Zahnarztbesuche, die mit effektiver präventiv-kurativer Betreuung einhergehen, minimieren das Kariesrisiko. Die Zugehörigkeit zu unteren Sozialschichten führt zur Erhöhung des Kariesrisikos (*Bauch* et al. 1991, *Reich* 1995, *Staehle* 1996).

6.2 Klinischer Befund

6.2.1 Bisheriger und gegenwärtiger Kariesbefall

Zur Einschätzung des erhöhten Kariesrisikos bedarf es zunächst der klinischen Inspektion der Zahnhartsubstanzen. Dabei ist die klinische Risikobestimmung an langjährige klinische Erfahrung geknüpft. Ein erhöhtes Kariesrisiko kann bei folgenden klinischen Zahnhartsubstanzbefunden bestehen (*Brändle* et al. 1992, *König* 1992, *Einwag* und *Naujoks* 1993, *Staehle* 1996, *Einwag* et al. 1996):

1. aktive Initialkaries: Kreideflecken an Glattflächen, Transluzenzen in Bißflügelaufnahmen, dunkelbraune bis schwarze Verfärbung von Fissuren,
2. aktive Läsionen seltener Lokalisation: Glattflächen oberer Molaren und untere Schneidezähne,
3. hohe Kariesprävalenz in der Vergangenheit (DMF-Index) im Vergleich zu den Durchschnittswerten der Altersgruppe.

Die Kariesvorhersage anhand des **Kariesbefalls in der Vergangenheit** zeigte in neueren Studien eine durchschnittliche Sensitivität von 50% und eine Spezifität von 70-80%. Folglich ist die Vorhersage eines niedrigen Kariesrisikos sicherer als die eines erhöhten Kariesrisikos (*Klimek* et al. 1990).

Die Kariesrisikobestimmung bei Schweizer Kindern erfolgt anhand klinisch-röntgenographischer Kriterien mit der **Dentoprog-Methode** (*Brändle* et al. 1992). Für die praktische Anwendung wurde eine Formel zur individuellen Kariesbestimmung aufgestellt, die folgende Faktoren enthält:

- Anzahl klinisch gesunder Milchmolaren (0–8),
- Anzahl erster Molaren mit dunkelbraun bis schwarz verfärbten Fissuren (0–4),

- Anzahl lingualer und bukkaler Glattflächen erster Molaren mit Kreideflecken, die vertikal gemessen < 2 mm sind (0–8).

Sensitivität und Spezifik der Methode liegen zwischen 70 und 77%. Etwa 30% einer Kinderpopulation im Alter von 7 bis 10 Jahren zeigte ein Resultat > 0, was auf ein erhöhtes Kariesrisiko hinweist. Die Voraussagekraft der Methode kann durch Speicheltests erhöht werden.

6.2.2 Mundhygienezustand

Der Mundhygienezustand ist ein weiterer möglicher Indikator zur Risikobestimmung (*Einwag* und *Naujoks* 1993, *Staehle* 1996). Die Mundhygieneverhältnisse werden direkt anhand von Plaque-Indizes und indirekt mit Hilfe von Entzündungs-Indizes beurteilt. Als ausreichend empfindlich erwiesen sich der Plaque-Index nach *Quigley* und *Hein* (1962) sowie der Plaque-Index nach *Silness* und *Löe* (1964).

Beim **Quigley-Hein-Index** handelt es sich um eine Modifikation des **Oralhygieneindex** nach *Greene* und *Vermillion* (1960). Nach Anfärbung der Plaque mit einem **Plaquerevelator** (z.B. Erythrosin) wird der Grad der Plaquebildung auf den bukkalen, labialen und lingualen Zahnflächen beurteilt:

Grad 0 = keine Plaque,
Grad 1 = Plaqueinseln am Gingivarand,
Grad 2 = eindeutige Plaquelinie,
Grad 3 = Plaquebedeckung des gingivalen Drittels der Zahnoberfläche,
Grad 4 = Plaquebedeckung von 2/3 der Zahnoberfläche,
Grad 5 = Plaquebedeckung von > 2/3 der Zahnoberfläche.

Die Berechnung des QHI erfolgt nach der Formel:

$$QHI = \frac{\text{Summe der Gradzahlen}}{\text{Anzahl der Zahnoberflächen}}$$

Silness und *Löe* (1964) schlugen vor, den nach ihnen benannten Plaque-Index an den bukkalen, lingualen, mesialen und distalen Flächen der Zähne 16, 12, 24, 36, 32 und 44 zu erheben. Für die Schweregrade der Plaquebildung von 0-3 wurden folgende Kriterien angegeben:

Grad 0 = keine Plaque,
Grad 1 = Plaquefilm an Gingivarand und angrenzender Zahnoberfläche, der durch die Sonde nachweisbar ist,
Grad 2 = mäßige Plaqueakkumulation im Gingivasulkus, am Gingivarand oder an angrenzender Zahnoberfläche, die visuell feststellbar ist,
Grad 3 = starke Plaqueakkumulation im Gingivasulkus und/oder an Gingivarand und angrenzender Zahnoberfläche.

Bei der Berechnung des **Silness-Löe-Index** wird zunächst der Durchschnittswert für den Einzelzahn errechnet, indem die Summe der Befallsgrade der Einzelflächen durch 4 dividiert wird. Der Durchschnittswert für die inspizierte Zahngruppe errechnet sich aus der Summe der durchschnittlichen Einzelwerte dividiert durch die 6 untersuchten Zähne.

6.2.3 Plaquebildungsrate

Auf der Suche nach einem zuverlässigen Indikator für die Identifizierung von Kariesrisikopatienten entwickelte *Axelsson* (1990 und 1992) einen Index, der die Plaquebildungsgeschwindigkeit innerhalb von 24 Stunden nach professioneller Zahnreinigung bewertet, den **Plaque Formation Rate Index** (PFRI). Dabei faßte der Autor die Plaquemenge, die sich während eines bestimmten Zeitintervalls bildet, als Ergebnis der Interaktion von individuellen Risiko- und Schutzfaktoren auf. Die angeführte 24-Stundenplaque wird an 6 Stellen eines jeden Zahns erfaßt: mesiobukkal, bukkal, distobukkal, mesiolingual, lingual und distolingual. Der Prozentsatz der Plaqueneubildung wird nach der Formel berechnet:

$$\text{Plaqueneubildung (\%)} = \frac{\text{Gesamtzahl der Flächen mit Plaque} \times 100}{\text{Anzahl der Zähne} \times 6}$$

Die Definition des PFRI nach *Axelsson* (1990 und 1992) ist in Tabelle 25 enthalten.

Die Kombination des PFRI mit dem S.-mutans-Speicheltest ergab eine Sensitivität von 92,1 %, eine Spezifität von 60,9 % und eine Treffsicherheit für ein hohes Kariesrisiko von 67,3 % (*Axelsson* 1992). Zunächst sondert der Speicheltest Personen ohne S. mutans (etwa 20 %) als nicht risikobehaftet aus. Von den verbleibenden 80 % mit positivem S.-mutans-Test werden die Personen mit PFRI-Werten von ≥ 3 als Kariesrisikopati-

Tabelle 25 Kategorien des Plaque Formation Rate Index (PFRI) nach *Axelsson* (1990 und 1992)

Kategorie	Plaquebefall der Zahnflächen %	verbal
1	1–10	sehr gering
2	11–20	gering
3	21–30	mäßig
4	31–40	stark
5	> 40	sehr stark

enten eingestuft (etwa 25%). Ein extrem hohes Kariesrisiko liegt bei Personen mit PFRI-Werten von 4–5 und S.-mutans-Werten von 2–3 (0,5 – > 1 Mio/ml Speichel) vor.

6.3 Speichelbefunde

6.3.1 Speichelsekretionsrate

Die Prüfung der Speichelsekretion ist im Gegensatz zur Ermittlung anderer Risikofaktoren objektiv und mit einfachen Mitteln möglich (*König* 1992). Allerdings war zwischen einer Basisuntersuchung und einer Recalluntersuchung nach 3 Wochen eine große Varianz der Sekretionswerte erkennbar (*Hook* und *Heidemann* 1992). Auch *Bose* et al. (1992) konstatierten intraindividuelle Schwankungen der Speichelmenge. Die Menge stimulierten Speichels wird folgendermaßen ermittelt (*Krasse* 1986): Der Patient kaut zwei Stunden nach der letzten Nahrungsaufnahme und vor dem Zähneputzen solange auf einem Paraffinstück, bis es weich ist. Der bis dahin sezernierte Speichel wird verschluckt, die Stoppuhr gestartet. Der nun gebildete Speichel wird in kurzen Intervallen über einen Trichter in ein Meßgefäß entleert. Nach 5 Minuten soll das Kauen unter Entleerung der letzten Speichelportion beendet werden. Die Sekretion des stimulierten Speichels läßt sich anhand einer Skala beurteilen (*Krasse* 1986):

- 1–2 ml/min = normale Sekretionsrate
- < 0,7 ml/min = beträchtlich erniedrigte Sekretionsrate
- < 0,1 ml/min = Xerostomie.

6.3.2 Pufferkapazität

Die mit dem Dentobuff®-Test gemessene Pufferkapazität verhielt sich intra- und interindividuell zwar relativ konstant (*Bose* et al. 1992), ist jedoch für die Bestimmung der individuellen Karieprognose ungeeignet (*Newbrun* 1989). Die Messung der Pufferkapazität erfolgt meist mit dem kommerziell vertriebenen Schnelltest Dentobuff® Strip (Abb. 114). Der Test sollte zwei Stunden nach der Nahrungsaufnahme durchgeführt werden. Ein Tropfen stimulierten Speichels wird dabei auf einen Teststreifen aufgetragen, der sich verfärbt. Durch Farbvergleich zwischen Teststreifen und Farbkarte läßt sich nach 5minütiger Reaktionszeit die Pufferkapazität ermitteln, die wie folgt bewertet wird:

- gelbbraun = pH $\leq$ 4,0 = niedrige Pufferkapazität,
- grün = pH = 4,5–5,5 = mäßige Pufferkapazität,
- blau = pH $\geq$ 6,0 = hohe Pufferkapazität.

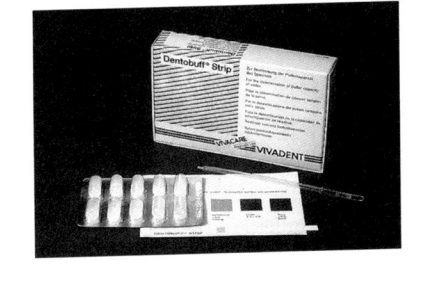

Abb. 114 Dentobuff®Strip (Vivadent) zur Bestimmung der Pufferkapazität des Speichels

6.3.3 S.-mutans-Test

Drei unterschiedliche S.-mutans-Tests (3-Ösen-Strich-Methode nach *Laurisch*, Flüssigmedium-Methode nach *Gehring* und Dentocult® SM Strip mutans, Vivadent) zeigten bei ihrem Einsatz zu verschiedenen Zeiten der Speichelprobenentnahme eine unbefriedigende **Reproduzierbarkeit** (*Einwag* und *Pfister* 1992). Daraus schlußfolgerten die Autoren, daß – unabhängig von der Art des Testverfahrens – die Entnahme der Speichelprobe für jeden Patienten unter gleichen Bedingungen ablaufen sollte. Die **Sensitivität** für die S.-mutans-Speichelmethode (Holzspatel) lag zwischen 11 und 83%, die **Spezifität** zwischen 44 und 84%, der positive **Vorhersagewert** für fast alle definierten Befundkriterien um 20%, der negative Vorhersagewert zwischen 80 und 90% (*Bratthall* 1992). Der hohe negative Vorhersagewert beweist, daß der S.-mutans-Test eher in der Lage ist, Personen mit geringer Kariesgefährdung zu ermitteln (*Newbrun* 1989, *Bose* und *Ott* 1994) als Personen mit hohem Kariesrisiko. So ist die Prognose, Patienten mit fehlender oder geringer S.-mutans-Zahl dürften voraussichtlich nicht von Karies befallen werden, wesentlich sicherer als die Voraussage, daß sich aufgrund eines hohen S.-mutans-Gehalts im Speichel obligat Karies entwickeln werde (*Einwag* und *Naujoks* 1993). Dort, wo S. mutans fehlt, dürfte sich keine Karies entwickeln. Ausnahmen bestätigen allerdings diese Regel. Dort, wo S. mutans in hoher Zahl vorkommt, kann trotz seines hohen kariogenen Potentials die Kariesentstehung ausbleiben. Dieses konnte kürzlich an 42 16- bis 24jährigen kariesfreien Probanden nachgewiesen werden, von denen 12 als „Mutansmillionäre" identifiziert wurden (*Klimm* et al. 1996). Von seinem negativen Vorhersagewert her wäre es nach *Einwag* und *Naujoks* (1993) sinnvoller, den S.-mutans-Test als „Kariesausschlußtest" zu bezeichnen. Der Dentocult®SM Strip mutans-Test (Abb. 115) wird folgendermaßen durchgeführt:

1. 15 Minuten vor Probenentnahme Bacitracin-Tablette in Substratröhrchen geben, nach 15 Minuten schütteln,
2. 1 Minute auf Paraffinstück kauen lassen,
3. Kunststoffspatel etwa 10mal auf dem Zungenrücken wenden, durch die leicht geschlossenen Lippen ziehen und im Deckel des Inkubationsröhrchens befestigen,
4. Spatel 48 Stunden bei 37 °C in MSB-Selektivmedium im Brutschrank inkubieren,
5. Ablesen durch Vergleich der Keimdichte mit Auswertungsmuster.

Es erfolgt eine Zuordnung in die Gruppen:

Gruppe 0 = kein Wachstum von S. mutans,
Gruppe 1 = < 100.000 KbE/ml,
Gruppe 2 = > 100.000 KbE/ml,
Gruppe 3 = > 1.000.000 KbE/ml
(KbE = koloniebildende Einheiten).

Die **Selektivität** des Dentocult®SM Strip mutans-Tests ist ungenügend (*Skupin* 1994, *Pöschmann* und *Klimm* 1996). Aus dem zum Testsystem gehörenden Selektivmedium wurden neben S. mutans 12 weitere Gattungen und Arten von Mikroorganismen isoliert (*Skupin* 1994). Auf dem

Speichelbefunde 173

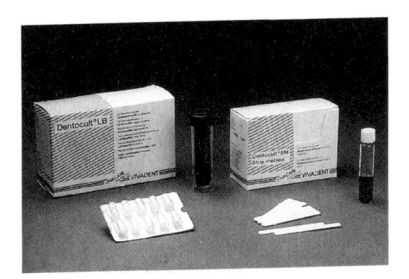

Abb. 115 Dentocult®SM Strip mutans und Dentocult®LB (Vivadent) zur Bestimmung von S. mutans und Laktobazillen im Speichel

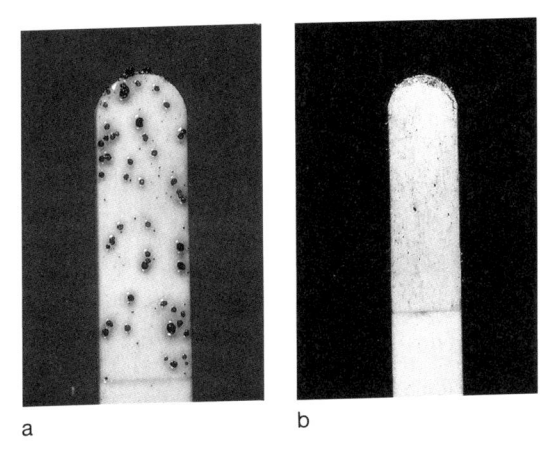

Abb. 116 Koloniewachstum auf kommerziellem S.-mutans-Teststreifen. a) Wachstum von S. mutans, b) nichtselektives Wachstum anderer Mikroorganismen

Teststreifen wachsen neben S. mutans noch andere Mikroorganismen (Abb. 116 a u. b). Die quantitative Bestimmung koloniebildender Einheiten von S. mutans im Speichel nehmen wir auf klassischen Selektivnährböden (*Klimm* et al. 1990) nach einer Mikromethode (*Westergren* und *Krasse* 1978) vor.

Selbst bei exakter Ausführung eines mikrobiologischen Speicheltests dürfen seine Befunde nie isoliert von der Anamnese und klinischen Befunden beurteilt werden (*Einwag* und *Pfister* 1992).

6.3.4 Laktobazillentest

Nach *Larmas* (1992) müßten Laktobazillentests bei einer Kariesprävalenz < 10% eine Sensitivität und Spezifität von etwa 99% aufweisen. Der kommerziell vertriebene Dentocult® LB-Test erfüllt diese Anforderung nicht. Folglich kann eine Kariesprognose nicht allein auf der Grundlage dieses Tests gestellt werden. Der Test ist jedoch geradezu ideal dafür geeignet, falsche Ernährungsgewohnheiten aufzudecken. Häufiger Zuckerkonsum führt zu hohen Laktobazillenzahlen. Zudem zeigt der Laktobazillentest eine unbefriedigende Reproduzierbarkeit (*Bose* et al. 1992, *Einwag* und *Pfister* 1992). Der Dentocult® LB-Test wird auf folgende Weise durchgeführt (Abb. 115):

1. 1 Minute auf Paraffinstück kauen lassen,
2. Speichel im Meßgefäß auffangen,
3. Nährbodenträger auf beiden Seiten mit Speichel befeuchten, Speichel abtropfen lassen,
4. Röhrchen mit Nährbodenträger 4 Tage bei 37 °C im Brutschrank bebrüten,
5. Einordnung in Gruppen durch Vergleich der Keimdichte auf dem Nährboden mit einem Auswertungsmuster:

Gruppe 1 = etwa 1.000 KbE Laktobazillen/ml Speichel,
Gruppe 2 = etwa 10.000 KbE Laktobazillen/ml Speichel,
Gruppe 3 = etwa 100.000 KbE Laktobazillen/ml Speichel,
Gruppe 4 = etwa 1.000.000 KbE Laktobazillen/ml Speichel.

Wir wenden auch hier ein klassisches Kulturverfahren mit Rogosa-Agar an.

> Ein erhöhtes individuelles Kariesrisiko kann prinzipiell diagnostiziert werden. Dabei sind eine subtile Anamnese und geeignete klinische Parameter mit den Befunden exakt durchgeführter standardisierter Speicheluntersuchungen zu kombinieren.

7 Prophylaxe der Karies

Der Humanist und Hygieniker *Max von Pettenkofer* trug sich 1872 anläßlich der Verleihung der Ehrenbürgerschaft in das Goldne Buch der Stadt München mit den Worten ein (*Breyer* 1980):

„Die Kunst zu heilen kann viel Leid lindern, doch schön ist auch die Kunst, die es versteht, viel Leiden im Entstehen schon zu hindern."

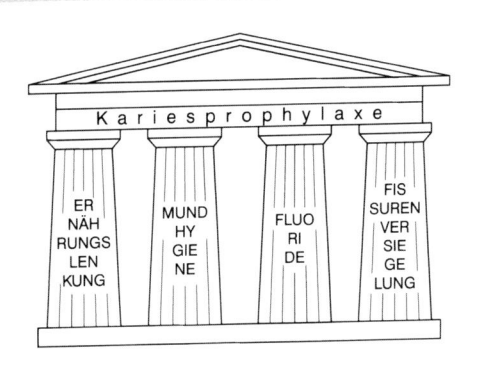

Abb. 117 Säulen der Kariesprophylaxe

Bezogen auf die Zahnmedizin kann dem Credo *Pettenkofers* uneingeschränkt gefolgt werden, da aus ethischer, ästhetischer und ökonomischer Sicht der Kunst, Zähne vor der kariösen Destruktion zu bewahren, eine vorrangige Bedeutung zukommt. Angesichts des heutigen Kenntnisstands zur Ätiologie und Pathogenese der Karies ist es möglich, der Kariesentstehung wirksam zu begegnen. Die moderne Kariesprophylaxe ruht auf den 4 Säulen Ernährungslenkung und -beratung, Mundhygiene, Fluoridanwendung und Fissurenversiegelung (Abb. 117).

Die Hauptsäule der Kariesprophylaxe ist die Fluoridanwendung.

Kariesprophylaxe kann als **Kollektiv-, Gruppen-** oder **Individualprophylaxe** durchgeführt werden.

> Die Kollektivprophylaxe der Karies befaßt sich mit der flächendeckenden Kariesvorbeugung auf der Ebene der gesamten Bevölkerung.
> Die Gruppenprophylaxe (Semikollektivprophylaxe) der Karies ist auf Kariesvorbeugung in sozialen Gruppen (Kindergartenkinder, Schüler, Heiminsassen) gerichtet.
> Die Individualprophylaxe der Karies ist eine auf den einzelnen Menschen zugeschnittene lebenslange Kariesvorbeugung.

In Abhängigkeit von der Kariesgefährdung wird zwischen **Basis- und Intensivprophylaxe** differenziert.

Im Rahmen der gesetzlichen Krankenversicherung haben Kinder und Jugendliche im Alter von 6 bis 19 Jahren Anspruch auf individualprophylaktische Leistungen (*Liebold* et al. 1995):

IP 1: Mundhygienestatus
IP 2: Aufklärung über Krankheitsursachen und deren Vermeidung und Intensivmotivation
IP 3: Überprüfung des Übungserfolges, Remotivation
IP 4: Lokale Fluoridierung der Zähne
IP 5: Versiegelung von kariesfreien Fissuren der bleibenden Molaren (Zähne 6 und 7) mit aushärtenden Kunststoffen, je Zahn.

7.1 Säulen der Kariesprophylaxe

7.1.1 Ernährungslenkung und Ernährungsberatung

Wie bereits oben festgestellt wurde, hat „die Vorbeugung, vor allem die Fluoride, den früheren statistischen Zusammenhang zwischen Zuckerkonsum und Kariesprävalenz durchbrochen" (*Marthaler* 1992). Dies bedeutet allerdings keineswegs Entwarnung für den Einzelfall. Bei häufigem Zuckerkonsum ist nach wie vor erhöhte Kariesgefahr im Verzug. Daher muß versucht werden, auf die individuellen Ernährungsgewohnheiten im Rahmen der Ernährungslenkung und -beratung Einfluß zu nehmen. Allerdings stoßen wir in unseren diesbezüglichen Bemühungen immer wieder an Grenzen. Nach 4jähriger präventiver Betreuung von 807 16- bis 35jährigen ergaben sich im **Ernährungsverhalten** kaum Veränderungen (Abb. 118). So belastet sich nach 4 Jahren ein Großteil der Patienten zum

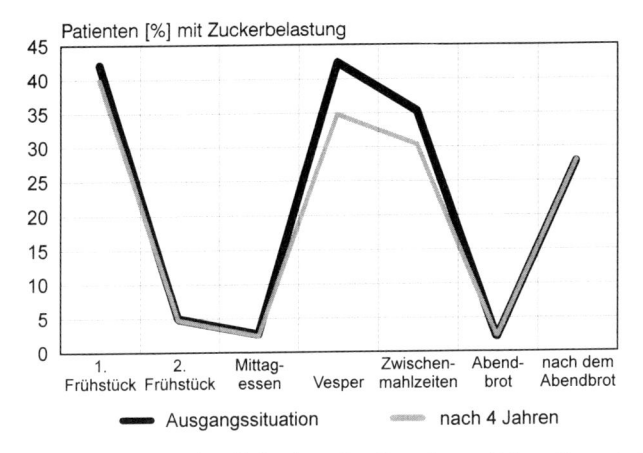

Abb. 118 Prozentsatz der Patienten der Dresdener Präventionsstudie mit Belastung durch potentiell kariogene Nahrungs- und Genußmittel im Tagesverlauf (*Klimm* et al. 1994a)

1. Frühstück, zur Vesper, bei den Zwischenmahlzeiten und nach dem Abendbrot mit potentiell kariogenen Nahrungs- und Genußmitteln (*Klimm* et al. 1994 a). Für die Mißerfolge der Ernährungslenkung und -beratung wurde eine Reihe von Ursachen angegeben: der vermutlich angeborene Hang zum Süßen (have a sweet tooth <engl> = gern Süßes mögen), das Streben nach Lustgewinn (Hedonismus), die „tröstende" Wirkung von Süßigkeiten und die ungenügende Identifikation „versteckter Zucker" (*Einwag* und *Naujoks* 1993).

Auf der Grundlage der Erkenntnisse zur Kariesätiologie (s. 3) sind im Konsensus mit dem Internisten 10 **Präventionsempfehlungen** zur zahngesunden Ernährung entwickelt worden (*Klimm* et al. 1991a):

1. Reduktion des täglichen Weißzuckerverbrauchs,
2. Konzentration des Zuckerkonsums auf die Hauptmahlzeiten,
3. Vermeidung häufiger Weißzuckeraufnahme zwischen den Hauptmahlzeiten,
4. Einschränkung des Konsums zuckerhaltiger alkoholfreier Erfrischungsgetränke,
5. Durchführung einer gründlichen Zahn- und Mundpflege nach Zuckeraufnahme,

6. beliebiger Verzehr von Gemüse, Kartoffeln, Schwarzbrot, Knäckebrot, Hülsenfrüchten sowie Trink- und Mineralwässern,
7. begrenzte Substitution von Weißzucker durch Zuckeraustausch- (Tab. 26) und Süßstoffe (Tab. 27, Abb. 119),
8. Konsum zuckerreduzierter und mit Süßstoffen versehener alkoholfreier Erfrischungsgetränke,

Tabelle 26 Charakteristik der Zuckeraustauschstoffe (nach *Newbrun* 1989, *Gehring* 1990, *Gülzow* 1995, *Maiwald* 1996)

	Zuckeraustauschstoffe			
	Sorbitol	Mannitol	Xylitol	Palatinit (Isomalt)
Chemie	Zuckeralkohol (Hexit)	Zuckeralkohol (Hexit)	Zuckeralkohol (Pentit)	Gemisch aus Sorbit u. Mannit
Natürliches Vorkommen	Beeren Früchte Algen	Früchte	Früchte Pilze, Gemüse Birke	
Herstellung	Hydrierung von Glukose	Hydrierung von Mannose oder Fruktose	Hydrolyse von Xylan (Birke)	enzymat. Aufbereitung der Saccharose → Hydrierung der Palatinose
Süßkraft (Saccharose = 1,0)	0,5–0,6	0,5–0,6	1,0	0,3–0,5
Brennwert (Saccharose = 100%)	100	100	100	50
Verträglichkeit (g/Kopf/Tag) Erwachsene Kinder	50 5–40	10–20	50–70	10–20
Kariogenität	gering	fehlend	gering bis fehlend	gering
Gesüßte Produkte	Kaugummi Bonbons Drops	Gebäck Marmelade Mayonnaise	Kaugummi Bonbons Schokolade Gebäck	Kaugummi Bonbons Marmelade Getränke
Preis	erhöht	hoch	erhöht	hoch

9. Abschluß von Zuckermahlzeiten mit Milch und Milchprodukten (Quark, Käse),
10. simultane Zuckeraufnahme mit geringen Fettmengen unter besonderer Berücksichtigung polyensäurereicher Delikateßmargarinen.

Kindern mit Vorliebe für Süßes wird empfohlen, am Wochenende unter Aufsicht der Eltern ein großes Zuckerquantum zu konsumieren und danach eine gründliche Mundhygiene zu betreiben. Dieses Vorgehen ist als **Zuckerorgie** bekannt.

Tabelle 27 Charakteristik der Zuckerersatzstoffe (nach *Newbrun* 1989, *Gehring* 1990, *Gülzow* 1995, *Maiwald* 1996)

	Zuckerersatzstoffe (Süßstoffe)			
	Saccharin	Zyklamat	Aspartam	Acesulfam-K
Chemie	o-Benzoe-säuresulfimid	Cyclohexyl-amin-Natriumsulfamat	Dipetid aus Phenylalanin und Asparagin	3,4-Dihydro-6-methyl-1,2,3 oxathiazin-4-on-2,2-dioxid-K
Süßkraft (Saccharose = 1)	350–500	30–35	150–180	130
Kariogenität	keine	keine	keine	keine
Gesüßte Produkte	Kaugummi Softdrinks	Softdrinks	Kaugummi Softdrinks Bonbons	Softdrinks

```
                        Süßmittel
            ┌───────────────┴───────────────┐
      mit Energiewert                ohne Energiewert
      ┌─────┴─────┐                         │
   Zucker    Zuckeraustauschstoffe    Zuckerersatzstoffe
  kariogen   wenig oder nicht kariogen    nicht kariogen
                                       ┌──────┴──────┐
                                    künstliche   natürliche
```

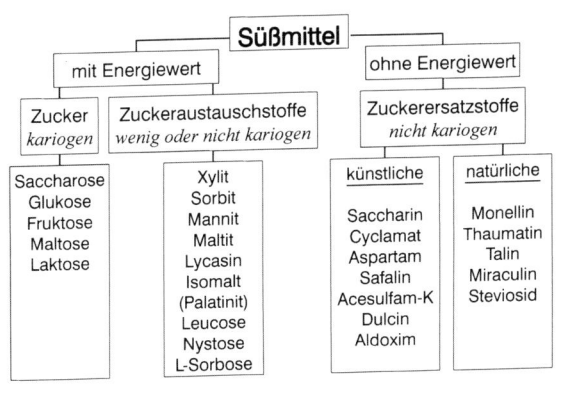

Zucker *kariogen*	Zuckeraustauschstoffe *wenig oder nicht kariogen*	künstliche	natürliche
Saccharose Glukose Fruktose Maltose Laktose	Xylit Sorbit Mannit Maltit Lycasin Isomalt (Palatinit) Leucose Nystose L-Sorbose	Saccharin Cyclamat Aspartam Safalin Acesulfam-K Dulcin Aldoxim	Monellin Thaumatin Talin Miraculin Steviosid

Abb. 119 Einteilung der Süßmittel (Modifikation nach *Gehring* 1984 sowie *Einwag* und *Naujoks* 1993)

180 Prophylaxe der Karies

Tabelle 28 Aktuelle Liste der mit dem „Zahnmännchen mit Schirm" ausgezeichneten Süßigkeiten (mit freundlicher Genehmigung der „Aktion zahnfreundlich e. V.", Darmstadt, Juli 1996)

Kaugummis:

HITSCHLER	Jetties med Kinder-Kaugummi
ML ohne Zucker	Peppermint Spearmint
Odol med 3	Zahnpflege Kaugummis Zahnpflege Kaugummis Mild Mint
Odol N'ICE	Spicemint Peppermint Spearmint
Oral-B	Zahnpflege-Kaugummi
SPORTLIFE	Freshmint Peppermint Spearmint
Vademecum Zahnpflege Kaugummi	Pfefferminz Spearmint
Vademecum GUM Zahnpflege Kaugummi	Pfefferminz Spearmint Tropic Mint

Bonbons:

Adebutt	Multi-Vitamin Bonbons zuckerfrei
JHP Rödler	Hals- u. Rachenbonbons
Kaiser	Cola Bonbons Eukalyptus Bonbons Hustenbonbonmischung Pfefferminz Bonbons Vitamin Bonbons Waldfrüchte Bonbons Zitrone Bonbons
Kaiser Klik-Boxen	Maracuja Schwarze Johannisbeere Wilde Kirsche
Konsul Zuckerfreie	Husten-Bonbons Lakritz-Bonbons Maracuja-Bonbons Menthol-Bonbons Pfefferminz-Bonbons Vitamin-Bonbons

Fortsetzung von Tabelle 28

	Waldfruchtbonbons
	Zitronenbonbons
Lucky light	Eukalyptus
	Lakritz-Pfefferminz
	Pfefferminz
	Pfefferminz extra stark
Odol N `ICE	Euka-Menthol
Zahnpflege-Bonbon	Mint-Menthol
	Peppermint
Pectoral zuckerfrei	Brust-Karamellen
Ragolds Atemgold Plus Beutel	Atembonbons
Ragolds Atemgold Plus Stange	Atembonbons
Ragolds Rachengold	Citrus Aktiv
	Extra Stark
	Kräuter Aktiv
Ragolds Velamints	Peppermint
Ricola Schweizer Kräuterbonbons ohne Zucker	Kräuter Original
	Menthol-Eukalyptus
	Zitronenmelisse
Ricola Schweizer Kräuterbonbons ohne Zucker Box	Alpin Fresh
	Cherry-Mint
	Eukalyptus
	Kräuter Original
	Orangenminze
	Zitronenmelisse
Dr. C. Soldan zuckerfrei	Anis-Fenchel-Bonbons
	Euka-Menthol-Bonbons
	Maracuja-Papaya-Bonbons
	Orangen-Bonbons
	Salbei-Bonbons mit Vitamin C
	Wildkirsch-Bonbons
Em-eukal zuckerfrei	Halsbonbons extra cool
	Hustenbonbons kühl
	Hustenbonbons Wildkirsch mit Vitamin C
	Hustenbonbons Zitrone mit Vitamin C

Fortsetzung von Tabelle 28

Kinder Em-eukal ohne Zucker	5-Vitamine-Hustenbonbons
Sulá ohne Zucker Halsbonbons	Eukalyptus
	Kräuter
	Zitronenmelisse
Sulá ohne Zucker Erfrischungsbonbons	Eis Erdbeere
	Eis Kirsche
	Eis Mint
	Eis Orange
Sulá ohne Zucker Fruchtbonbons	Multivitamin
	Schwarze Johannisbeere
	Wildfrucht
	Zitrone/Orange
Sulá ohne Zucker gefüllte Bonbons	Kirsche
	Orange/Zitrone
	Waldbeeren
Sweet sixty Bonbons ohne Zucker	Früchte Mix
	Früchte-Erfrischungs-Mix
	Menthol-Hals Mix
	Multivitamin
Villosa ohne Zucker	Hustelinchen Lakritz Halsbonbon
	Hustelinchen Alpenkräuter Halsbonbon
	Fresh Mint-Frischebonbons
Villos ohne Zucker	Citrone Halsbonbon mit Vitamin C
SALLOS ohne Zucker	Salmiak Lakritz Bonbons
Wick Atemfrei	Hustenbonbons ohne Zucker
Wick Blau	Halsbonbons zuckerfrei
Wick Hustenbonbons ohne Zucker	Eukalyptus/Menthol mit Vitamin C
Wick Hustenbonbons zuckerfrei	Wilde Ananas
	Wildkirsch
	Zitrone

Gummibonbons:

Grether's Blackcurrant Pastilles zuckerfrei	Schwarze Johannisbeere
Haribo	Bronchiol ohne Zucker

Fortsetzung von Tabelle 28

Konsul leicht Gummidrops	Eukalyptus Fruchtmischung Hustenmischung Wildkirsch
Ricola Schweizer Kräuterperlen ohne Zucker	Kräuter Original Menthol-Eukalyptus Zitronenmelisse
Schokolade/Marzipan:	
Rausch	Kinder-Marzipan ohne Zucker Zartbitter ohne Zucker Diätschokolade

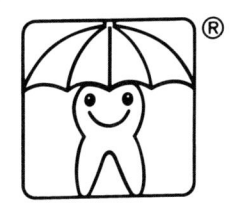

Abb. 120 Beschirmtes Zahnmännchen zur Kennzeichnung zuckerfreier Süßwaren (mit freundlicher Genehmigung der „Aktion zahnfreundlich e. V.", Darmstadt)

Die aus der Schweizer „Aktion zahnfreundlich" hervorgegangene deutsche Tochter „Aktion zahnfreundlich e.V.", Darmstadt, Feldbergstraße 40, kennzeichnet Süßwaren, die innerhalb von 30 Minuten nach der Aufnahme keine pH-Absenkung unter 5,7 hervorrufen mit einem beschirmten lachenden Zahnmännchen (Tab. 28 und Abb. 120).

7.1.2 Mundhygiene

Mundhygienemaßnahmen haben das Ziel, die bakterielle Plaque als Ursache der Karies und marginalen Parodontitis zu bekämpfen. Dabei soll einerseits die Entstehung der Plaque verhindert oder eingeschränkt, andererseits bereits vorhandene Plaque beseitigt oder reduziert werden. Hinsichtlich der dafür beschrittenen Wege unterscheiden wir zwischen **mechanischer Plaquebeeinflussung** („mechanische Zahnbürste") und **chemischer Plaquebeeinflussung** („chemische Zahnbürste").

> Mundhygiene ist nur dann kariespräventiv wirksam, wenn sie mit einer Fluoridzahnpaste und unmittelbar nach der Nahrungsaufnahme zur Entfernung vergärbarer Speisereste durchgeführt wird (*Marthaler* 1992).

Die Zahnbürste allein hatte sich nicht als kariespräventiv wirksam erwiesen (*Bellini* et al. 1981), da die meisten Menschen eine ineffektive mechanische Plaqueentfernung durchführen. Der gleichzeitige Einsatz der Zahnbürste und fluoridierter Zahnpasten stellt gleichsam eine Synthese aus mechanischer Plaquebeeinflussung und chemischer Beeinflussung der Plaque und Zahnhartsubstanz dar (*Johnson* 1993).

Im folgenden Text sollen das Wann? Womit? und Wie? der Zahnpflege erörtert werden.

Zeitpunkt und Dauer der Zahnpflege

Die Durchführung der Mundhygiene unmittelbar nach jeder Hauptmahlzeit stellt eine Optimalforderung dar, die von der Realität weit entfernt ist. So konnte in der Basisuntersuchung der Dresdener Präventionsstudie (*Klimm* et al. 1991b) festgestellt werden, daß 66% der 2502 untersuchten Patienten vor dem Frühstück ihre Zähne putzten. Nach dem zuckerbelasteten 1. Frühstück griffen nur 22,1% der Probanden zur Zahnbürste. Nach dem Mittagessen führten lediglich 3,8% und nach dem Abendbrot nur 11,9% der Patienten eine Zahnpflege durch. 80,7% der Patienten reinigten ihre Zähne erst vor der Nachtruhe.

Die Mindestdauer des Putzvorgangs sollte 3 Minuten betragen.

Hilfsmittel der Zahnpflege

Zahnbürste

> Das wichtigste Utensil der Mundhygiene ist nach wie vor die Handzahnbürste.

Die Zahnbürste war angeblich bereits 1500 v. Chr. in China bekannt (*Topoll* 1993). Im 19. Jahrhundert, als die Benutzung der Zahnbürste als „weibisch" und dekadent galt, wurden bereits von einem *Anonymus* (1835) Zahnbürsten dargestellt, die sehr an unsere heutigen Formen erinnern (Abb. 121).

Die Anforderungen an die Zahnbürste sind heute durch die DIN 13917 festgelegt. Nach aktuellem Wissensstand sollten Zahnbürsten folgende Charakteristika aufweisen:

- kurzer abgerundeter Bürstenkopf (Kinder: 15–25 mm, Erwachsene 17–40 mm),
- planes vielbüscheliges (multi-tufted) Borstenfeld (Abb. 122),
- weiche oder mittelharte abgerundete und parallel angeordnete Kunststoffborsten,
- gerader, abgewinkelter oder kontrawinkeliger Bürstenstil mit rutschfestem Griff, der manchmal individuell biegbar ist.

Darüber hinaus liegen Sonderformen vor wie

- Sulkus-Zahnbürste (zweireihig),
- Monobüschelbürste (für schwer zugängliche Bereiche),
- kieferorthopädische Zahnbürste (Brackets),
- Indikatorzahnbürste (Lebensmittelfarbstoff),
- Zahnbürste für sensible Zähne (weich, extraweich),
- Reisezahnbürste,
- Einmalzahnbürste.

Zahnbürsten sind stehend oder liegend an der Luft aufzubewahren und nach regelmäßigem Gebrauch alle 6 bis 8 Wochen durch neue zu ersetzen.

Elektrische Zahnbürsten oder Plaqueentfernungsgeräte gelten als Alternative zu Handzahnbürsten. Im Prinzip lassen sich die Zähne mit Hand-

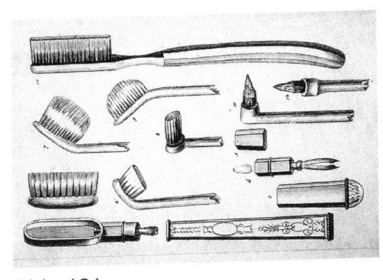

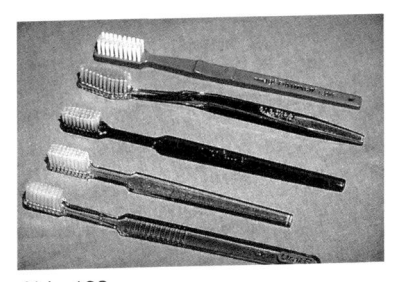

Abb. 121   Abb. 122

Abb. 121 Zahnbürsten und Zahnzwischenraumbürsten aus dem Jahre 1835

Abb. 122 Heutige Zahnbürsten

zahnbürsten ebenso effektiv reinigen wie mit elektrisch betriebenen Zahnbürsten (*Bößmann* 1993).

Als weitere Hilfsmittel der mechanischen Mundhygiene gelten **Zahnzwischenraumbürsten, Zahnseide** und **Zahnhölzer**.

Zahnzwischenraumbürsten

Sie dienen zur Reinigung weiter Zahnzwischenräume. Die Bürsten sind teilweise mit auswechselbaren Bürstenköpfen ausgestattet, die aus einem Bürstenbüschel oder zylindrischen bzw. kegelförmigen kleinen Flaschenputzern bestehen (Abb. 123).

Zahnseide

Zahnseide dient zur effektiven Säuberung der Zahnzwischenräume. Sie wird in gewachster und ungewachster, glatter und bauschiger Form sowie als Band hergestellt (Abb. 124). Zahnseide besteht aus Teflon, Nylon, Naturseide oder Polyamid. Manche Zahnseiden enthalten Fluorid- oder Geschmackszusätze. Zur Vereinfachung der Handhabung von Zahnseide werden Seidenfadenfädler und Seidenhalter angeboten.

Zahnhölzer

Im Gegensatz zum Zahnstocher haben Zahnhölzer einen dreieckigen Querschnitt und ein spitz zulaufendes Profil. Diese Hilfsmittel zur Reinigung des Approximalraums bestehen aus weichem Holz wie Balsaholz oder Esche (*Holzinger* 1995).

Zahnpasten

Zahnpasten werden den Kosmetika zugeordnet und gelten nicht als Arzneimittel (*Bößmann* 1993). Sie stellen Stoffgemische in einem wäßrigen System dar und enthalten folgende Bestandteile (*Bößmann* 1993, *Riethe* 1994):

- Putzkörper (z. B. Kalziumkarbonat, Kalziumphosphat, Siliziumdioxid, Natriumchlorid, Trikalziumphosphat),
- Bindemittel (z. B. Karboxylmethylzellulose, Glyzerin, Sorbit, Xylose, Polyäthylenglykol),
- Feuchthaltemittel (z. B. Glyzerin, Sorbit, Wasser),
- Konservierungsmittel (z. B. Alkohol, Methyl-, Äthyl-, Propylester),

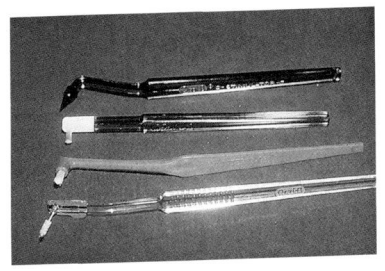

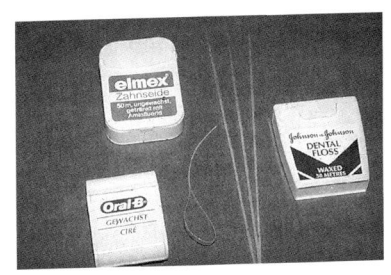

Abb. 123 Zahnzwischenraumbürsten **Abb. 124** Zahnseiden

- Netzmittel (Tenside: z. B. Natriumlaurylsulfat, Natriumlaurylsarkonisat),
- Geschmacks- und Aromastoffe (z. B. ätherische Öle aus Minze, Eukalyptus und Nelken sowie Aspartam, Saccharin, Xylit),
- Farbstoffe (z. B. Titanoxid, Patentblau, Erythrosin),
- Wirkstoffe (z. B. Amin- und anorganische Fluoride, Chlorhexidin, Aminfluorid-Zinnfluorid-Kombination).

Neben der kariesprotektiven Wirkung von Fluoridzahnpasten entfalten Zahnpasten **Reinigungs**- und **Polierkraft** (*Riethe* 1994). Dabei muß die **Abrasivkraft** minimal sein. Heutige Zahnpasten liegen unter dem bedenklichen RDA-Wert (Abrieb radioaktiven Dentins) von 250 (*Baehni* et al. 1992) und dem kritischen DAV (Dentin-Abrasive-Value) von 94 (*Sperr* 1991).

Systematik und Technik der Zahnpflege

Es empfiehlt sich, die Zahnpflege systematisch durchzuführen:

1. Außenflächen (Quadrant 1–4),
2. Innenflächen (Quadrant 1–4),
3. Okklusalflächen (Quadrant 1–4).

Unsystematische Zahnpflege führt dazu, daß stets Gebißabschnitte von der Zahnbürste unberührt bleiben.

Es ist eine Reihe von **Zahnputztechniken** beschrieben worden (*Riethe* 1994). Die Wahl der Methode ist in Abhängigkeit vom Parodontalzustand, der Geschicklichkeit und dem Alter zu treffen.

> „Auf keinen Fall sollte aus der zu wählenden Technik eine Weltanschauung gemacht werden" (*Gülzow* 1995).

Entscheidend ist, ob der Patient in der Lage ist, Zähne und Zahnfleisch mit der gewählten Methode weitestgehend plaquefrei und damit gesund zu halten. Die Akzeptanz einer Technik steht im Zusammenhang mit ihrer Handhabbarkeit. Relativ einfach zu handhaben sind die Rotations-, Rot-Weiß-, Roll- und Bass-Technik.

Rotationstechnik (*Fones* 1934)

Indikation: Kinder und Erwachsene mit gesundem Parodont (*Riethe* 1994)

Durchführung: In Schlußbißstellung der Zähne werden die Borstenbüschel der Zahnbürste in einem Winkel von 90° zur Zahnachse an die vestibulären Zahnflächen angesetzt (Abb. 125). Mit großen fegenden Kreisbewegungen erfolgt die Reinigung der Außenflächen der Zähne des Ober- und Unterkiefers gleichzeitig. Die Innenflächen der Zähne werden ebenfalls mit Kreisbewegungen gereinigt. Die Säuberung der Kauflächen vollzieht sich durch scheuernde Hin- und Her – sowie Kreisbewegungen.

Rotationstechnik (FONES-Technik)

1. ansetzen   2. kreisen

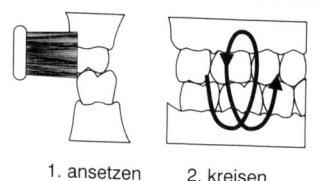

Abb. 125   Prinzip der Rotationstechnik

Rot-Weiß-Technik (*Leonhard* 1949)

Indikation: Jugendliche und Erwachsene mit gesundem Parodont (*Riethe* 1994)

Durchführung: In Abbißstellung werden die Borstenbüschel senkrecht zur Zahnachse an die Zahnaußenflächen und die Gingiva des Ober- bzw. Unterkiefers angesetzt. Das Bürstenfeld wird dann in vertikaler Richtung von Rot (Zahnfleisch) nach Weiß (Zahn) bewegt (Abb. 126).

Säulen der Kariesprophylaxe 189

Rot-Weiß-Technik (Vertikaltechnik)

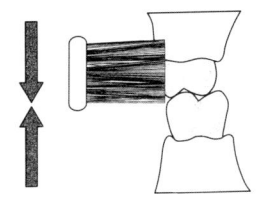

Abb. 126 Prinzip der Rot-Weiß-Technik

Rolltechnik

Indikation: gesundes Parodont (*Riethe* 1994)

Durchführung: Das Bürstenfeld wird parallel bis 45° zur Zahnachse angelegt (Abb. 127) und fest an die angewachsene Gingiva angedrückt, so daß diese blaß wird. Danach wird das Bürstenfeld über die Gingiva sowie die Außen- bzw. Innenflächen der Zähne nach okklusal bzw. inzisal abgerollt. Dabei wird der Interdentalraum teilweise „ausgewischt" und die Gingiva massiert. Die Bürste wird in die Ausgangsposition zurückgeführt, ohne den Zahn und das Zahnfleisch zu berühren. Die Reinigung der Kauflächen vollzieht sich durch horizontales Putzen.

Rolltechnik

1. ansetzen
2. abrollen

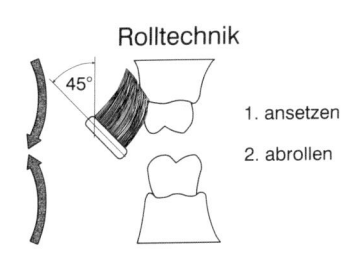

Abb. 127 Prinzip der Rolltechnik

Bass-Technik (*Bass* 1954)

Indikation: Erwachsene mit gesundem und entzündetem Parodont (*Riethe* 1994)

Durchführung: Das Bürstenfeld liegt im Winkel von 45° zur Zahnachse an (Abb. 128). Die Borstenenden werden ohne Druck im Interdental-

Modifizierte BASS-Technik

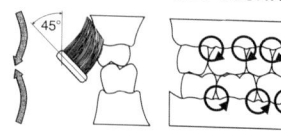

1. ansetzen 2. einrütteln
3. vibrieren 4. abrollen

Abb. 128 Schritte der modifizierten *Bass*-Technik (nach *Basting* und *Ammann*)

raum und Gingivasulkus positioniert. Es werden kleine Kreisbewegungen ausgeführt. Die **Modifikation** der Technik besteht in einer zusätzlichen Abrollbewegung nach okklusal (*Bass* 1954).

Die angewandte Putzkraft sollte nach *Völk* et al. (1987) 2 N nicht überschreiten.

Technik des Fädelns

Die Technik des Fädelns mit Zahnseide muß erlernt werden, um Verletzungen des marginalen Parodonts auszuschließen: Die Enden des 40–50 cm langen Seidenfadens werden zunächst um den Mittelfinger der rechten und linken Hand gewickelt, so daß zwischen beiden Fingern ein freies Fadenstück von 2–3 cm Länge zur Interdentalhygiene verbleibt. Bei der Reinigung der Zahnzwischenräume des Oberkiefers wird die Zahnseide zunächst über beide Daumen gespannt und mit sägender Bewegung vorsichtig durch den Kontaktpunkt bewegt. Dann wird jede Approximalfläche durch mehrmaliges Auf- und Abbewegen der Zahnseide gereinigt. Bei der Reinigung der Interdentalräume des Unterkiefers ist die Zahnseide über die Kuppen der Zeigefinger gespannt.

7.1.3 Fluoridanwendung

„Die Waffen zur Prophylaxe der Zahnkaries heißen:

Ernährung, Hygiene und Fluoride. Letztere sind seit Jahrzehnten, was die Wirksamkeit und Unschädlichkeit anbetrifft, weltweit wissenschaftlich und klinisch so umfassend abgeklärt, daß sie von der Kariesprophylaxe nicht mehr wegzudenken sind. Wer heute noch gegen die Verwendung von Fluoriden bei der Kariesprophylaxe auftritt, diskriminiert Tausende von Wissenschaftlern, ja stellt die Wissenschaft als solche überhaupt in Frage und kann vernünftigerweise heute auf diesem Gebiet nicht mehr ernst genommen werden.

Die unterzeichneten Professoren an den Schweizerischen Zahnärztlichen Universitätskliniken befürworten nach wie vor die Anwendung von Fluoriden bei der Kariesprophylaxe, einer ihrer vornehmsten und sozial wichtigen Aufgaben." *L. J. Baume, J. Holz, K. H. Rateitschak, B. Regolati, B. Maeglin, A. Schroeder, P. Hotz, T. Marthaler, H. R. Mühlemann* (1978).

Mit dieser Erklärung der Schweizer Vorsteher für konservierende und präventive Zahnheilkunde können wir uns bedingungslos identifizieren, da Fluoride die menschliche Gesundheit nicht beeinträchtigen und die Zahngesundheit fördern. Die optimale Zahn- und Knochenentwicklung ist an die Anwesenheit des Fluorids geknüpft.

Fluorid gilt als essentielles Spurenelement.

Fluoridstoffwechsel

Das Halogen Fluor steht hinsichtlich der Häufigkeit des Vorkommens der bekannten Elemente an 17. Stelle (*König* 1971). Es liegt in der Natur stets in gebundener Form vor. Seine Aufnahme erfolgt mit der Nahrung über den Magen-Darm-Trakt, aus der Luft über die Lungen sowie über die Haut und Schleimhäute (*Hefti* 1986). 70–95% des Nahrungsfluorids werden aus dem Magen-Darm-Trakt absorbiert und sind somit bioverfügbar. Nichtabsorbiertes Fluorid verläßt den Magen-Darm-Trakt mit den Fäzes. Das Fluoridangebot aus der Nahrung ist im allgemeinen niedrig. Lediglich durch den Konsum von Sprotten und Sardinen sowie einiger Mineralwässer und Teesorten werden etwas höhere Fluoridmengen aufgenommen (*Gülzow* 1995). Die tägliche Fluoridaufnahme mit der Nahrung liegt zwischen 0,2 und 0,3 mg Fluorid (*Schraitle* und *Siebert* 1987). Die Absorption des Fluorids führt zur Erhöhung des Fluoridspiegels in den Körperflüssigkeiten (Plasma, Speichel, Sulkusflüssigkeit). Fluorid wird in den mineralisierten Geweben des menschlichen Körpers wie Knochen, Schmelz, Dentin und Zement akkumuliert (*Hefti* 1986). Der Knochen fungiert als Auffang- und Ausgleichsreservoir für Fluorid (*Hell-*

wig et al. 1995). Im Kindes- und Jugendalter können bis zu 50% der aufgenommenen Fluoridmenge im wachsenden Skelett und den sich entwickelnden Zahnhartsubstanzen retiniert werden (*Heifetz* und *Horowitz* 1984). Es besteht eine **positive Fluoridbilanz** (*Büttner* 1968). Bei Erwachsenen wird in der Regel soviel Fluorid im Knochen retiniert, wie durch osteoklastische Prozesse im Knochen freigesetzt und ausgeschieden wird. Es liegt eine **ausgeglichene Fluoridbilanz** vor. Bei einer **negativen Fluoridbilanz** wird mehr Fluorid aus dem Skelett herausgelöst und mit dem Urin ausgeschieden als aufgenommen.

Fluoridtoxikologie

„Alle dinge sind gift und nichts o(h)n gift, allein die dosis macht, das(s) ein ding kein gift ist." (*Paracelsus* 1537).

Es muß stets zwischen nützlichen und schädlichen Fluoriddosen unterschieden werden. Die Aufnahme von 1–3 mg F/Tag ist eine völlig unbedenkliche Dosis (*Newbrun* 1989). Langjährige oder lebenslange Zufuhr von 1 mg F/l Trinkwasser führte weder zu Veränderungen im Skelett noch zu Schädigungen von Herz, Nieren und Gefäßen.

1 mg F/l Trinkwassser ist eine beinahe homöopathische Konzentration (*Mühlemann* 1982).

Erst bei einer Dosis von 8 ppm F konnten röntgenographisch leichte Knochenverdichtungen nachgewiesen werden (*Leone* et al. 1955). Allerdings haben Fluoriddosen > 1,0 mg F/l Trinkwasser die Entstehung von **Dentalfluorosen** (Abb. 129 und 130) unterschiedlichen Schweregrades zur Folge (*Dean* 1934). Diese endogene Strukturanomalie entsteht durch toxische Einflüsse auf die Ameloblasten und das Wachstum der Kristallite. Die dentalfluorotischen Veränderungen werden u. a. nach *Thylstrup* und *Fejerskov* (1978) klassifiziert (Tab. 29).

Um Dentalfluorosen auszuschließen, wurden von der *Deutschen Gesellschaft für Zahn-, Mund- und Kieferheilkunde* (DGZMK) in Übereinstimmung mit der Deutschen Gesellschaft für Ernährung (DGE) und dem damaligen Bundesgesundheitsamt 1993 altersabhängige Richtwerte für die tägliche Gesamtzufuhr von Fluorid veröffentlicht. In die Gesamtzufuhr gehen die Fluoride aus der Nahrung und dem Trinkwasser sowie die

Abb. 129

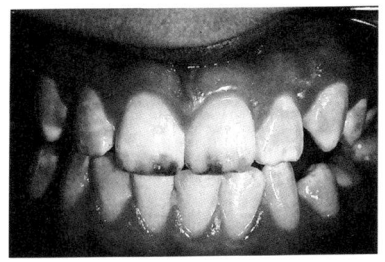

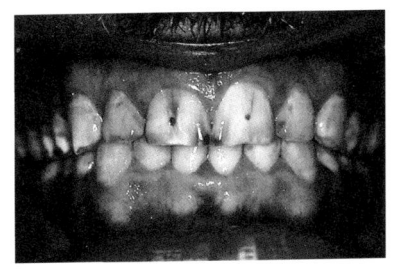

Abb. 130

Abb. 129 Dentalfluorose: Dominanz flächiger Opazitäten

Abb. 130 Dentalfluorose: Dominanz kleiner Schmelzdefekte

Fluoridsupplemente (Ergänzung) ein. Als Fluoridsupplemente gelten Fluoridtabletten und fluoridiertes Kochsalz (Tab. 30). Die DGZMK, Deutsche Gesellschaft für Kinderheilkunde (DGK) und DGE haben jüngst für die Dosierung der Fluoridtabletten neue Empfehlungen (DGZMK/DGK/ DGE 1996) vorgelegt (s. Tablettenfluoridierung).

Der Zahnarzt muß stets eine individuelle Fluoriddosierung vornehmen.

Dabei ist zu berücksichtigen, daß Kinder in Abhängigkeit vom Alter bestimmte Mengen von Zahnpasten verschlucken.

Die **minimale toxische Dosis** beträgt 4 mg F/kg Körpergewicht (*Einwag* und *Naujoks* 1993), die **letale Dosis** etwa 32–83 mg F/kg (*Hodge* und *Smith* 1965, *Dumbach* und *Dumbach* 1983, *Heifetz* und *Horowitz* 1984, *Treide* 1984). Bei Erwachsenen entspricht dies einer letalen Dosis von 2,5–5,0 g F (*Newbrun* 1989), bei einem etwa 30 kg schweren Kind einer Letaldosis von 1,0–2,4 g F. Der Sicherheitsabstand zwischen prophylaktischer und letaler Dosis liegt bei 1:200 bis 1:1000 (*Strubelt* 1992). In fluoridiertem Speisesalz wäre die minimale letale Dosis von 5,0 g Fluorid erst in 20 kg Salz enthalten. Eine akute Lebensgefahr durch fluoridiertes Kochsalz ist auszuschließen, da bereits 200 g Kochsalz für den Erwachsenen tödlich sind.

Tabelle 29 Klassifikation der Schmelzfluorose nach *Thylstrup* und *Fejerskov* (1978)

Grad	Erscheinungsbild
0	Normale Schmelztransparenz nach Lufttrocknung
1	Schmale weiße Linien entlang der Perikymatien
2	Glattflächen Stärker ausgeprägte opake Linien entlang der Perikymatien, die manchmal konfluieren Kauflächen Vereinzelte opake Areale < 2 mm im Durchmesser und ausgeprägte Opazität der Höckerspitzen
3	Glattflächen Zusammenlaufende und unregelmäßige wolkige Opazitäten. Oft verstärkte Zeichnung der Perikymatien zwischen den Opazitäten Kauflächen Konfluierende Bezirke deutlicher Opazitäten. Abgekaute Bereiche erscheinen normal oder werden von opakem Schmelzrand umgeben
4	Glattflächen Gesamte Oberfläche zeigt deutliche Opazität oder erscheint kalkigweiß. Teile der Oberfläche, die der Abnutzung unterliegen, sind weniger beteiligt (Abb. 129) Kauflächen Gesamte Kaufläche zeigt deutliche Opazität. Abkauung ist oft nach dem Zahndurchbruch verstärkt
5	Glatt- und Kauflächen Gesamte Zahnoberfläche zeigt deutliche Opazität mit begrenztem Verlust oberflächlichen Schmelzes (Grübchen) < 2 mm im Durchmesser (Abb. 130)
6	Glattflächen Schmelzdefekte verlaufen als horizontale Bänder mit einer Höhe von < 2 mm Kauflächen Konfluierende Schmelzdefekte < 3 mm im Durchmesser. Ausgeprägte Abkauung
7	Glattflächen Unregelmäßige Areale fehlenden Schmelzes < 1/2 der Gesamtfläche Kauflächen Veränderungen der Oberflächenmorphologie durch zusammenfließende Vertiefungen und ausgeprägte Abkauung
8	Glatt- und Kauflächen Schmelzdefekte > 1/2 der Oberfläche
9	Glatt- und Kauflächen Fast völliger Schmelzverlust mit Veränderung der Oberflächenanatomie. Zervikaler Schmelzrand ist meist intakt.

Tabelle 30 Richtwerte der täglichen Fluoridzufuhr und Fluoridsupplemente in Abhängigkeit vom Alter (*DGZMK* 1993, siehe auch Tab. 32, S. 205)

Alter	Fluoridgesamtzufuhr mg/Tag	Fluoridsupplemente mg/Tag
Säuglinge		
0 bis unter 4 Monate	0,1–0,5	0,25
4 bis unter 12 Monate	0,2–1,0	0,25
Kinder		
1 bis unter 2 Jahre	0,5–1,5	0,25
2 bis unter 3 Jahre	0,5–1,5	0,5
3 bis unter 6 Jahre	1,0–2,5	0,75
6 bis unter 15 Jahre	1,5–2,5	1,0
Jugendliche und Erwachsene über 15 Jahre	1,5–4,0	1,0

Kariesprotektive Wirkung der Fluoride

Die kariesprotektive Wirkung der Fluoride ist seit mehr als 100 Jahren bekannt. Von hoher Beweiskraft für die kariesprophylaktische Relevanz der Fluoride war das große „Naturexperiment" in den USA der 40er Jahre. In Städten mit einem natürlichen Fluoridgehalt im Trinkwasser um 1 mg/l (1 ppm) konnte eine wesentlich geringere Kariesverbreitung beobachtet werden als bei einem natürlichen Fluoridgehalt < 0,5 ppm/l Trinkwasser. Und so lag es nahe, den natürlichen Fluoridgehalt durch die Trinkwasserfluoridierung künstlich auf den Optimalwert von 1,0 ppm anzuheben.

Die **kariesprotektive Wirkung der Fluoride** besteht aus heutiger Sicht in folgenden Mechanismen (*Newbrun* 1989, *Fischer* et al. 1995, *Marsh* 1995):

1. **Förderung der Remineralisation** (*Backer-Dirks* 1966, *König* 1966, *Silverstone* 1977, *Arends* und *Christoffersen* 1986, *Ten Cate* 1995),
2. **Hemmung der Demineralisation** (*Arends* et al. 1983, *Margolis* et al. 1986, *Ten Cate* 1995),
3. **Einbau des Fluorids in das Kristallgitter des Hydroxylapatits des Schmelzes** (*Mühlemann* 1967, *Gülzow* 1995),
4. **Hemmung des mikrobiellen Kohlenhydratstoffwechsels,**
4.1 Hemmung der Säurebildung (*Bibby* und *Van Kesteren* 1940, *Marsh* 1995),

4.2 Einschränkung der Polysaccharidsynthese (*Bramstedt* und *Bandilla* 1966, *Saxton* und *Critchley* 1972, *Marsh* 1995),
5. Beeinflussung der Schmelzoberfläche
5.1 Desorption von Protein und/oder Bakterien (*Marsh* 1995),
5.2 Herabsetzung freier Oberflächenenergie des Schmelzes (*Ericson* und *Ericsson* 1967, *Glantz* 1969, *Rölla* und *Melsen* 1975).

> Der wichtigste antikariogene Wirkungsmechanismus des Fluorids besteht in der Förderung der Remineralisation und der Hemmung der Demineralisation des Schmelzes.

Dafür sind die in der Zahnumgebung gelöst vorliegenden Fluoridionen hauptverantwortlich, die außerdem Kalziumfluoridschichten auf der Schmelzoberfläche bilden. In der Kariesprophylaxe spielen die gelösten Fluoride in der Umgebung des Zahnes eine wesentlich bedeutendere Rolle als die im Schmelzkristall inkorporierten Fluoride (*Fischer* et al. 1995).

Remineralisation durch Fluorid

Die Remineralisation initialkariöser Läsionen wird durch kleine Fluoridmengen bewirkt, die bei der Aufnahme fluoridierten Trinkwassers und Salzes sowie fluoridierter Tabletten oder der Applikation von Fluoridzahnpasten und -spüllösungen verfügbar sind. Eine weitere Fluoridquelle stellen die Kalziumfluoridschichten auf der Schmelzoberfläche dar, die folgendermaßen entstehen: Die Lokalapplikation hoher Fluoriddosen (z. B. durch Fluoridgele) führt zur oberflächlichen Auflösung des Hydroxylapatits. Die freiwerdenden Kalziumionen verbinden sich mit dem lokalapplizierten Fluorid zu einem Präzipitat aus Kalziumfluorid (*Mühlemann* 1967):

$$Ca_{10}(PO_4)_6(OH)_2 + 20\ F^- \rightleftharpoons 10\ CaF_2 + 6\ PO_4^{3-} + 2\ OH^-.$$

Die CaF_2-Schicht ist stabiler, als früher angenommen wurde (*Fischer* et al. 1995). Sie dient als pH-abhängiges **Fluorid-Depot**, das bei einem niedrigen pH-Wert F^- freisetzt und bei neutralem pH-Wert relativ stabil bleibt (*Øgaard* 1990). Die Freisetzung der F^--Ionen erfolgt durch Säurebildung in der metabolisch aktiven Plaque, die die Kalziumfluoridschicht bedeckt. Die freigesetzten Fluorionen werden vom Speichel abtransportiert, reichern sich in der Plaque an oder akkumulieren sich im demineralisierten Schmelz (*Hellwig* et al. 1995). Bei neutralem pH-Wert nach Plaqueentfernung oder Pufferung fördern die Fluorionen die Remineralisation des Schmelzes durch die Bildung neuer oder das Wachstum partiell entmineralisierter Fluorapatit- und Hydroxyl-Fluorapatitkristalle aus Ca^{++}-, PO_4^{---} und OH^--Ionen des Speichels. Eine fluoridhaltige remineralisierte Kariesläsion widersteht dem kariösen Säureangriff wesentlich besser als gesunder Schmelz (*Koulourides* und *Cameron* 1980).

Hemmung der Demineralisation durch Fluorid

Auch bei der Hemmung der Demineralisation kommt den gelösten Fluoriden in der Zahnumgebung eine größere Bedeutung zu als den in die Schmelzkristalle inkorporierten Fluoridionen. Dies konnte durch folgenden Versuch belegt werden (*Øgaard* et al. 1988): Menschlicher Zahnschmelz (1000 ppm F) und Zahnschmelz vom Haifisch (32000 ppm F) zeigten bei einem In-vivo-Experiment in der menschlichen Mundhöhle ähnliche kariöse Läsionen. Dagegen war der Mineralverlust des menschlichen Schmelzes sogar geringer, wenn die Probanden täglich mit einer 0,2%igen Natriumfluoridlösung spülten. Die Hemmung der Demineralisation wird wie folgt erklärt (*Arends* und *Christoffersen* 1990, *Hellwig* et al. 1995): Durch die Lokalapplikation von geringen Fluoriddosen oder durch Auflösung der Kalziumfluorid-Deckschicht diffundieren Fluoridionen in den Oberflächenschmelz. Sie reichern sich in der Flüssigkeit zwischen den Schmelzkristallen an und werden an der Kristalloberfläche adsorbiert. Dadurch erhält der fluoridumhüllte Hydroxylapatit hydroxylfluorapatitähnliche Eigenschaften (*Hellwig* et al. 1995). Ist die Kristalloberfläche vollständig mit adsorbierten Fluor-Ionen bedeckt, wird die Demineralisation maximal gehemmt. Unbedeckte Areale werden durch den bakteriellen Säureangriff aufgelöst (*Fischer* et al. 1995).

„Möglichst häufige lokale Anwendung niedriger Fluoridkonzentrationen ist der selteneren Anwendung konzentrierter Lösungen vorzuziehen" (*Pilz* 1985).

Einbau des Fluorids in den Schmelz

Wie bereits vermerkt, trägt das in das Kristallgitter des Hydroxylapatits inkorporierte Fluoridion nur geringfügig zur Kariesprophylaxe bei. Der Einbau der Fluoridionen erfolgt durch isomorphe Substitution der Hydroxylgruppen des Kistallgitters, wodurch die Apatitstruktur stabilisiert wird (*Fischer* et al. 1995):

$$Ca_{10}(PO_4)_6(OH)_2 + F^- \rightleftharpoons Ca_{10}(PO_4)_6(OH)F + OH^-$$
Hydroxylapatit Hydroxyl-Fluor-Apatit

$$Ca_{10}(PO_4)_6(OH)_2 + 2\,F^- \rightleftharpoons Ca_{10}(PO_4)_6F_2 + 2\,OH^-$$
Fluorapatit

Hemmung des mikrobiellen Kohlenhydratstoffwechsels

In vitro entfalteten Natriumfluorid und Aminfluorid (Elmex fluid® und Elmex-Gelée) antimikrobielle Wirkungen gegen die kariesinduzierenden Plaquestreptokokken S. mutans, S. sanguis und S. salivarius (*Klimm* 1982). Die minimale Hemm- und bakterizide Konzentration für S. mutans Ch, S. sanguis H 44 und S. salivarius B 128 waren bei Aminfluorid (Elmex fluid) wesentlich geringer als bei Natriumfluorid (Tab. 31). Für die bakterizide Wirkung des Aminfluorids ist offenbar die Aminkomponente verantwortlich. Die aliphatischen Amine schädigen die bakterielle Zellwand (*Shern* et al. 1974). Nach *Gehring* (1983) wirkte Natriumfluorid auch in hohen F^--Konzentrationen nur bakteriostatisch, Aminfluorid in relativ niedriger Dosis dagegen bakterizid. Im Tierversuch an Wistar-Ratten reduzierten lokal und intern verabreichte Fluoride die orale Flora kariogener Streptokokken (*Morosowa* et al. 1977). Die Zahl der koloniebildenden Einheiten fiel fluoridbedingt in den kariogen ernährten Ver-

Tabelle 31 Minimale Hemm- und bakterizide Konzentration von Amin- und Natriumfluorid sowie Chlorhexidindiglukonat (CHX) für kariesinduzierende Plaquestreptokokken im Reihenverdünnungstest (*Klimm* 1982)

Wirkstoff	S. mutans Ch		S. sanguis H 44		S. salivarius B 128	
	MHK ppm	MBK ppm	MHK ppm	MBK ppm	MHK ppm	MBK ppm
Aminfluorid	42	42	13	13	3	3
F^-	3	3	1	1	0,3	0,3
NaF	1000	2500	250	500	1000	2500
F^-	455	1136	114	227	455	1136
CHX	5	5	5	5	2,5	2,5

suchsgruppen teilweise auf das Niveau der Keimzahlen bei den normalernährten Ratten ab (Abb. 131 und 132).

Mühlemann (1982) vertrat die Ansicht, daß die antikariogene Wirkung durch die Plaquefluoride erfolge. Bei einem Fluoridgehalt der Plaque von nur 50 ppm könnten die Plaqueglykolyse über einen antienzymatischen Fluorideffekt und damit der pH-Abfall in der Plaque gebremst werden. Der Fluoridgehalt der bakteriellen Plaque betrug nach ein- und zweiwöchiger Lokalapplikation einer fluoridhaltigen Zahnpaste, eines Fluoridgels und einer Fluoridlösung 70–170 ppm (*Nikolaus* und *Klimm* 1986).

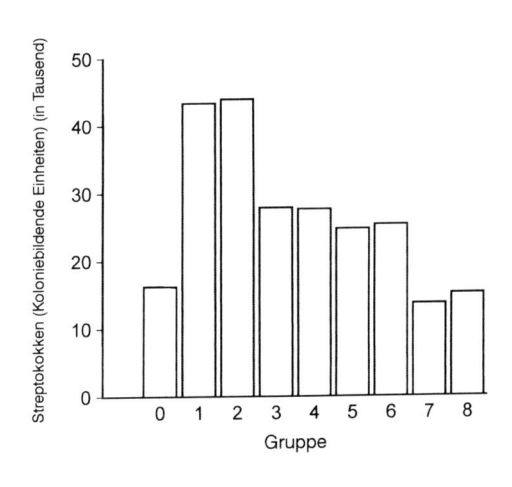

Gruppe	Kost	Substanzen		
		Min.Lösg.	F lokal	TWF
0	normal			
1	KD			
2	KD	●		
3	KD		●	
4	KD	●	●	
5	KD			●
6	KD	●		●
7	KD		●	●
8	KD	●	●	●

Abb. 131 Einfluß von lokal (F lokal) und intern (TWF = Fluorid im Trinkwasser) applizierten Fluoriden sowie einer Remineralisierungslösung auf die kariogene Streptokokkenflora bei Wistar-Ratten (KD = kariogene Diät) (*Morosowa* et al. 1977)

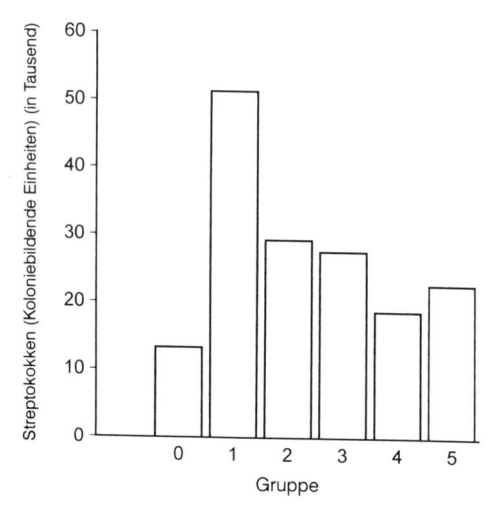

Abb. 132 Einfluß von lokalapplizierten Fluoriden und Chlorhexidin auf die kariogene Streptokokkenflora von Wistar-Ratten (*Morosowa* et al.): Gruppe 0 – Normalernährung, Gruppe 1 – kariogene Diät *Stephan* 580, Gruppe 2 – kariogene Diät und Aminfluorid I (1% F), Gruppe 3 – kariogene Diät und Aminfluorid II (1% F), Gruppe 4 – kariogene Diät und Fluor-Molybdän-Verbindung (1% F, 2,5% Mo), Gruppe 5 – kariogene Diät und Chlorhexidindiglukonat (0,2%)

Marsh (1995) führt die antimikrobielle Wirkung der Fluoride in vivo auf ihre antienzymatische Beeinflussung des Kohlenhydratstoffwechsels zurück.

Die antiglykolytische Wirkung des Fluorids vollzieht sich über die Enolasehemmung. Dadurch nimmt das Fluorid Einfluß auf die Mikroökologie der Plaque (*Bowden* 1990): Die azidurischen Säurebildner S. mutans und Laktobazillen werden durch die fluoridbedingte Säurebildungshemmung in vitro unterdrückt, während säureempfindliche Mikroorganismen dominieren (*Bradshaw* et al. 1990). Hinsichtlich der Hemmung der Synthese extrazellulärer Polysaccharide durch Fluoride besteht im Schrifttum keine Einhelligkeit (*Marsh* 1995).

Beeinflussung der freien Energie der Schmelzoberfläche

Fluoride können die freie Oberflächenenergie des Schmelzes herabsetzen. Die eiweißbindende Kapazität des Fluoridapatits ist geringer als die des

Hydroxylapatits (*Ericson* und *Ericsson* 1967). 1 ppm F hemmte die Adsorption von Protein an Hydroxylapatit, 20 ppm desorbierten sogar zuvor adsorbiertes Protein (*Rölla* und *Hjeljord* 1973). Nach *Rölla* (1972) hemmen Fluoride, die über hohe Affinität zu Kalzium verfügen, die Adsorption von Speichelproteinen an Hydroxylapatit. Kalziumbrücken zwischen der Bakterienoberfläche und den sauren Gruppen der Glykoproteine werden durch Fluorid gestört, das mit den Polyanionen der Plaquematrix (Teichonsäure-Polysaccharid-Komplexe) um das Kalzium konkurriert. Bei den Aminfluoriden entfaltet die Aminkomponente eine zusätzliche oberflächenaktive Wirkung (*Mühlemann* et al. 1960).

Applikationsformen der Fluoride

Es ist prinzipiell zwischen **interner (systemischer)** und **externer (lokaler) Fluoridapplikation** zu unterscheiden (Abb. 133). Die interne Fluoridierung ist **präeruptiv** in kariesprophylaktischer Hinsicht am wichtigsten für die Fissuren und Grübchen, von zweitrangiger Bedeutung für die Approximalflächen im Seitenzahngebiet und unbedeutend für die Glattflächen und Wurzelkaries (*Marthaler* 1992). Die interne Fluoridierung zeigt **posteruptiv** einen lokalen Effekt über den Speichel. Außerdem haben

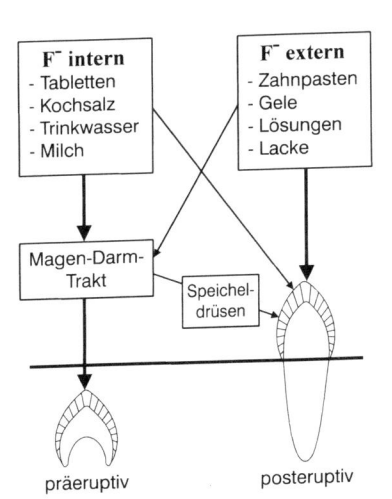

Abb. 133 Wege der Fluoridanreicherung des äußeren Schmelzes (Modifikation nach *Mühlemann* 1967)

fluoridiertes Trinkwasser und Salz ebenso direkten Kontakt mit dem Schmelz (*Mühlemann* 1982) wie gelutschte Fluoridtabletten.

Trinkwasserfluoridierung

„Die Trinkwassserfluoridierung ist die einfachste und sicherste, am besten kontrollierbare und zugleich billigste Darreichungsform von Fluoriden" (*Pilz* 1985).

Die Hauptargumente gegen die Trinkwasserfluoridierung sind (*Department of National Health and Welfare, Canada* 1988):

1. Die Fluoridierung ist unwirksam gegen Karies.
2. Fluoride sind gesundheitsschädlich.
3. Kollektive Fluoridierung nimmt dem Bürger das Recht, seine Medikation selbst zu wählen (Zwangsmedikation).

In einem klassischen Tierversuch an Wistar-Ratten (Abb. 134) konnte jedoch die kariesprotektive Wirkung fluoridierten Trinkwassers belegt werden (*Klimm* et al. 1977). Seit Grand Rapids (USA), wo 1945 die erste Trinkwasserfluoridierungsanlage der Welt in Betrieb genommen wurde, liegen mehr als 50 Jahre positiver Erfahrungen mit der Trinkwasserfluoridierung vor. Sie hat sich weltweit als eine hocheffektive kollektive Maßnahme zur Erhaltung und Förderung der Zahngesundheit erwiesen. Exemplarisch seien hier die Erfolge von Grand Rapids (*Arnold* et al. 1962), Harlepool, England (*Murray* 1969), Basel (*Gülzow* et al. 1982) sowie dem ehemaligen Karl-Marx-Stadt (*Künzel* 1969 und 1972) genannt. Die Zuwachshemmung der Karies durch Trinkwasserfluoridierung beträgt im Milchgebiß 40–49% und im bleibenden Gebiß 50–59% (WHO 1994). Die optimale Fluoridkonzentration liegt in kalten Klimazonen bei 1,0 mg/l Trinkwassser, in heißen Klimazonen (Hongkong, Golfstaaten) bei 0,5 mg/l (WHO 1994). Über die Hemmung der Kronenkaries hinaus wirkt die Trinkwasserfluoridierung auch der Wurzelkaries entgegen.

Der angenommene Zusammenhang zwischen Trinkwasserfluoridierung und Krebs gilt als widerlegt (*Hoover* et al. 1976, *Doll* und *Kinlen* 1977, *Rogot* et al. 1978). Ebenso macht Fluorid keine mongoloiden Kinder und erhöht nicht die AIDS-Verbreitung.

Die rechtlichen Bedenken gegen die Trinkwasserfluoridierung haben dazu geführt, daß in einigen Orten Europas die Trinkwasserfluoridierung eingestellt wurde.

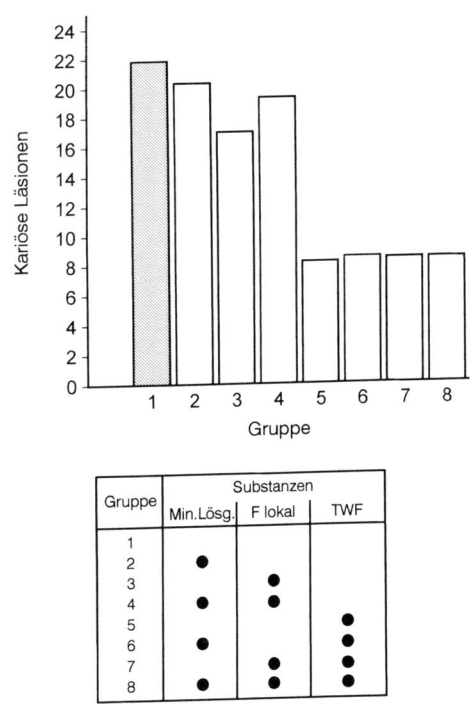

Abb. 134 Kariesprotektive Wirkung lokal (F lokal) und intern (TWF) applizierter Fluoride (*Klimm* et al. 1977)

Salzfluoridierung

„Die Zukunft wird die Salzfluoridierung als die beste Fluoridierung erkennen" (*Mühlemann* 1982).

Dabei ging *Mühlemann* von der hohen Wirksamkeit und unbestrittenen Universalität der Salzfluoridierung aus. Fluoridiertes Kochsalz hemme wie fluoridiertes Trinkwasser die Zahnkaries um 45–60%, „ohne daß der Großteil der Bevölkerung sich einer besonderen Mundhygiene befleißigen würde, und dies zudem Bonbons lutschend, Coca Cola schlürfend, Schokolade knabbernd …". Die Schweiz setzte bereits 1955 fluoridiertes Salz zur Kollektivprophylaxe der Karies ein (WHO 1994). Es folgten Frankreich (1986), Costa Rica (1987), Jamaica (1987) und

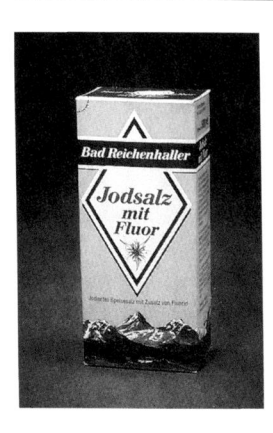

Abb. 135 Fluoridiertes und jodiertes Speisesalz

Deutschland (1991). In der Schweiz und Deutschland enthält das Speisesalz 250 ppm F/kg als Kaliumfluorid (Abb. 135). Gegenwärtig sieht die WHO (1994) eine Konzentration von 200 mg F/kg Salz als kariesprotektiv wirksam an, wenn sowohl in den Haushalten als auch Bäckereien, Restaurants und Großküchen fluoridiertes Salz verwendet wird. Das letzte Wort zur Dosierung bei der Salzfluoridierung ist nach *Gülzow* (1995) wohl noch nicht gesprochen.

Tablettenfluoridierung

Fluoridtabletten werden im Rahmen der Individual- und Gruppenprophylaxe der Karies verabreicht.

Die Verabreichung von Fluoridtabletten an Schwangere ist laut Mitteilung amerikanischer Autoren nicht zu empfehlen, da schlüssige Beweise für die Karieshemmung durch pränatale Fluoridgaben noch ausstehen (*Driscoll* 1981). Allerdings sollte mit der Verabreichung von Fluoridtabletten nach der Geburt so zeitig wie möglich begonnen werden. Wenn ein Kind keine andere systemische Fluoridzufuhr erhält, empfehlen die DGZMK, DGK und DGE (1996) neuerdings die in Tabelle 32 enthaltene Dosierung der Fluoridtabletten. Die Dosis der Fluoridtabletten richtet sich nach dem Alter, dem Fluoridgehalt des Trinkwassers und der individuellen Fluoridanamnese, wobei die Fluoridaufnahme aus unterschiedlichen Quellen zu berücksichtigen ist (Mineralwässer, bilanzierte Diäten).

Tabelle 32 Dosierungsempfehlungen für die Einnahme von Fluoridtabletten (*DGZMK /DGK/DGE 1996*)

Alter (Jahre)	Fluoridkonzentration im Trink- oder Mineralwasser (mg/l)		
	< 0,3	0,3–0,7	> 0,7 *
	mg Fluorid/Tag		
0–3	0,25	–	–
3–6	0,50	0,25	–
> 6	1,0	0,5	–

* Der obere Grenzwert von 0,7 mg Fluorid/l Trinkwasser bezieht sich nur auf die zusätzliche Gabe von Fluoridsupplementen

Fluoridtabletten sollten bis zum vollendeten 2. Lebensjahr in Kombination mit Vitamin D verabreicht werden. Es wird empfohlen bei reifgeborenen, gesunden Säuglingen bereits in der 2. Lebenswoche mit der Kombinationsprophylaxe zu beginnen. Das Erreichen eines Körpergewichts von 3000 g und anhaltend gutes Gedeihen sind die Voraussetzung für den Beginn dieser Prophylaxe bei früh- und mangelgeborenen Säuglingen. Mit bilanzierten Diäten ernährte Säuglinge bedürfen keiner Prophylaxe mit Fluoridtabletten. Dies trifft auch für Säuglinge zu, deren Flaschennahrung mit Trink- und Mineralwasser zubereitet wird, das mehr als 0,3 mg F enthält (DGZMK/DGK/DGE 1996). Es darf stets nur *eine* systemische Fluoridapplikation erfolgen. In Großbritannien wird im Rahmen der Tablettenfluoridierung bei einem Fluoridgehalt im Trinkwasser von < 0,3 mg/l für 2- bis 4jährige eine Tagesdosis von 0,5 mg F, für 4- bis 16jährige von 1,0 mg F empfohlen (*WHO* 1994). In den USA werden 0,5 mg F bis zum 6. Lebensjahr verabreicht (*American Dietetic Association* 1994). Die Verabreichung von Fluoridtabletten beginnt in Großbritannien und den USA erst ab 6. Lebensmonat.

Regelmäßige und frühzeitige Einnahme von Fluoridtabletten (Natriumfluorid) führt zur Karieszuwachshemmung zwischen 39 und 80 % (*WHO* 1994). Allerdings wird die kariesprotektive Effektivität der Tablettenfluoridierung durch Organisationsmängel und unzureichende Compliance oft beeinträchtigt.

Milchfluoridierung

Die Milchfluoridierung stellt eine gruppenprophylaktische Maßnahme mit eindeutiger kariesprotektiver Wirksamkeit dar (*Bánóczy* et al. 1985). In Bulgarien, Chile, China, Rußland und Großbritannien werden der Schulmilch 5 mg F/l zugesetzt. Jedes Kind erhält an 200 Schultagen 200 ml fluoridierte Milch (*WHO* 1994).

Fluoridzahnpasten

Die Anwendung von Fluoridzahnpasten ist die häufigste externe individuelle Fluoridierungsmaßnahme zur Kariesprophylaxe.

Die durch Zahnpasten erzielte Zuwachshemmung der Karies beträgt 21 bis 30% (*Mellberg* und *Ripa* 1983). Sie erhöht sich, wenn nach dem Putzen nicht oder mit wenig Wasser ausgespült wird. Offenbar hemmen Fluoridzahnpasten auch die Wurzelkaries (*WHO* 1994). Fluoridzahnpasten (Abb. 136) enthalten Natriumfluorid, Zinnfluorid, Natriummonofluorphosphat, angesäuertes Phosphatfluorid oder die Aminfluoride Hetaflur und Olaflur. Der Fluoridgehalt der Zahnpasten für Erwachsene beträgt 1250–1500 ppm (0,125–0,15% F), der Zahnpasten für Kinder 0,025% F (Verschlucken!).

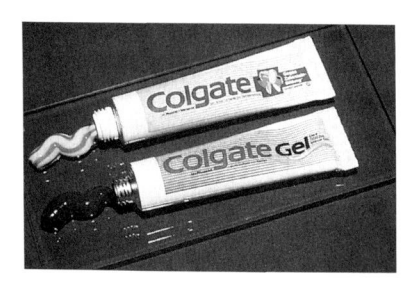

Abb. 136 Fluoridzahnpasten

Fluoridlösungen

Mundspülungen mit Fluoridlösungen stellen eine etablierte Maßnahme zur externen Kariesprophylaxe dar. Sie finden sowohl im Rahmen der Individual- als auch Gruppenprophylaxe Anwendung. Es kommen dabei Natrium-, Zinn- und Aminfluorid sowie angesäuertes Phosphatfluorid zum Einsatz. Die Karieszuwachshemmung beträgt 25–30% (*Horowitz* et al. 1971, *Aasenden* et al. 1978). Die WHO empfiehlt 0,05 %ige Natriumfluoridlösungen zur täglichen und 0,2 %ige Natriumfluoridlösungen zur wöchentlichen oder vierzehntäglichen Spülung. Außerdem wird ein Kombinationspräparat aus Aminfluorid (Olaflur) und Zinnfluorid mit einem Fluoridgehalt von 250 ppm zur individuellen Mundspülung angewandt. Mundspülungen sind zur Intensivprophylaxe bei kieferorthopädischen und bestrahlten Patienten geeignet. Die Aminfluorid-Zinnfluorid-Mundspülungen werden bei erhöhtem Kariesrisiko auch in den chlorhexidinfreien Pausen zwischen 14tägigen (3–4 mal/Jahr) Chlorhexidingelapplikationen (Reduktion kariesinduzierender Mikroorganismen) empfohlen (*Laurisch* 1994).

Zur **professionellen Applikation** durch den Zahnarzt dienen höherprozentige Natrium-, Amin- oder angesäuerte Phosphatfluoridlösungen, die auf die gereinigte und getrocknete Zahnoberfläche aufgetragen werden.

Fluoridgele

Fluoridgele enthalten Natriumfluorid (5000 ppm F^-), angesäuertes Phosphatfluorid (5000 ppm F^-) und Zinnfluorid (1000 ppm F^-). Bei in einigen europäischen Ländern verwendeten Fluoridgelen liegen Fluoridkonzentrationen von 12 500 ppm vor. Sie werden im Rahmen der Gruppenprophylaxe 6–12 mal pro Jahr in Schulen unter Kontrolle eingebürstet. Darüber hinaus dienen sie zur 1 x wöchentlichen Individualprophylaxe bei Personen über 8 Jahre. Die Applikation erfolgt mit der Zahnbürste oder mit Gelträgern (*WHO* 1994).

Die professionelle Intensivprophylaxe mit Gelträgern ist bei erhöhtem Kariesrisiko angezeigt (Xerostomie, kieferorthopädische Behandlung). Die Dauer der lokalen Gelapplikation mit Gelträgern beträgt 4 Minuten. Danach darf der Patient 30 Minuten nicht spülen, essen oder trinken.

Fluoridlacke

Fluoridhaltige Lacke vermochten den Karieszuwachs um 40–50 % zu hemmen (*Schmidt* 1968 und 1981, *Murray* et al. 1977). Sie werden 2–4 mal jährlich mittels Wattestäbchen oder vorzugsweise mit Spritzen lokal appliziert. Ihre Anwendung ist bei erhöhtem Kariesrisiko indiziert (*WHO* 1994).

Glasionomerzemente

Bei Glasionomerzementen wird eine anhaltende Fluoridfreisetzung beobachtet, die sich offenbar karieshemmend auswirkt (*Swartz* et al. 1984).

Zusammengefaßte Empfehlungen zur Fluoridanwendung

Der Deutsche Arbeitskreis für Zahnheilkunde hat für die Basis- und Intensivprophylaxe mit intern und extern applizierten Fluoriden Empfehlungen erarbeitet, die auf der Grundlage der aktuellen Empfehlungen der DGZMK, DGK und DGE (1996) modifiziert wurden (Abb. 137). Die Anwendung fluoridreduzierter Kinderzahnpasten zwischen 3 und 6 Jahren sollte überwacht werden. Dabei ist zu beachten, daß nur eine geringe Menge Zahnpasta (Stranglänge etwa 5 mm) auf die Zahnbürste aufgetragen wird und die Kinder nach dem Zähneputzen den Mundinhalt ausspucken.

7.1.4 Fissurenversiegelung

„Statt einer Exkavierung sollte man besser die Fissuren gründlich mit warmem Wasser reinigen, mit Alkohol dehydrieren, gründlich trocknen und mit Zement füllen" (*Wilson* 1895).

Die progressive Idee *Wilsons* wurde mit der vierten Säule der Kariesprophylaxe, der Fissurenversiegelung, realisiert. Ihr Ziel besteht in der Prophylaxe der Fissuren- und Grübchenkaries, ihr Wesen im hermetischen Verschluß der Fissuren- und Grübcheneingänge, um die Penetration von Mikroorganismen zu verhindern oder ihnen die Ernährungsgrundlage zu entziehen. Fissuren werden bevorzugt von der Karies befallen, weil sie während des Zahndurchbruchs besonders stark mikrobiell besiedelt sind (Schleimhautkapuze), durch die mechanische Zahnpflege nicht erreicht werden und am wenigsten von der kariespräventiven Wirkung der Fluoride profitieren (*Treide* 1996).

Kariesprophylaktische Effektivität

Die Fissurenversiegelung bewirkte nach 5 bis 13 Jahren eine 8- bis 90%ige Zuwachshemmung der Karies (*Horowitz* et al. 1977, *Meurmann* et al. 1978, *Mertz-Fairhurst* et al. 1982, *Irmisch* 1992). Im einzelnen kon-

Kariesprophylaxe mit Fluoriden

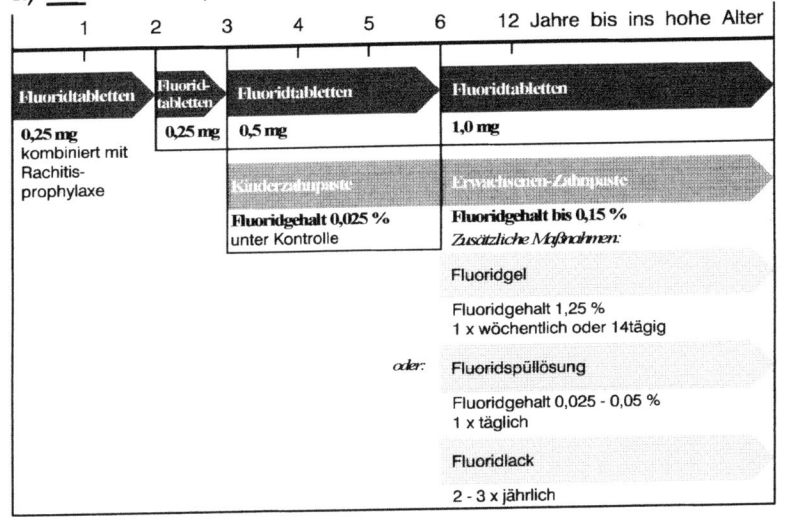

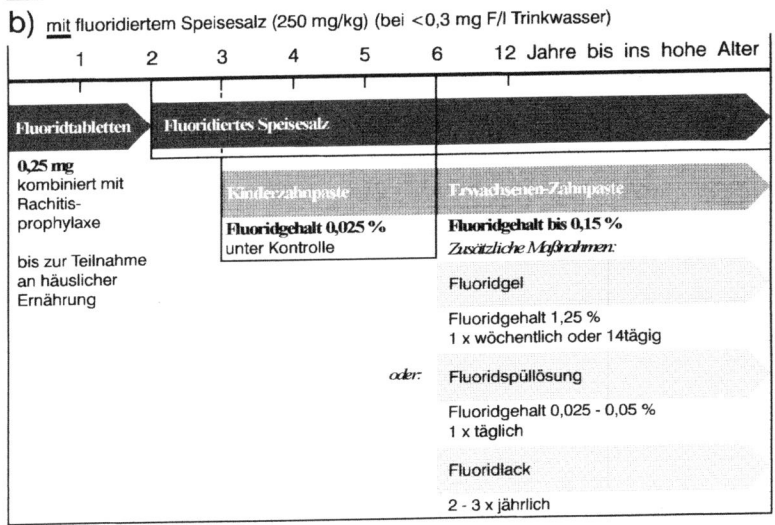

a) ohne fluoridiertes Speisesalz (bei <0,3 mg F/l Trinkwasser)

1	2	3	4	5	6	12 Jahre bis ins hohe Alter

Fluoridtabletten 0,25 mg kombiniert mit Rachitisprophylaxe

Fluoridtabletten 0,25 mg

Fluoridtabletten 0,5 mg

Fluoridtabletten 1,0 mg

Kinderzahnpaste Fluoridgehalt 0,025 % unter Kontrolle

Erwachsenen-Zahnpaste Fluoridgehalt bis 0,15 %

Zusätzliche Maßnahmen:

Fluoridgel
Fluoridgehalt 1,25 %
1 x wöchentlich oder 14tägig

oder: Fluoridspüllösung
Fluoridgehalt 0,025 - 0,05 %
1 x täglich

Fluoridlack
2 - 3 x jährlich

b) mit fluoridiertem Speisesalz (250 mg/kg) (bei <0,3 mg F/l Trinkwasser)

1	2	3	4	5	6	12 Jahre bis ins hohe Alter

Fluoridtabletten 0,25 mg kombiniert mit Rachitisprophylaxe bis zur Teilnahme an häuslicher Ernährung

Fluoridiertes Speisesalz

Kinderzahnpaste Fluoridgehalt 0,025 % unter Kontrolle

Erwachsenen-Zahnpaste Fluoridgehalt bis 0,15 %

Zusätzliche Maßnahmen:

Fluoridgel
Fluoridgehalt 1,25 %
1 x wöchentlich oder 14tägig

oder: Fluoridspüllösung
Fluoridgehalt 0,025 - 0,05 %
1 x täglich

Fluoridlack
2 - 3 x jährlich

Abb. 137 Kariesprophylaxe mit intern und extern applizierten Fluoriden (Modifikation nach *Deutscher Arbeitskreis für Zahnheilkunde* 1994 und DGZMK, DGK und DGE 1996)

statierte *Irmisch* (1992) nach 13jähriger Kontrollzeit für alle Zahnarten eine Zuwachshemmung von 83%, für Molaren von 79%, für Prämolaren von 90% und für Milchmolaren von 80%.

Indikation und Kontraindikation

Fissurenversiegelungen müssen so früh wie möglich nach dem Zahndurchbruch durchgeführt werden. Sechs Monate nach der Dentition erwiesen sich als günstigster Zeitpunkt. In Übereinstimmung mit dem Dentitionszeitpunkt der ersten und zweiten Molaren sind 6- bis 8jährige und 12- bis 14jährige Hauptzielgruppen der Fissurenversiegelung (*Lewis* 1985).

Bei *Staehle* (1994) liegt die 2. Versiegelungsphase im Alter von 11 bis 13 Jahren. Versiegelungen werden vorrangig an 1. und 2. Molaren und Prämolaren und selten an Milchmolaren durchgeführt.

Als **Indikationen** für die Fissurenversiegelung gelten (*Treide* 1996):
1. eingeschränkte Mundhygiene,
2. Karies und Füllungen an Nachbarzähnen,
3. erhöhtes individuelles Kariesrisiko,
4. von steilen Höckerabhängen begrenzte enge, tiefe Fissuren.

Kontraindikation der Fissurenversiegelung sind:
1. Fissurenkaries,
2. Approximalkaries des zu versiegelnden Zahns,
3. Kariesfreiheit des Gebisses und niedriges Kariesrisiko,
4. von flachen Höckerabhängen begrenzte breite Fissuren.

Sind bereits Fissurenareale kariös befallen, muß eine **erweiterte Fissurenversiegelung** erwogen werden (s. Kap. 8).

Die Fissurenversiegelung darf nicht als isolierte Maßnahme der Kariesprophylaxe aufgefaßt werden, sondern sie erfolgt stets im Kontext mit verbesserter Mundhygiene, optimierter Ernährung und häufigem Fluoridangebot.

Systematik der Fissurenversiegelung

Das schrittweise Vorgehen bei der Fissurenversiegelung mit lichthärtenden Versieglern auf Kunststoffbasis wird in Tabelle 33 dargelegt.

Tabelle 33 Systematik der einfachen (präventiven) Fissurenversiegelung

Arbeitsschritt	Arbeitsmittel	Arbeitsmodus
1. Absolute Trockenlegung	Kofferdam-Set	Isolation der zu versiegelnden Zähne
2. Reinigung und Desinfektion des Zahns	– niedertouriges Mikromotorwinkelstück – kelchförmiges Kunststoffbürstchen – Reinigungspaste oder: Pulverstrahlgerät (*Staehle* 1994) – Wasserspray – Chlorhexidindigluconat (0,1–0,5 %)	– intensive Reinigung der gesamten Kaufläche und Fissureneingänge – sorgfältige Entfernung der Pasten- und Pulverreste – Keimreduktion im Fissurenbereich
3. Konditionierung des Schmelzes	– fließfähiges niedrigviskoses Phosphorsäuregel (35–37 %) – Dosierspritze – Kanüle	– gezielte Applikation in 1 mm Breite entlang der Fissuren und in deren Tiefe – Ätzzeit: 30–120 Sekunden
4. Spülung und Trocknung	– Wasserspray – ölfreie Druckluft	Spülzeit: ≥ 20 Sekunden
5. Zweischichtige Versiegelung (*Staehle* 1994) – 1. Versieglerschicht	– fließfähiges opak eingefärbtes ungefülltes Kunststoffpräparat – Kunststoffpinsel – Druckluft – Lichtpolymerisationsgerät	– Applikation der 1. Versieglerschicht in die Tiefe der Fissuren unter weitestgehender Vermeidung von Lufteinschlüssen – homogene Verteilung des Versieglers – Lichthärten: 40–60 Sekunden
– 2. Versieglerschicht	– fließfähiger gefüllter Versiegler – Sonde, Exkavator – Kanüle – Glyzeringel – Kunststoffpinsel	– Applikation der 2. Versieglerschicht vom Fissurenrand her – Lichthärten: 40–60 Sekunden – zur Verhinderung der Sauerstoffinhibitionsschicht Gel auftragen – Lichthärten: 40–60 Sekunden
6. Entfernung des Kofferdams		

▶

Fortsetzung von Tabelle 33

Arbeitsschritt	Arbeitsmittel	Arbeitsmodus
7. Okklusionskontrolle	– Okklusionsfolie – feinstkörnige Diamantschleifer – Sonde	– Kontrolle der statischen und dynamischen Okklusion – ggf. Beseitigung der Okklusionshindernisse – Kontrolle der Versiegelung
8. Fluoridierung	– Fluoridlösung	
9. Nachsorge	– Sonde	– Kontrolle: 1–4 mal /Jahr – ggf. Nachversiegelung nach Konditionierung

8 Therapie der Karies

Als kariestherapeutische Maximen gelten:
1. Sowenig wie möglich und soviel wie nötig Zahnhartsubstanz opfern,
2. das hochempfindliche Pulpa-Dentin-System vor Schaden bewahren,
3. so zeitig wie möglich Karies erkennen, um Präparation ggf. zu vermeiden,
4. hohe Präzision der Füllungstherapie anstreben (z. B. durch Lupenbrille).

Bei der Kariestherapie unterscheiden wir prinzipiell zwischen einem nichtinvasiven, minimalinvasiven und invasiven Vorgehen.

8.1 Nichtinvasive Kariestherapie

Die nichtinvasive Kariestherapie verzichtet auf das Eindringen von Präparationsinstrumenten in die Zahnhartsubstanzen. Sie bedient sich stattdessen der Fluoridierung, Ernährungslenkung und Mundhygiene, um die Progression initialkariöser Läsionen durch Remineralisation aufzuhalten oder dieselben gänzlich zu eliminieren. So werden Kreideflecken an den Glattflächen und röntgenographisch erkennbare D_1-Läsionen im Approximalbereich durch tägliche Anwendung von Fluoridzahnpasten, Zuckerrestriktion und verbesserte Mundhygiene behandelt. Im Approximalraum hat sich die Anwendung von Zahnseide mit Elmex-Gelee bewährt (*Irmisch* 1994). Regelmäßiges Recall mit röntgenographischer Kontrolle ist unabdingbar (*Curilović* et al. 1983). Bei röntgenographisch diagnostizierten D_2-Läsionen (innere Schmelzhälfte) ist das individuelle Kariesrisiko zu berücksichtigen. Anstelle der jährlichen Röntgenkontrolle wird hierbei die halbjährliche faseroptische Transillumination empfohlen. Jugendliche mit defektkariesfreiem oder gering kariesbefallenem Gebiß sowie konsequenter Nichtinvasivtherapie bedürfen keiner füllungstherapeutischer Maßnahmen. Hingegen sollten D_2-Läsionen an frisch durchgebrochenen Zähnen bei hohem Kariesbefall und schlechter Compliance sofort gefüllt werden (*Irmisch* 1994). Auch bei Wurzelkaries ohne Kavitation ist die nichtinvasive Kariestherapie angezeigt (*Schüpbach* et al. 1990).

8.2 Minimalinvasive Kariestherapie

Bei der minimalinvasiven Kariestherapie werden röntgenographisch diagnostizierte approximale D_3-Läsionen oder feststellbare Kavitäten im Kauflächenbereich füllungstherapeutisch versorgt. Dabei erfolgt eine maximal zahnhartsubstanzschonende Präparation. Die grazile Kavität wird mit adhäsiv befestigten Materialien versorgt. Minimalinvasive Kariesthe-

Tabelle 34 Behandlungssystematik bei der erweiterten Fissurenversiegelung

Behandlungsschritt	Behandlungsmittel	Behandlungsmodus
1. Absolute Trockenlegung	Kofferdam-Set	Isolation der zu versorgenden Zähne
2. Reinigung und Desinfektion des Zahns	– niedertouriges Mikromotorwinkelstück – kelchförmiges Kunststoffbürstchen – Reinigungspaste oder: Pulverstrahlgerät (*Staehle* 1994) Wasserspray – Chlorhexidindigluconat (0,1–0,5 %)	intensive Reinigung des intakten Fissurensystems sorgfältige Entfernung der Pasten- und Pulverreste mit Wasserspray Fissurendesinfektion
3. Primärpräparation	– hochtouriges Mikromotorwinkelstück – kugelförmiger Diamantschleifer mittel: ISO 001 524 009	grazile substanzschonende defektgerechte Präparation der bereits kariösen Fissurenanteile als eine oder mehrere getrennte punktförmige Kavitäten
4. Kariesentfernung	– niedertouriges Mikromotorwinkelstück – Stahlrosenbohrer ISO 001 001 008-009	Entfernung erweichten kariösen Dentins
5. Sekundärpräparation	– mitteltouriges Mikromotorwinkelstück – kugelförmiger Diamantschleifer fein: ISO 001 514 009	Glättung der Kavitätenränder ohne Abschrägung
6. Kavitätenreinigung	Chlorhexidindigluconat (0,1–0,5 % wäßrig)	Desinfektion der Kavität

Fortsetzung von Tabelle 34

Behandlungsschritt	Behandlungsmittel	Behandlungsmodus
7. Applikation der Unterfüllung	Zinkoxidphosphatzement	Applikation einer säure- und druckfesten Unterfüllung bei Dentinbeteiligung
8. Konditionierung des Schmelzes	– fließfähiges niedrigvisköses Phosphorsäuregel (35–37 %) – Dosierspritze – Kanüle – Pinsel	Säureätzung der Kavitätenränder und des intakten Fissurensystems (möglichst auf 1 mm Breite entlang der Fissuren beschränken) Ätzzeit: 60–120 Sekunden
9. Spülung und Trocknung	– Wasserspray – ölfreie Druckluft	Spülzeit: ≥ 20 Sekunden
10. Applikation der 1. Versieglerschicht	– ungefüllter Versiegler – Kunststoffpinsel – ölfreie Druckluft	– Auftragen des Versieglers mit Pinsel – homogene Verteilung mit Druckluft
11. Applikation der präventiven Adhäsivfüllung	– Mikrohybridkomposit – Füllspatel – Kugelstopfer – Lichtpolymerisationsgerät	– schichtweise Applikation, Modellierung und Lichthärtung des Komposits (40 Sekunden/Schicht)
12. Applikation der 2. Versieglerschicht	– gefüllter fließfähiger Versiegler – Kanüle, Exkavator, Pinsel – Lichtpolymerisationsgerät – Glyzeringel	– Versiegelung des gesamten Fissurensystems – Lichthärtung des Versieglers (40 Sekunden) – Wiederholung der Lichthärtung nach Gelapplikation
13. Entfernung des Kofferdams		
14. Kontrolle der Versiegelung	– Okklusionsfolie – extrafeine kugelförmige Diamantschleifer	– Prüfung der statischen und dynamischen Okklusion – Fahndung nach Versiegelungsdefekten und deren Korrektur
15. Fluoridierung	– Fluoridlösungen – Fluoridlack	
16. Nachsorge	zahnärztliche Sonde	– Kontrolle der Versiegelungen: 1–4 mal/Jahr – ggf. Konditionierung und Nachversiegelung

rapie ist als **Kariesfrühtherapie** an **Kariesfrühdiagnostik** geknüpft. Im Fissurenbereich schließt sich an die schadensgerechte Versorgung der klinischen Kariesläsion eine prophylaktische Fissurenversiegelung an (*Staehle* 1996). Das Vorgehen ist als **erweiterte Fissurenversiegelung** bekannt (Tab. 34).

8.3 Invasive Kariestherapie

8.3.1 Kurativer und ästhetischer Wert der Füllung

Füllungstherapie ist symptomatische Kariestherapie mit mechanisch oder mechanisch-chemisch verankerten organfremden Füllungsmaterialien. Dabei ist heute die ursprüngliche mechanistische Sicht durch ein biologisches Therapiekonzept abgelöst worden. Demnach versteht man unter dem **kurativen Wert** einer Füllung:

1. Ersatz verlorengegangener Zahnhartsubstanzen,
2. Verhütung von Sekundärkaries und ihrer Folgeerkrankungen,
3. Unschädlichkeit gegenüber dem Zahn, der Mundhöhle und dem Gesamtorganismus.

Im zunehmenden Maße werden seitens der Patienten zahnfarbene Restaurationen gewünscht. Allerdings geht ein erhöhter **ästhetischer Wert** einer Füllung im Seitenzahngebiet nicht obligat mit einem ausreichend hohen kurativen Wert einher.

8.3.2 Kavitätenklassen

Ausgehend von den Prädilektionsstellen der Karies hat *Black* (1914) für die Kavitätenpräparation 5 Kavitätenklassen vorgeschlagen, die weltweit verbindlich sind:

Klasse 1: Kavitäten, die in „Strukturfehlern" der Zähne, in den Grübchen und Fissuren beginnen;
Klasse 2: Kavitäten der Approximalflächen von Bikuspidaten und Molaren;

Klasse 3: Kavitäten der Approximalflächen von Schneide- und Eckzähnen, welche nicht die Entfernung und Wiederherstellung einer Schneideecke erfordern;
Klasse 4: Kavitäten der Approximalflächen von Schneide- und Eckzähnen, welche die Entfernung und Wiederherstellung einer Ecke erfordern;
Klasse 5: Kavitäten des gingivalen Drittels (nicht Grübchenkavitäten) an den labialen, bukkalen oder lingualen Zahnflächen.

8.3.3 Präparationsregeln

Für die Invasivtherapie der Karies gelten im Prinzip die klassischen Präparationsregeln nach *Black* (1914), die heute stark modifiziert worden sind.

Black hat folgende Systematik empfohlen:

1. Herstellung der Umrißform,
2. Herstellung der Widerstandsform,
3. Herstellung der Retentionsform,
4. Herstellung der Erleichterungsform,
5. Entfernung des restlichen kariösen Dentins,
6. Finieren des Schmelzrandes,
7. Reinigung der Kavität.

Im Rahmen der **Primärpräparation** schaffen wir die Umriß-, Widerstands- und Retentionsform der Kavität. Die **Sekundärpräparation** dient der Gestaltung des Kavitätenrandes.

Die Modifikationen der *Black*schen Regeln sind teilweise so stark, daß wir ihre gültigen Prinzipien oft nur noch schwerlich zu erkennen vermögen (Tab. 35).

Die Modifikationen der Präparationsregeln hängen u.a. von der Wahl des Füllungsmaterials ab.

Tabelle 35 Modifikation der *Black*schen Präparationsregeln

Präparationsform	Klassische Regeln	Modifikation
Umrißform (Ausdehnung der Kavität)	Extension for prevention (präventive Extension): Präparationsgrenze in „habituell sauberen Zonen": – breites „Aufziehen" aller Fissuren – Ausdehnung der vertikalen approximalen Kavitätenränder in den Bereich der „Zahnkanten" – infragingivale Präparation der zervikalen Stufe	Constriction with conviction (*Heidemann* 1992) (bewußte Minimierung des Zahnhartsubstanzopfers): Präparationsgrenze in „artifiziell sauberen Zonen": – grazile schadensgerechte zahnhartsubstanzschonende Präparation kariöser Fissuren – Erhaltung der Crista transversa – hygienefähige Gestaltung der approximalen Kavitätenränder (Eindringen der Sondenspitze in den Interdentalraum) – supragingivale Präparation der zervikalen Stufe
Widerstandsform (Widerstand von Füllung und Zahn gegen Kaudruck)	– scharfkantige rechtwinklige Präparation der Stufen und Kavitätenwände – möglichst plane Gestaltung des Kavitätenbodens – Abtragen unterminierter Schmelzpartien	– Abrunden der internen Kavitätenwinkel – Brechen der zervikalen Stufe – Präparation des Kavitätenbodens in Abhängigkeit von der Kariesausdehnung – Erhaltung unterminierter Schmelzflächen bei Kompositen
Retentionsform (Verankerung der Füllung)	– Schwalbenschwanzpräparation – parallele oder unter sich gehende Kavitätenwände	– Schwalbenschwanzpräparation bei Metallgußfüllungen – unter sich gehende Wände bei plastisch verarbeitbaren Füllungsmaterialien – Abschrägen der Schmelzränder bei Kompositen (adhäsive Retention) – retentive Stufenpräparation
Finieren und Abschrägen des Schmelzrandes	– Glätten und Abschrägen des Schmelzrandes mit Handinstrumenten	– füllungsmaterialabhängige Randgestaltung sowie Glätten des Kavitätenrandes mit Hand- und rotierenden Instrumenten (s. Behandlungssystematiken)

8.3.4 Präparationsinstrumentarium

Primär- und Sekundärpräparation werden mit ISO-genormtem **kavitätendesigngerechten** und **formkongruentem** rotierendem Präparationsinstrumentarium ausgeführt (s. Behandlungssystematiken). Handinstrumente sollten in Pulpanähe und im Kontaktbereich bevorzugt Anwendung finden. Von den derzeit verfügbaren Dentallasern eignet sich prinzipiell der gepulste Erbium-YAG-Laser zur Präparation im Schmelz und Dentin. Unter Wassersprühkühlung tritt dabei keine pulpaschädigende Temperaturerhöhung auf (*Keller* et al. 1991, *Burkes* et al. 1992, *Li* et al. 1992). Die mit der Photoablation erzeugten Kavitäten haben unebene Wände, so daß beispielsweise für eine Inlayversorgung konventionell nachpräpariert werden muß. Gleiches trifft für die Pulverstrahltechnik zu.

8.3.5 Pulpaschonendes Vorgehen

Prinzipiell ist eine zahnhartsubstanz- und pulpaschonende Präparation zu fordern.

Je näher die Pulpa, desto niedriger die Drehzahl!

Außerdem sollte oberhalb der niedrigen Drehzahlbereiche stets mit Wassersprühkühlung gearbeitet werden. Besonders pulpanahe Dentinwunden sind mit einem **Dentinwundverband** zu versorgen. Es finden Kalziumhydroxidsuspensionen in Kombination mit Zinkoxid-Eugenol bzw. -Nelkenöl (ausgenommen Komposittherapie) oder Kalziumhydroxidzemente Verwendung.

Die Wundverbände müssen mit druck- und säurefestem Unterfüllungsmaterial abgedeckt werden. Säure- und Haftvermittlerapplikationen auf große und tiefe Dentinwundflächen lehnen wir ab, da selbst bei keilförmigen Defekten offene Dentintubuli mit direktem Zugang zur Pulpa nachgewiesen wurden (*Buchmann* 1993). Für den Einsatz von Dentinhaftvermittlern in den wundverbandfreien Dentinrandbezirken der Kavitätenklassen III, IV und V fordern wir die Erhaltung der nach der Präparation verbleibenden schützenden Schmierschicht (smear layer) oder deren Wiederausfüllung. Säurebedingte Schädigung der Pulpa über das Röhrensystem der Dentinkanälchen nach Dentinkonditionierung (*Stan-*

ley et al. 1975) sind ebenso möglich wie Dentinhypersensibilität und Pulpairritationen nach der Applikation von Haftvermittlern auf schmierschicht- und schmierschichtpfropfenfreies Dentin (*Pashley* 1991). Demgegenüber zitiert *Haller* (1992) eine Reihe von Autoren, die die Dentinkonditionierung durch Säuren und die Applikation von Dentinhaftmitteln als pulpaverträglich bewerten.

8.3.6 Indikation und Kontraindikation der invasiven Füllungstherapie

Zur Indikation und Kontraindikation der invasiven Füllungstherapie mit unterschiedlichen Materialien im Seitenzahngebiet hat sich *Klaiber* (1996) in einem Überblick aktuell geäußert (Abb. 138 und 139). Die deutschen Hochschullehrer der Zahnerhaltung und Parodontologie emp-

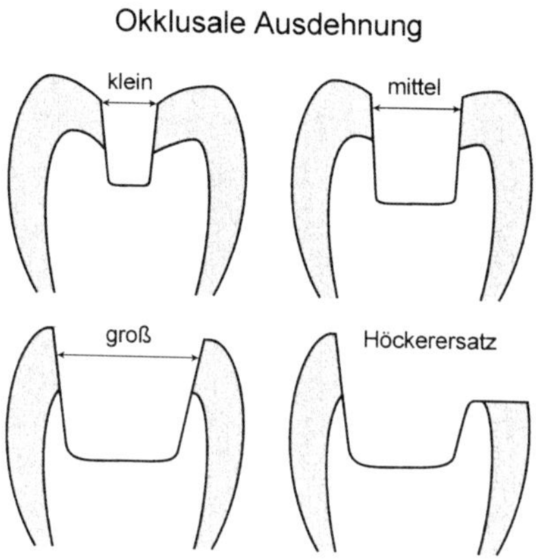

Okklusale Ausdehnung

	klein	mittel	groß	Höckerersatz
Amalgam	-+	+	-	-(+)
Goldguß Inlay Teilkrone	- -	+ -	- +	- +
Kompositfüllung	+	+	-	-
Komposit- bzw. Keramikinlay	-	+	+	+

Abb. 138 Indikation und Kontraindikation verschiedener Füllungsmaterialien im Seitenzahngebiet in Abhängigkeit von ihrer okklusalen Ausdehnung (mit freundlicher Genehmigung von Herrn Prof. Dr. *B. Klaiber* 1996)

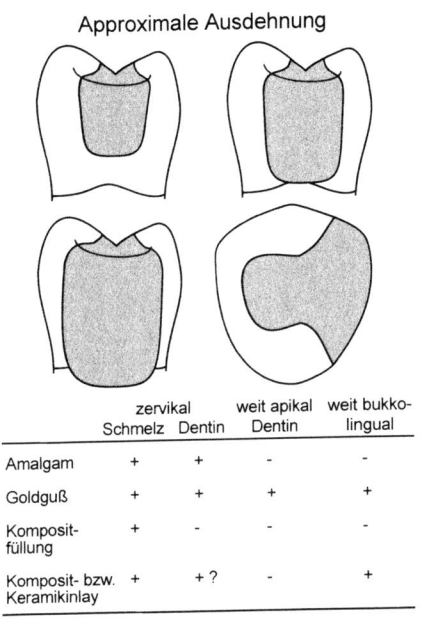

Approximale Ausdehnung

	zervikal Schmelz	Dentin	weit apikal Dentin	weit bukko-lingual
Amalgam	+	+	-	-
Goldguß	+	+	+	+
Kompositfüllung	+	-	-	-
Komposit- bzw. Keramikinlay	+	+?	-	+

Abb. 139 Indikation und Kontraindikation verschiedener Füllungsmaterialien im Seitenzahngebiet in Abhängigkeit von ihrer approximalen Ausdehnung (mit freundlicher Genehmigung von Herrn Prof. Dr. *B. Klaiber* 1996)

fehlen als Amalgamalternativen im Seitenzahngebiet die Kompositfüllung sowie das Komposit- und Keramikinlay nur dann, wenn zirkulär anätzbarer Schmelz vorhanden ist.

8.3.7 Amalgamfüllung

Definition der Amalgame

Amalgame sind Legierungen aus Silber, Kupfer, Zinn, Zink, Zirkonium und Quecksilber. Sie entstehen durch Anmischen (Trituration) von Feilung (Alloy) und Quecksilber.

Wissenschaftlicher Standpunkt zum Amalgam

Adolph Witzel, der die wissenschaftlichen Grundlagen der Amalgamfüllung legte, äußerte sich 1899 in seinem Buch "Über das Füllen der Zähne mit Amalgam": „Denn ich habe die feste Überzeugung, dass ein jeder, der nach den von mir aufgestellten Regeln die Zahnhöhlen präpariert, die Amalgame stopft und finiert – gleichviel welche von den vielen, zum Teil brauchbaren Legierungen er benutzt – in Zukunft mit mehr Befriedigung das viel geschmähte und doch so nützliche Amalgam verwenden wird." Die Worte *Witzels* haben nichts an ihrer Aktualität verloren. Erneut steht das Amalgam wegen seiner angeblich gesundheitsschädigenden Wirkung im Zentrum des öffentlichen Interesses, und es bedarf der wissenschaftlichen Begründung für seinen Einsatz in der täglichen zahnärztlichen Praxis. Die wissenschaftlichen Erkenntnisse zur Amalgamproblematik lassen sich wie folgt zusammenfassen:

1. Von den Bestandteilen des Amalgams ist besonders sein Quecksilberanteil Gegenstand der wissenschaftlichen Diskussion, da Quecksilber toxisch ist und über ein hohes Allergiepotential verfügt (*Lussi* 1987).
2. Unmittelbar nach der Applikation, Politur und Entfernung von Amalgamfüllungen ist ein vorübergehender Anstieg (3–4 Tage) der Quecksilberkonzentration in Blut und Urin möglich (*Geurtsen* 1990, *Visser* 1993 und 1995).
3. Auch durch Zähneputzen, den Kauprozeß und Korrosion wird Quecksilber freigesetzt (*Geurtsen* 1990).
4. Zwischen dem Quecksilbergehalt der Hirnsubstanz und der Zahl der Amalgamfüllungen besteht eine statistisch signifikante Abhängigkeit (*Eggleston* und *Nylander* 1987).
5. Die Quecksilberkonzentration der Nierenrinde war bei Personen mit Amalgamfüllungen 9–10 mal höher als in einer amalgamfreien Kontrollgruppe (*Nylander* et al. 1987, *Visser* 1995).
6. Amalgamfüllungen belasten durch die Freisetzung anorganischen Quecksilbers als elementarer Quecksilberdampf, mit der Nahrung wird organisches (Fisch) und anorganisches Quecksilber aufgenommen. Dabei liegen die Belastungen durch beide Quellen in der gleichen Größenordnung (*Visser* 1995).
7. Aus Amalgamfüllungen werden täglich weniger als 10 µg Quecksilber freigesetzt und resorbiert (*DGZMK* und *DGZ* 1995).

8. Die Gesamtquecksilberbelastung aus Amalgamfüllung und Nahrung liegt deutlich unter den toxikologisch bedenklichen Werten (*Visser* 1995). Der WHO-Grenzwert der täglichen Quecksilberaufnahme mit der Nahrung beträgt 43 µg (*Schiele* et al. 1996a).
9. Speicheltests sind für die Bewertung der Quecksilberbelastung durch Amalgamfüllungen ungeeignet (*Kemper* 1996, *Schiele* et al. 1996 a und b).
10. Amalgam kann systemische und lokale Nebenwirkungen zeigen (*Geurtsen* 1990). In seltenen Fällen wirkt Quecksilber als allergene Amalgamkomponente. An lokalen Nebenwirkungen sind die Amalgamtätowierung der Schleimhaut, Lichen ruber planus und orale Mißempfindungen (*Eley* und *Cox* 1993, *Visser* 1993) bekannt. Bei den Nachkommen von Zahnärztinnen und Zahnarzthelferinnen in den USA konnten weder eine erhöhte Säuglingssterblichkeit noch eine größere Häufigkeit angeborener Fehlbildungen konstatiert werden (*Brodsky* et al. 1985). „Nach derzeitigem Stand des Wissens gibt es keinen Beleg, daß die Belastung des Feten mit Quecksilber aus den Amalgamfüllungen der Mutter gesundheitliche Auswirkungen auf das Kind hat" (*Bundesinstitut für Arzneimittel und Medizinprodukte* 1995).

Auf der Grundlage dieser wissenschaftlichen Erkenntnisse ergeben sich für die Amalgamfüllung folgende Indikationen und Kontraindikationen (*Hochschullehrer der Zahnerhaltung* 1994, *Bundesinstitut für Arzneimittel und Medizinprodukte* 1995, *Visser* 1995, *Schiele* et al. 1996a):

Indikationen

- Versorgung mittelgroßer Kavitäten der Kavitätenklassen I und II, wenn aus Gründen der Substanzschonung, Extension und Retention sowie aus zeitlichen und finanziellen Erwägungen alternative Materialien entfallen (*Hochschullehrer der Zahnerhaltung* 1994),
- bei Sanierungen in Narkose nach Aufklärung, Beratung und Einverständnis,
- bei fehlender Alternative Versorgung von Kavitäten der Klasse V an Molaren.

Absolute Kontraindikationen

- Vorliegen einer Allergie,
- retrograde Wurzelkanalfüllung,
- Patienten mit Nierenschädigung,
- amalgambedingter oraler Lichen ruber planus,
- Amalgamapplikation in der Nähe von Operations- und Extraktionswunden.

Relative Kontraindikationen/Indikationseinschränkungen

- aus Gründen des vorbeugenden Gesundheitsschutzes keine bzw. keine weitere Amalgamanwendung und -entfernung in der Schwangerschaft (*Bundesinstitut für Arzneimittel und Medizinprodukte* 1995),
- bei Kindern bis zum 6. Lebensjahr (*Bundesgesundheitsamt* 1992),
- bei Stumpfaufbauten unter Kronen und Inlays,
- als Füllungsmaterial in Gußkronen (*Bundesinstitut für Arzneimittel und Medizinprodukte* 1995),
- bei oralen Mißempfindungen wie Metallgeschmack und oralem Galvanismus,
- bei starkem Bruxismus,
- bei beruflicher Quecksilberexposition (*Visser* 1995).

> Die Aufklärung des Patienten ist grundsätzlich erforderlich. Es muß allerdings über die Vor- und Nachteile **aller** Materialien und Methoden der Füllungstherapie aufgeklärt werden (*Hochschullehrer der Zahnerhaltung* 1994).

Einteilung der Amalgame

In Abhängigkeit von der Anzahl der an der Legierung beteiligten Metalle wird zwischen **binären, ternären, quarternären** (usw.) **Amalgamen** unterschieden. Nach der Partikelgeometrie differenziert man zwischen **Kugel-, Sphäroid-, Splitter-** und **Mischamalgamen** (Abb. 140, 141, 142, 143).

Des weiteren erfolgt eine Einteilung nach dem Kupfergehalt in **konventionelle** und **Gamma-2-freie Amalgame**.

Bei den konventionellen Amalgamen mit einem Kupfergehalt von < 6% bilden sich durch den Abbindeprozeß eine **Gamma-1-Phase** (Ag/Hg) und eine **Gamma-2-Phase** (Sn/Hg). Letztere ist sehr korrosionsanfällig. Das

Abb. 140

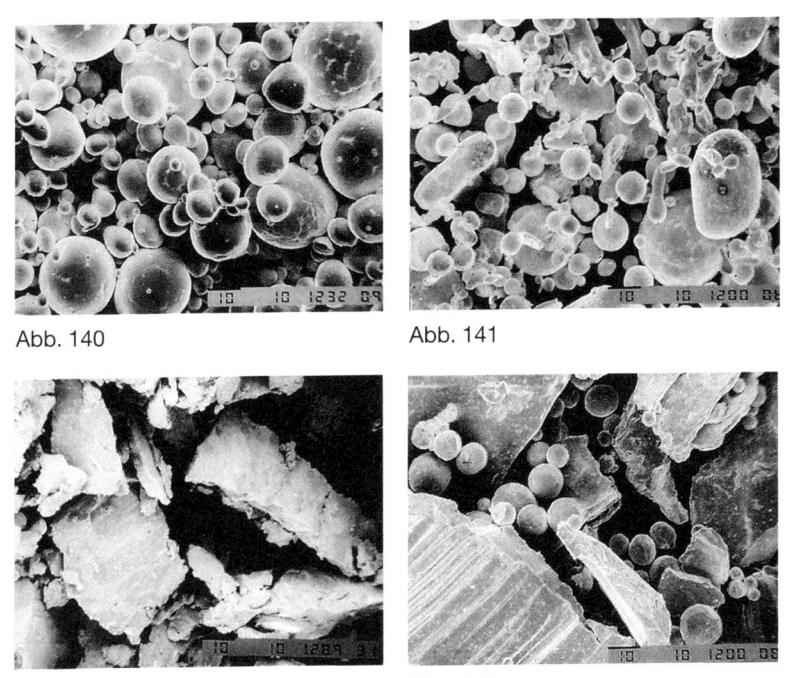

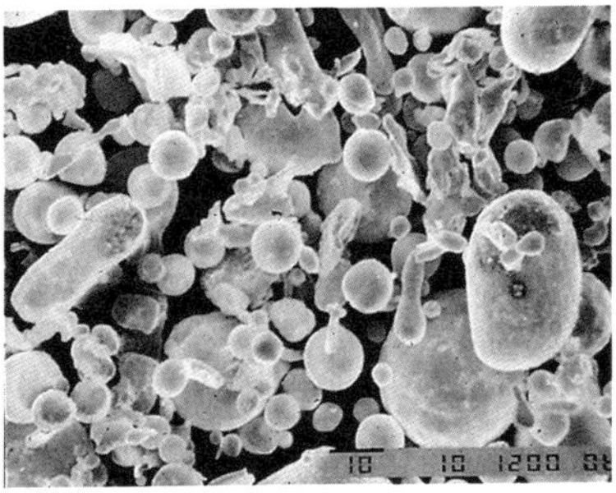

Abb. 141

Abb. 142

Abb. 143

Abb. 140 Kugelamalgam (REM)

Abb. 141 Sphäroidamalgam (REM)

Abb. 142 Splitteramalgam (REM)

Abb. 143 Mischamalgam (REM) (Abb. 140–143 mit freundlicher Genehmigung von Dr. *R.W. Bauer* und *G.R. Zechman jr.*, Chicago)

durch Korrosion des Amalgams freigesetzte Quecksilber diffundiert zurück in die Füllung. Durch den Quecksilberüberschuß expandiert die Füllung, ihre Ränder wölben sich auf und brechen ab. Dieses Phänomen ist als **merkuroskopische Expansion** (*Dreyer-Jörgensen* 1977) bekannt. Die Gamma-2-Phase ist für einen hohen **Creep**- (kriechende Verformung des Amalgams) und **Flow-Wert** verantwortlich. Durch die Erhöhung des Kupfergehalts > 12% gelang es, die Gamma-2-Phase zu eliminieren (*Heidemann* 1992):

Abbindereaktion I:

$8\ AgSn + 33\ Hg \rightarrow 8\ Ag_3Hg_4 + Sn_8Hg$
(Gamma-1-   (Gamma-2-
Phase)   Phase)

Abbindereaktion II:

$Sn_8Hg + Ag/Cu \rightarrow Cu_6Sn_5 + Ag_3Hg_4$.

Verhaltensregeln

Wenn Amalgam nach gültigen Regeln im *Witzel*schen Sinne verarbeitet wird, läßt sich die Quecksilberfreisetzung minimieren (*Lussi* 1987, *Geurtsen* 1990, *Ott* 1993):

1. Verwendung Gamma-2-freier Amalgame,
2. Trituration mittels Kapselmischgeräten,
3. manuelle oder maschinelle (ausgenommen Ultraschall) Kondensation unter Absaugung,
4. Brünieren unter Absaugung,
5. drucklose, nasse mitteltourige Politur unter Absaugung,
6. nasse mitteltourige Entfernung unter Absaugung,
7. Mindestvolumen der Praxisräume 50 m^3,
8. glatter und fugenloser Fußboden (weder Parkett noch Teppichboden),
9. Aufbewahrung von Amalgamresten in verschlossenen Sammelbehältern unter Wasser, in Fixierbad oder KMnO$_4$,
10. Reinigung der Instrumente und Mischgeräte.

Behandlungssystematik

Das schrittweise Vorgehen bei der Amalgamfüllung der Kavitätenklassen I und II wird in Tabelle 36 dargestellt.

Tabelle 36 Behandlungssystematik bei der Amalgamfüllung der Kavitätenklassen I und II

Behandlungsschritt	Behandlungsmittel	Behandlungsmodus
1. Primärpräparation (Umriß-, Retentions- und Widerstandsform) Klasse I (Abb. 144)	– Turbine oder hochtouriges Mikromotorwinkelstück – birnenförmiger Diamantschleifer mittel: ISO 233 524 010-016	Grazile substanzschonende defektbezogene Präparation: Okklusalkavität: Umrißform: – Einbeziehung aller kariösen Fissuren – Erhaltung der Crista transversa Retentionsform: – leichte Konvergenz der oralen und vestibulären Wand (stumpfer Schmelzwinkel 100°) Widerstandsform:
	– konischer Diamantschleifer mit abgerundeter Kante mittel: ISO 198 524 012-016	– Divergenz der mesialen und distalen Wand wegen Bruchgefahr – abgerundete Übergänge zwischen Kavitätenboden und -wand – Kavitätenmindesttiefe: 2,0 mm – Kavitätenbreite = max. Hälfte des Höckerabstands – Abtragen unterminierten Schmelzes – Wandstärke: ≥ 1,5 mm – Präparation der Kavitätenwände gemäß dem Verlauf der Kronenachse (Bruchgefahr lingualer Höcker)
Klasse II (Abb. 145)	– birnenförmiger Diamantschleifer s.o.	Approximalkavität: – Präparation eines leicht konvergierenden Kastens mit abgerundeten Ecken und supragingivaler Stufe unter Belassung einer dünnen approximalen Schmelzwand
	– Exkavator	– Entfernung der dünnen Approximalwand (Abb. 146)
	– Spezialwinkelstück KAVO INTRA LUX® prepcontrol 61 LR – Proxoshape	– minimale, substanzschonende Extension (Abstand zum Nachbarzahn 0,5 mm, Eindringen der Sondenspitze in die Kavität (Abb. 147), Winkel: Kavität/Schmelzoberfläche: 90°

Fortsetzung von Tabelle 36

Behandlungsschritt	Behandlungsmittel	Behandlungsmodus
2. Kariesentfernung	– niedertouriges Mikromotorwinkelstück – Stahlbohrer ISO 001 001 010-016 – Exkavator	Entfernung erweichten kariösen Dentins am Kavitätenboden
3. Sekundärpräparation	– mitteltouriges Mikromotorwinkelstück	
– okklusal	– birnenförmiger Diamantschleifer fein: ISO 233 514 010-014 – oder: birnenförmiger Hartmetallfinierer mit 12 Schneiden: ISO 496 071 010-014	Glättung der okklusalen Kavitätenränder
– approximal	– Schmelzmeißel – KAVO INTRA LUX® prepcontrol 61 LR – Cavishape	Glättung der approximalen Kavitätenränder
– approximalzervikal	– Gingivalrandschräger	Brechung der Stufe (Entfernung ungestützter Schmelzprismen) (Abb. 148)
4. Kavitätenreinigung	– H_2O_2 (3 %) – NaOCl (0,5 %) – Chlorhexidindiglukonat (0,1-0,5 % wäßrig)	Desinfektion und Entfernung der lockeren Schmierschichtanteile (Abb. 149)
5. Dentinwundversorgung–	– $Ca(OH)_2$-Paste – ZnO-Eugenol oder: $Ca(OH)_2$-Zement	Versorgung des pulpanahen Dentins (Abb. 150)
6. Applikation der Unterfüllung	– Zinkphosphatzemente – Zinkpolycarboxylatzemente – Füllspatel – Planator	Abdeckung präparierter Dentinflächen oder des Dentinwundverbandes
7. Trockenlegung des Zahns	– Kofferdam-Set (stets anzustreben) – Watterollen – Absaugung	Fernhalten von Feuchtigkeit beim Kondensationsvorgang
8. Anlage der Formgebungshilfe	– Matrizenband – Matrizenhalter – Interdentalkeil mit trapezförmigem Querschnitt und konkaver Längskontur – ggf. Kupfer- oder Aluminiumring	Restauration der Zahnform mit Wiederherstellung der Kontaktflächen und Ausschluß von Amalgamüberhängen: – dichte Adaptation der Matrize an zervikaler Stufe mit leichter Überlappung – geringes Überstehen im Kauflächenbereich (Abb. 151)

Fortsetzung von Tabelle 36

Behandlungsschritt	Behandlungsmittel	Behandlungsmodus
9. Konturieren der Matrize	– Kugelstopfer – Konturierzange	– Formung der vertikalen und horizontalen Krümmung – Herstellung der Approximalkontaktfläche
10. Trituration des Amalgams	Kapselmischgerät	proportioniertes Mischen von Legierungspulver und Quecksilber
11. Überführung des Amalgams in die Kavität (Abb. 153)	– Amalgambrunnen (Abb. 152) – Amalgampistole mit diversen Ansätzen	Vermeidung von Hautkontakten
12. Kondensation des Amalgams	– kavitätenformgerechte Stopfinstrumente (Form entspricht dem zu füllenden Bereich): abgerundete (birnenförmige) und plane zylindrische, konische und elefantenfußförmige Handinstrumente – Ansätze für maschinelle Kondensiergeräte (Ultraschall kontraindiziert)	maximale Adaptation des Amalgams an Kavitätenwände und -boden unter Vermeidung von Lufteinschlüssen (Abb. 154): – schichtweises senkrechtes Stopfen mit Überschuß (Witzel-Überbau) in trockene Kavität – Herstellung des Approximalkontakts – Stopfdruck: > 1 N
13. Oberflächenbearbeitung		
13.1 Schnitzen (Carving)	Amalgamschnitzinstrumente – Schnitzinstrumente nach Frahm oder Wiland (Abb. 155) – Universalschnitzinstrument nach Sprengel (Abb. 156) – Cleoid- und Discoid-Instrumente	Herstellung vereinfachter anatomischer Verhältnisse zur Gewährleistung der Funktion: – Entfernung okklusaler quecksilberreicher Überschüsse – gleichzeitige Führung des Instruments auf Füllung und Schmelz – breite und runde Gestaltung der Randleiste – Herausarbeitung konvexer Höckerabhänge und flacher Fissuren – Herstellung von Höcker-Fossa-Dreipunktgruppen- und Höcker-Randleisten-Zweipunktgruppen-Kontakten (*Motsch* 1980). – Entfernung approximaler Überschüsse nach Entfernung der Matrize

Fortsetzung von Tabelle 36

Behandlungsschritt	Behandlungsmittel	Behandlungsmodus
13.2 Glättung (Burnishing)	Brünierinstrumente	Glätten und Verdichten der geschnitzten Amalgamoberfläche zur Verminderung der Korrosion (Abb. 157)
13.3 Fluoridierung	Fluoridlack	Sekundärkariesprophylaxe und Fernhaltung von Feuchtigkeit
13.4 Finieren	– mitteltouriges Mikromotorwinkelstück	Nachbearbeitung der geschnitzten und geglätteten Oberfläche nach 24 Stunden (Regel) unter Wasserkühlung: – endgültige Formgebung – Entfernung von Überschüssen – Glätten der Füllungsränder
– okklusal	– gewendelter knospenförmiger Hartmetallfinierer mit 12 Schneiden: ISO 277 072 014, 018	Bearbeitung der Höckerabhänge (Abb. 158)
	– stumpfer Stahlrosenbohrer ISO 001 001 006, 008	Bearbeitung der Fissuren (Abb. 159)
– approximal	– flammenförmiger Diamantschleifer fein: ISO 274 514 016-018 – gewendelter flammenförmiger Hartmetallfinierer mit 12 Schn.: ISO 274 072 016-018 – flexible Scheiben grob u. mittel	Bearbeitung des oralen und vestibulären Füllungsrandes (Abb. 160)
– approximalzervikal	Finierstreifen	Bearbeitung des zervikalen Füllungsrandes
13.5 Politur	– niedertouriges Mikromotorwinkelstück	Hochglanzpolitur zur Oberflächenveredelung und Verringerung der Plaqueakkumulation mit mäßigem Druck bei 4000–6000 U/min unter Wasserkühlung (Höchsttemperatur der Füllung < 65°)
– okklusal	– Gummispitzen braun und grün	Fissurenbereich (Abb. 161)
	– Gummikelch braun und grün	Randleistenbereich
– approximal	– flexible Scheiben fein und extrafein – Gummikelch braun und grün	
– gesamte Füllung	– Filzpolierer – Polierpasten – Polierbürstchen – ZnO-Pasten	(Abb. 162 und 163)

Invasive Kariestherapie 231

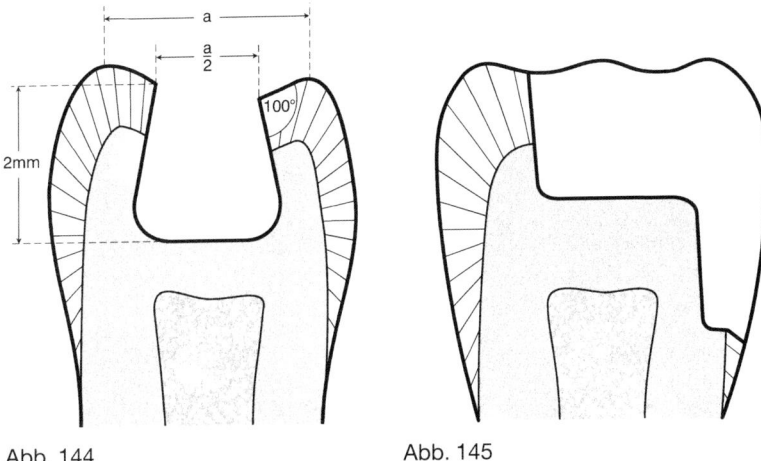

Abb. 144

Abb. 145

Abb. 144 Klasse-I-Kavität der Amalgamfüllung im bukko-oralen Längsschnitt

Abb. 145 Klasse-II-Kavität der Amalgamfüllung im mesio-distalen Längsschnitt

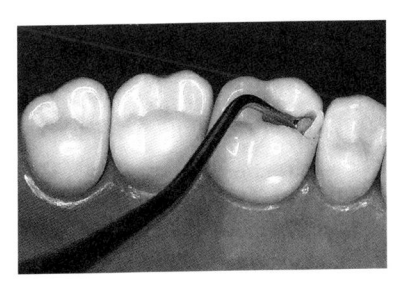

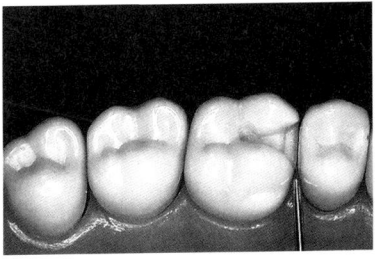

Abb. 146

Abb. 147

Abb. 146 Entfernung der approximalen Schmelzwand

Abb. 147 Substanzschonende Präparation bei der Amalgamfüllung (Eindringen der Sondenspitze in die Kavität)

232 Therapie der Karies

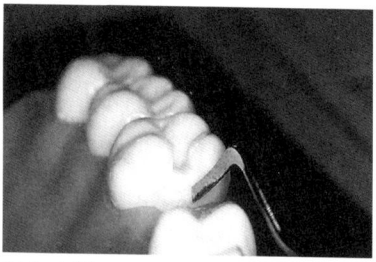

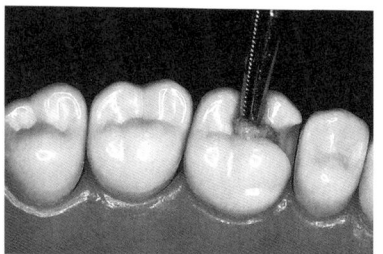

Abb. 148

Abb. 149

Abb. 148 Abschrägen des zervikalen Schmelzes

Abb. 149 Kavitätenreinigung und -desinfektion

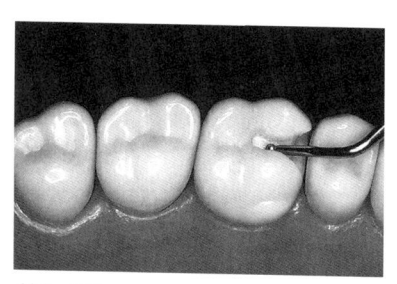

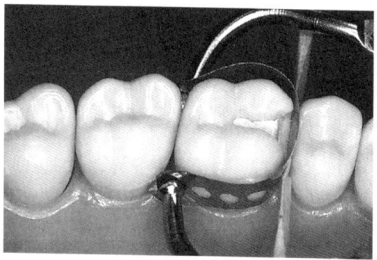

Abb. 150

Abb. 151

Abb. 150 Dentinwundversorgung mit Ca(OH)$_2$-Zement

Abb. 151 Anlage und Verkeilen der Ivory-Matrize

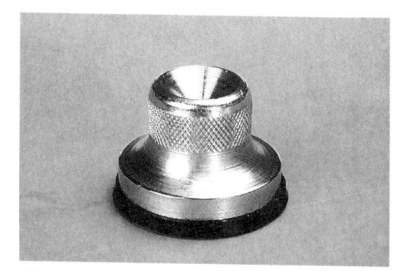

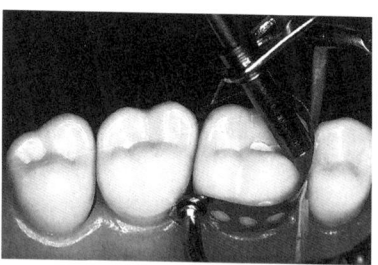

Abb. 152

Abb. 153

Abb. 152 Amalgambrunnen zur Entnahme des angemischten Amalgams (Hu-Friedy)

Abb. 153 Applikation des Amalgams mit Amalgampistole (Amalgam-Carrier, Hu-Friedy)

Invasive Kariestherapie 233

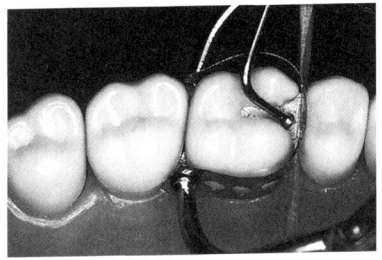

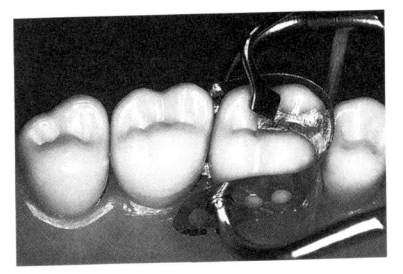

Abb. 154

Abb. 155

Abb. 154 Kondensation des Amalgams mit elefantenfußförmigem Handinstrument (Hu-Friedy)

Abb. 155 Carving zur funktionellen Gestaltung der Kaufläche mit Schnitzinstrument nach *Frahm* (Hu-Friedy)

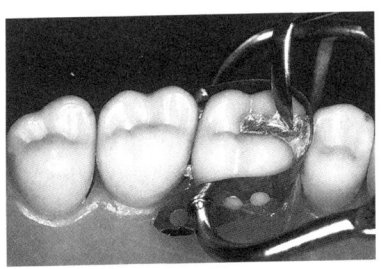

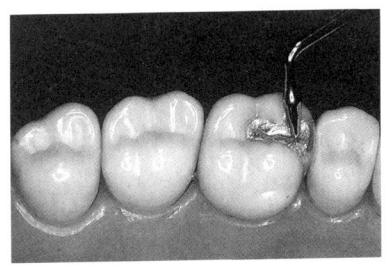

Abb. 156

Abb. 157

Abb. 156 Carving mit Universalschnitzinstrument nach *Sprengel* (Hu-Friedy)

Abb. 157 Glätten der geschnitzten Amalgamoberfläche

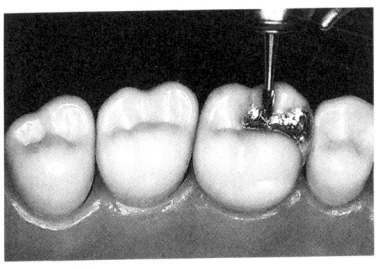

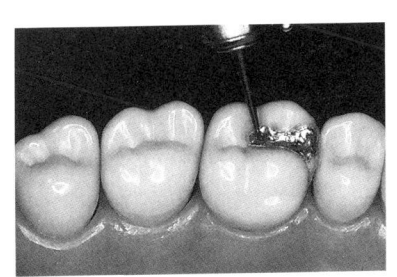

Abb. 158

Abb. 159

Abb. 158 Finieren der Höckerabhänge

Abb. 159 Finieren der Fissuren

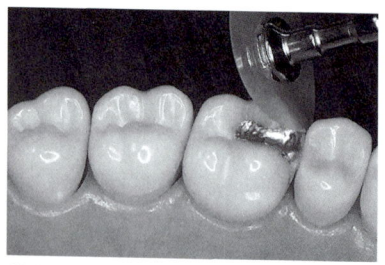

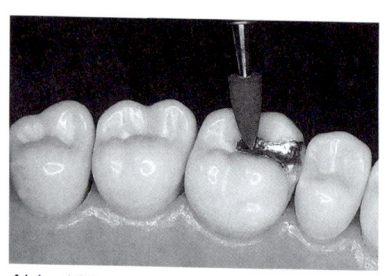

Abb. 160 Finieren der approximalen Füllungsränder mit flexibler Scheibe
Abb. 161 Politur des Fissurenbereichs mit spitzem Gummipolierer

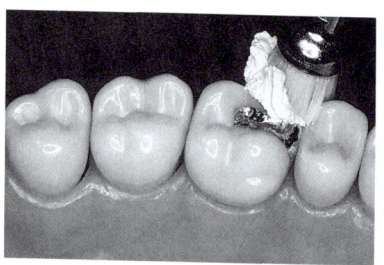

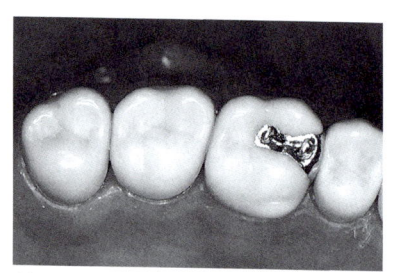

Abb. 162 Politur mit Polierbürstchen und -paste
Abb. 163 Finierte und polierte Amalgamfüllung

8.3.8 Kompositfüllung

Als Vorläufer der Komposite gelten die selbsthärtenden Akrylate (*Spreter von Kreudenstein* 1952), die eine hohe Polymerisationsschrumpfung aufwiesen und durch ihr relativ kleines Methylmethakrylatmolekül als pulpa- und gingivatoxisch galten. Die Entwicklung der Komposite geht auf *Bowen* (1956 und 1963) zurück, der ein höher molekulares Monomer, Bisphenol-A-Glycidylmethacrylat (Bis-GMA = Bowen-Formel) mit anorganischen Silikatpartikeln zur Erhöhung der Abrasionsfestigkeit und Herabsetzung der Polymerisationsschrumpfung verstärkte.

Definition der Komposite

Komposite sind zusammengesetzte zahnfarbene Füllungswerkstoffe für den Front- und Seitenzahnbereich. Sie bestehen aus einer organischen Matrix und einer anorganischen Phase sowie einem zwischen diesen Phasen haftvermittelnden mehrfunktionellen **Silan**. Die Matrix setzt sich aus einem oder mehreren Kunststoffmonomeren und Komonomeren zusammen. Außerdem enthält sie Initiatoren und Akzeleratoren zur chemischen und Lichthärtung sowie Stabilisatoren. Die anorganische Phase wird aus **Mikro-** und **Makrofüllern** sowie Pigmenten gebildet. Als Mikrofüller dient pyrogenes Siliziumdioxid, als Makrofüller Quarz, Barium-, Strontium- und Silikatgläser. Zur Farbgebung finden die Pigmente ZrO_2, TiO_2, Cr_2O_3 und Fe_2O_3 Verwendung.

Klasssifikation der Komposite

Komposite werden in **konventionelle** (**Makrofüller-**), **Mikrofüller-** und **Hybridkomposite** eingeteilt (Abb. 164). Bei den Makrofüllerkompositen sind Makrofüller in der Größenordnung von ≥ 10 µm bis ≤ 5 µm in die organische Matrix eingebettet (*Lutz* et al. 1983). Bei den Mikrofüllerkompositen wird zwischen **homogenen** und **inhomogenen** Mikrofüllerkompositen unterschieden. Die inhomogenen Mikrofüllerkomposite enthalten neben feinstteiligem SiO_2 (0,01–0,04 µm) kugel- und splitterförmige mikrogefüllte **Vorpolymerisate** oder agglomerierte Mikrofüllerkomplexe. **Hybridkomposite** bestehen aus Makro- und Mikrofüllern. Bei den modernen **Mikrohybridkompositen** (Feinpartikelhybridkomposite) liegt die Makrofüllergröße unter 1 µm. Sie zeichnen sich durch hohe Verschleißfestigkeit (*Leinfelder* 1991), verbessertes Randschlußverhalten (*Geurtsen* 1992a), verstärkte Röntgensichtbarkeit (*Ivoclar-Vivadent* 1992), langfristige Fluoridabgabe (*Arends* und *Ruben* 1988) und ästhetische Vorteile (*Geurtsen* 1992a) aus.

Mechanismus der Schmelzhaftung

Der Verbund zwischen Komposit und Schmelzoberfläche wird über die **Säure-Ätz-Technik** (*Buonocore* 1955) am präparierten Schmelz realisiert. Dabei gilt die Phosphorsäure nach wie vor als Konditionierungsmittel der Wahl. Sie schafft ein **mikroretentives Ätzmuster** und vergrößert dadurch die Schmelzoberfläche. Außerdem erhöht sich dabei deren Benetzbarkeit. Von Bedeutung für die Schmelzhaftung ist die Säureätzung

236 Therapie der Karies

Makrofüllerkomposit

Homogenes Mikrofüllerkomposit

Inhomogene Mikrofüllerkomposite
a) Kugelpolymerisat
b) Splitterpolymerisat

a) Hybridkomposit
b) Mikrohybridkomposit

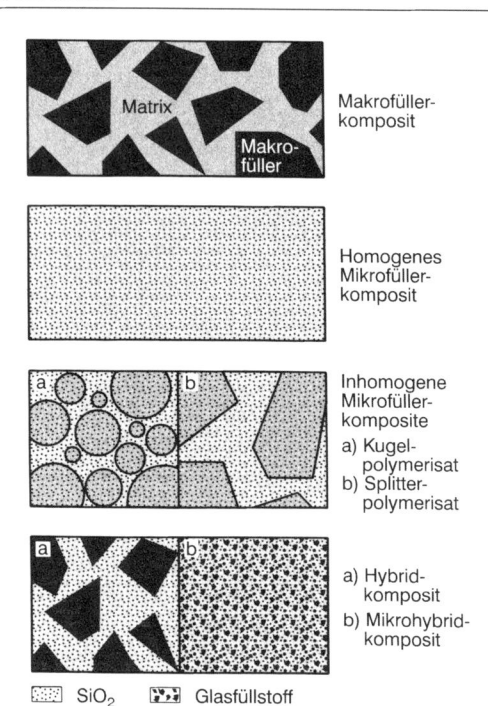

SiO₂ Glasfüllstoff
Matrix YbF₃ und Mischoxid

Abb. 164 Klassifikation und Struktur der Komposite (Modifikation nach *Lutz* et al. 1983)

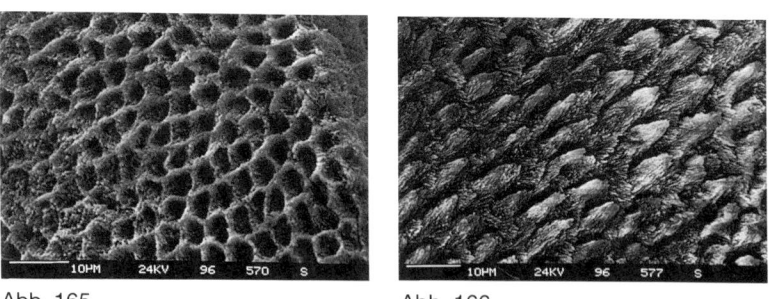

Abb. 165

Abb. 166

Abb. 165 Mikroretentives Ätzmuster des Schmelzes: Auflösung der Prismenzentren (REM)

Abb. 166 Mikroretentives Ätzmuster des Schmelzes: Auflösung der Prismenperipherien (REM)

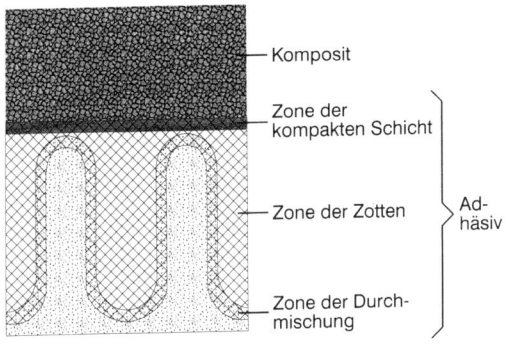

Abb. 167 Haftvermittlung zwischen Komposit und mikroretentivem Ätzrelief des Schmelzes durch drei Haftvermittlerschichten (Modifikation nach *Lutz* et al. 1976)

der Prismenzentren (Abb. 165) oder der Prismenperipherie (Abb. 166). Bei der Ätzung der Prismenzentren penetriert der Haftvermittler die bienenwabenartigen Mikroretentionen und verankert sich druckknopfartig über zottenähnliche Kunststofffortsätze (Tags) im konditionierten Schmelz (Abb. 167). Man spricht von einem **geometrischen Effekt** der Haftung (*Lutz* et al. 1976). Bei der Ätzung der Prismenperipherie umfaßt das **Adhäsiv** das Prismenzentrum über einen **rheologischen Effekt**.

Dentinhaftvermittler

Dentinhaftvermittler (Dentinadhäsive) sind amphiphile organische Verbindungen, die in einem Molekülende eine hydrophobe Methakrylatgruppe (M) tragen, welche mit dem Monomeren des Komposits zur Reaktion befähigt ist. Am anderen Molekülende sitzen hydrophile funktionelle Gruppen (X), die mit den organischen und anorganischen Bestandteilen des Dentins zu reagieren vermögen. Zwischen der funktionellen Methakrylatgruppe und den anderen funktionellen Gruppen liegt das Distanzstück R (Spacer):

Komposit ← (M-R-X) → Dentin

Mechanismus der Dentinhaftung

Im Gegensatz zur Schmelzhaftung des Komposits ist der Komposit-Dentinverbund ein nach wie vor ungelöstes Problem. Nach der Präparation des Dentins verbleibt an dessen feuchter Oberfläche die bereits erwähnte

1–5 µm dicke Schmierschicht (smear layer), die aus organischer Substanz und Dentinspänen besteht. Die Öffnungen der Dentinkanälchen werden durch Schmierschichtpfropfen verschlossen. Amphiphile Dentinhaftmittel sollen nun einen festen Verbund zwischen der feuchten Dentinoberfläche und dem Komposit herstellen. Hinsichtlich der Einbeziehung der Schmierschicht in den chemo-mikromechanischen Dentinhaftungsprozeß werden drei Wege beschrieben (*Haller* 1992):

1. Erhaltung der Schmierschicht,
2. Entfernung der Schmierschicht,
3. Wiederausfällung der Schmierschicht.

Letzteres geschieht durch maleinsäurehaltige selbstkonditionierende Primer. Die 2,5–4%ige Maleinsäure löst die Schmierschicht, die teilweise wiederausgefällt wird, und demineralisiert das oberflächliche intertubuläre Dentin unter Freilegung des Kollagens. Primermonomere infiltrieren Dentin und Schmierschicht. Es bildet sich eine **Hybridschicht**, indem das hydrophile Monomer des Adhäsivs angeblich in die Schmierschicht, das intertubuläre Dentin und die Dentinkanälchen eindringt und sich der Glutaraldehyd des Dentinadhäsivs über deren freie Aminogruppen mit

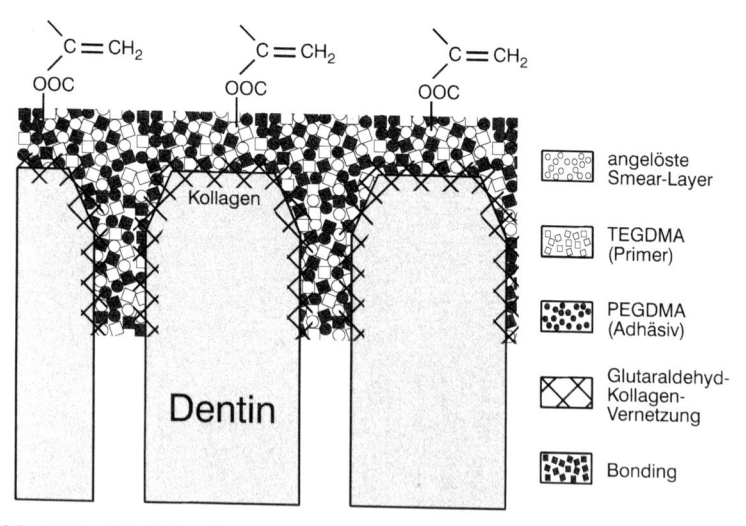

Abb. 168 Mögliche chemo-mikromechanische Dentinhaftung von Kompositen nach Wiederausfällung der Schmierschicht (Modifikation nach *Ivoclar-Vivadent* 1992)

dem freigelegten Kollagen vernetzt (*Ivoclar-Vivadent* 1992). Das Monomer des Bondings kopolymerisiert mit den Monomeren des Primers und Adhäsivs und stellt eine Verbindung zum aufpolymerisierten Komposit her. Das Komposit wird somit offenbar chemo-mikroretentiv über Kunststoffzotten (Tags) klettverschlußartig im hydrophob umgestimmten Dentin verankert (Abb. 168). Nach *Haller* (1992) lassen sich mit modernen Dentinhaftvermittlern teilweise sehr hohe initiale Haftfestigkeiten erreichen. Dem Komposit-Dentin-Verbund wirken jedoch die Kräfte der Polymerisationsschrumpfung des Komposits entgegen. Dies führt zu adhäsiven und kohäsiven Randdefekten. Bei flachen Klasse-V-Kavitäten ist die Anwendung von Dentinhaftvermittlern am ehesten indiziert, da dort der sogenannte C-Faktor (configuration-factor) gering ist (geringer Anteil gebundener Kompositflächen zu ungebundenen).

Indikationen

Mikrohybridkomposite sind Füllungsmaterialien der Wahl für alle Kompositindikationen.

Indikationen für den Einsatz plastisch verarbeitbarer Kompositmaterialien sind:

- Kavitätenklasse III und IV,
- Kavitätenklasse V
  - bei allseitiger Schmelzbegrenzung,
  - bei koronaler Schmelz- und radikulärer Zement-/Dentinbegrenzung unter Verwendung von Glasionomerzementen oder Dentinadhäsiven,
- Kavitätenklasse I zur Frühtherapie kleiner und mittlerer Kariesläsionen mit nicht okklusionstragenden Füllungen als Amalgamersatz und zur erweiterten Fissurenversiegelung,
- Kavitätenklasse I: Versorgung von Foramina caeca,
- Kavitätenklasse II zur Frühtherapie kleiner schmelzbegrenzter Approximalläsionen (z.B. Mesialkavität oberer Prämolaren),
- Milchzahnkavitäten unter bestimmten Voraussetzungen (Kooperation, Trockenlegung, Zeit).

Kontraindikationen

Als Kontraindikationen gelten:

- große Kavitäten der Klasse I (okklusionstragende Füllungen),
- große, nicht schmelzbegrenzte Kavitäten der Klasse II.

Behandlungssystematiken

Das systematische Vorgehen bei der Kompositfüllung der Kavitätenklassen III und IV ist in Tabelle 37 und die Behandlungssystematik der zervikalen Kompositfüllung in Tabelle 38 wiedergegeben. Die Abbildungen 169, 170 und 171 stellen schematisch die Spielarten der zervikalen Kompositfüllung dar. Tabelle 39 enthält den Behandlungsablauf bei der Kompositfüllung der Klassen I und II. Die Begründung für die parallelwandige Gestaltung der Okklusalkavität liefert Abb. 184.

Tabelle 37 Behandlungssystematik bei der Kompositfüllung der Kavitätenklassen III und IV

Behandlungsschritt	Behandlungsmittel	Behandlungsmodus
1. Zahnreinigung	– niedertouriges Mikromotorwinkelstück – Bürste, Reinigungspaste	gründliche Entfernung weicher Beläge, Schaffung einer sauberen Zahnoberfläche
2. Primärpräparation	– hochtouriges Mikromotorwinkelstück – kugelförmiger Diamantschleifer mittel: ISO 001 524 010-014	substanzschonende Präparation einer defektgerechten Kavität: – möglichst geringe Kavitätenöffnung – in der Regel Eröffnung der Kavität von oral, Erhaltung der labialen Schmelzlamelle
3. Kariesentfernung	– niedertouriges Mikromotorwinkelstück – Stahlrosenbohrer: ISO 001 001 010-014 – Exkavator	– unter sich gehende Konfiguration im Dentin – Entfernung erweichten kariösen Dentins am Kavitätenboden
4. Farbwahl des Komposits	– Farbring – materialidentisches Farbmuster – Kompositprobe	– am feuchten Zahn – mit feuchtem Farbmuster – bei natürlichem und künstlichem Licht – ggf. Probe des gewählten Komposits auf ungeätztem Schmelz polymerisieren

Fortsetzung von Tabelle 37

Behandlungsschritt	Behandlungsmittel	Behandlungsmodus
5. Kavitäten- reinigung	– H_2O_2 – $NaOCl$ (0,5%) – Chlorhexidindiglukonat (0,1–0,5% wäßrig)	Desinfektion und Entfernung der lockeren Schmierschicht- anteile
6. Dentinwund- versorgung	– $Ca(OH)_2$-Zement – Kugelstopfer	Versorgung pulpanahen Dentins
7. Applikation der Unterfüllung	– Zinkphosphatzement – Zinkpolycarboxylatzement – Glasionomerzement	Abdeckung präparierter Dentinflächen oder des Dentinwundverbands
8. Sekundär- präparation (Glättung und Abschrägung)	– mitteltouriges Mikro- motorwinkelstück – flammenförmiger Diamant- schleifer fein: ISO 245 514 010-012 – oder: flammenförmiger Hart- metallfinierer mit 12 Schneiden: ISO 496 071 010-012 – Gingivalrandschräger, – Hauen, Meißel – Stahlrosenbohrer	Abschrägen der Kavitätenränder der Glattflächen Breite: 0,5–1,0 mm bei zervikaler Zement-/ Dentinbegrenzung ggf. Präpa- ration von Unterschnitten
9. Trockenlegung des Zahnes	Kofferdam-Set	Kofferdam stets anstreben: Fernhaltung von Schleimhaut, Speichel und Sulkusflüssigkeit
10. Anlegen der Formgebungshilfen	Klasse III: – transparenter Matrizen- streifen – Interdentalkeil Klasse IV: transparente Kunststoffkrone	formgerechte Adaptation bei Kontakt zum Nachbarzahn formgerechte Adaptation der zuge- schnittenen und inzisal perforierten Krone
11. Schmelz- konditionierung	– H_3PO_4-Gel – Dosierspritze, Einmalspritze	– Ätzzeit: 30 Sekunden – Abspülen, Trocknung
12. Applikation des Haftvermittlers Applikation des Dentinprimers (bei zervikaler Dentinbegrenzung) Applikation des Dentinhaft- vermittlers	– Auto- oder Photopolymerisat – Kunststoffpinsel, Druckluft – Lichtpolymerisationsgerät – selbstkonditionierender Primer – Kunststoffpinsel, Druckluft – Dentinhaftvermittler – Pinsel, Druckluft – Lichtpolymerisationsgerät – Schutzschild/-brille	– homogene Verteilung zu einem dünnen Film – Polymerisation – homogene Verteilung – homogene Verteilung – Härtungszeit: 20 Sekunden

Fortsetzung von Tabelle 37

Behandlungsschritt	Behandlungsmittel	Behandlungsmodus
13. Applikation des Komposits	– Komposit (Mikrohybridkomposit) – Füllspatel, Kugelstopfer – Malfarben, Opaker	– schichtweises Auftragen von dentin- und schmelzfarbenem Komposit – Schichtdicke: 1–2 mm – Farbkorrekturen
14. Lichtpolymerisation des Komposits	– Lichtpolymerisationsgerät	– Härtungszeit: 40 Sekunden/Schicht
15. Oberflächenbearbeitung		– feuchte Bearbeitung – Entfernung von Überschüssen
15.1 Grobausarbeitung und Konturierung labial	– Hartmetallschaber – mitteltouriges Mikromotorwinkelstück – flammenförmiger Diamantschleifer fein: ISO 249 514 010-012 (30 μm)	– anatomische und funktionelle Gestaltung der Füllung
oral	– kugelförmiger Diamantschleifer fein: ISO 001 514 014-016 – knospenförmiger Diamantschleifer fein: ISO 277 514 014-016	
labial	– oder: spitzer Hartmetallfinierer mit 12 Schneiden: ISO 166 041 010-012	
oral	– oder: kugelförmiger Hartmetallfinierer mit 12 Schneiden: ISO 001 071 014-016 – niedertouriges Mikromotorwinkelstück	
labial	– mittelfeine flexible Schleifscheiben	
approximalzervikal	– mittelfeine Schleifstreifen	
15.2. Glättung und und Politur labial	– flammenförmiger Diamantschleifer extrafein: ISO 249 504 010-012 (15 μm) ultrafein: ISO 249 494 010-012 (8 μm)	Herstellung einer glatten, glänzenden Füllungsoberfläche
oral	– kugel- und knospenförmiger Diamantschleifer extrafein und ultrafein	
labial bzw. oral	– oder: spitzer und kugelförmiger Hartmetallfinierer mit 30 Schneiden	

Fortsetzung von Tabelle 37

Behandlungsschritt	Behandlungsmittel	Behandlungsmodus
labial	– flexible Schleifscheiben fein und extrafein – oder: diamantimprägnierte Filzpolierer	
approximal-zervikal	– Schleifstreifen fein und extrafein	
16. Fluoridierung oder: Endversiegelung (Glazing)	Fluoridlösungen – Natriumfluorid – Aminfluorid – Ätzgel – fluoridhaltiger Oberflächenversiegler	Benetzung der Zahnoberfläche und Füllungsränder – Applikation des Ätzgels auf Füllungsoberfläche und angrenzenden Schmelz für 10 Sekunden – Spülen, Trocknen – Applikation des Versieglers – Lichtpolymerisation: 20 Sekunden

Tabelle 38 Behandlungssystematik bei der Kompositfüllung der Kavitätenklasse V

Behandlungsschritt	Behandlungsmittel	Behandlungsmodus
1. Zahnreinigung	s. Tabelle 37	Abb. 172
2. Primärpräparation – koronal der Schmelz-Zement-Grenze	– hochtouriges Mikromotorwinkelstück – birnenförmiger Diamantschleifer mittel: ISO 233 524 010-014	Präparation einer defektbezogenen Kavität mit zirkulärer Schmelzbegrenzung: – zur Oberfläche konvergierende Kavitätenwände – Kavitätenboden entsprechend der Krümmung der Zahnoberfläche – abgerundete Übergänge zwischen Kavitätenwänden und -boden
– beiderseits der Schmelz-Zement-Grenze	– birnenförmiger Diamantschleifer s.o.	Präparation einer defektbezogenen Kavität mit koronaler Schmelz- und radikulärer Dentinbegrenzung mit konvergierenden Kavitätenwänden zur Makroretention der Füllung (Abb. 173)
3. Kariesentfernung	– niedertouriges Mikromotorwinkelstück – Stahlrosenbohrer ISO 001 001 010-014 – Exkavator	Entfernung erweichten kariösen Dentins am Kavitätenboden

Fortsetzung von Tabelle 38

Behandlungsschritt	Behandlungsmittel	Behandlungsmodus
4. Sekundärpräparation	– mitteltouriges Mikromotorwinkelstück	
– koronal der Schmelz-Zement-Grenze	– spitzer Diamantschleifer fein: ISO 166 514 014 – oder: knospenförmiger Diamantschleifer fein: ISO 277 514 012-014 – oder: knospenförmiger Hartmetallfinierer mit 12 Schneiden: ISO 277 072 010-014	zirkuläre Schmelzabschrägung 0,5–1,0 mm
– beiderseits der Schmelz-Zement-Grenze	– birnenförmiger Hartmetallfinierer mit 12 Schneiden ISO 234 072 010-014 – spitzer oder knospenförmiger Diamantschleifer s.o. – Stahlrosenbohrer	Glättung der radikulären Dentinstufe koronale Schmelzabschrägung (Abb. 174) ggf. Präparation zusätzlicher Retention in radikulärer Dentinwand
5. Farbwahl	s. Tabelle 37	Abb. 175
6. Kavitätenreinigung	s. Tabelle 37	
7. Dentinwundversorgung	s. Tabelle 37	Abb. 176
8. Applikation der Unterfüllung		
– koronal der Schmelz-Zement-Grenze	– Zinkphosphatzemente – Zinkpolycarboxylatzemente Glasionomerzemente	
– beiderseits der Schmelz-Zement-Grenze	– Zinkphosphatzemente (Abb. 177) – Zinkpolycarboxylatzemente	
Sandwichtechnik	– chemisch oder lichthärtende Glasionomerzemente – kugelförmiger Diamantschleifer fein: ISO 001 514 012	– Füllen der gesamten Kavität mit Glasionomerzement – Reduktion und Aufrauhen des Glasionomerzements, so daß er nach radikulär konkav ausläuft und die radikuläre Stufe bedeckt, während der abgeschrägte koronale Schmelz frei bleibt
9. Trockenlegung		
9.1 absolute Trockenlegung	Kofferdam	stets anzustreben
9.2 relative Trockenlegung	– Watterollen – Retraktionsfaden – Absaugung	

Fortsetzung von Tabelle 38

Behandlungsschritt	Behandlungsmittel	Behandlungsmodus
10. Schmelzkonditionierung	– H_3PO_4-Gel (35-37 %) – Dosierspritze – Kanüle	
– koronal der Schmelz-Zement-Grenze – beiderseits der Schmelz-Zement-Grenze		– zirkuläre Schmelzätzung – Ätzzeit: 30 Sekunden – Abspülen, Trocknen Ätzung des koronalen Schmelzrandes (Abb. 178)
11. Dentinkonditionierung und -priming (bei radikulärer Dentinbegrenzung)	– selbstkonditionierender Primer – Kunststoffpinsel – Druckluft	homogene Verteilung auf unterfüllungsfreier Dentinstufe sowie Trocknung
12. Applikation des Haftvermittlers	– Schmelzadhäsive – universelle Schmelz-/Dentinadhäsive – Kunststoffpinsel – Druckluft – Lichtpolymerisationsgerät	– homogene Applikation auf zirkulär geätzten Schmelz – gleichzeitige homogene Applikation auf Schmelz und Dentin (Abb. 179) – Lichtpolymerisation (30 Sekunden)
13. Applikation des Komposits	– Photopolymerisat (Mikrohybridkomposit) – Spritze oder Compule – kombiniertes Füllinstrument (Spatel und Stopfer) – transparente Zervikalfolie – transparentes Halteinstrument	Applikation des dentin- und schmelzfarbenen Komposits in 2 Schichten (Abb. 180)
14. Lichtpolymerisation des Komposits	Lichtpolymerisationsgerät	– Polymerisation möglichst unter Zervikalfolie – Härtungszeit: 40 Sekunden/Schicht (Abb. 181)
15. Oberflächenbearbeitung		
15.1 Konturierung	– mitteltouriges Mikromotorwinkelstück – flammenförmiger Diamantschleifer fein: ISO 249 514 010-012 – oder: spitzer Diamantschleifer fein: ISO 166 514 014 – oder: spitzer Hartmetallfinierer mit 12 Schneiden: ISO 166 041 014 – niedertouriges Mikromotorwinkelstück – mittelfeine flexible Scheiben	– feuchte Bearbeitung – Entfernung von Überschüssen – Gestaltung der anatomischen Form

246 Therapie der Karies

Fortsetzung von Tabelle 38

Behandlungsschritt	Behandlungsmittel	Behandlungsmodus
15.2 Glättung und Politur	– flammenförmiger Diamantschleifer extrafein: ISO 249 504 010-012 ultrafein: ISO 249 494 010-012 – oder: spitzer Diamantschleifer extrafein: ISO 166 504 014 ultrafein: ISO 166 494 014 oder: spitzer Hartmetallfinierer mit 30 Schneiden: ISO 166 031 014 – feine und extrafeine flexible Scheiben	Herstellung einer glatten, glänzenden Oberfläche (Abb. 182 und 183)
16. Fluoridierung	s. Tabelle 37	

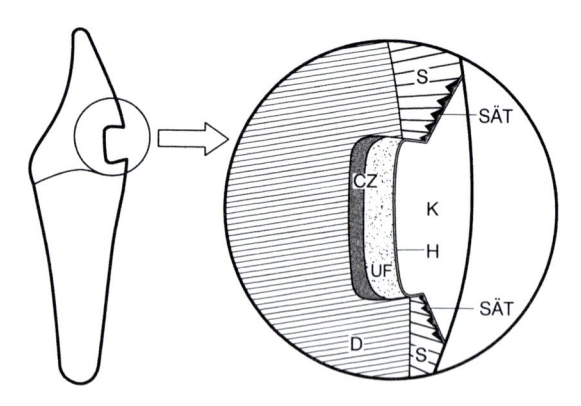

Abb. 169 Prinzip der zervikalen schmelzbegrenzten Kompositfüllung (S = Schmelz, SÄT = Säure-Ätz-Technik, D = Dentin, CZ = Ca (OH)$_2$-Zement, UF = Unterfüllung, H = Haftvermittler, K = Komposit)

Invasive Kariestherapie 247

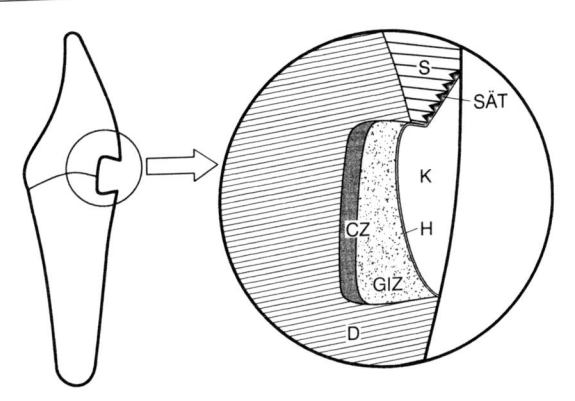

Abb. 170 Prinzip der zervikalen koronal schmelz- und radikulär dentinbegrenzten Sandwichfüllung (GIZ = Glasionomerzement-Unterfüllung)

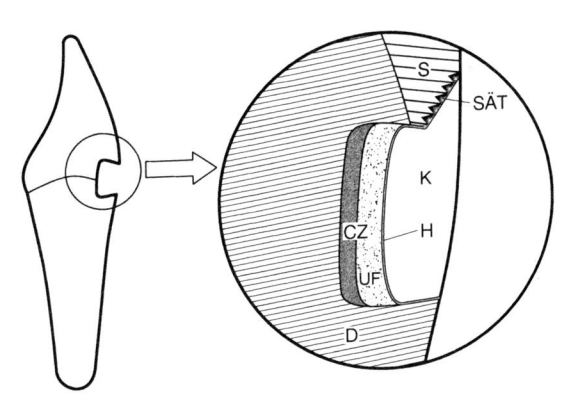

Abb. 171 Prinzip der Kompositfüllung beiderseits der Schmelz-Zement-Grenze unter Verwendung eines Dentinhaftvermittlers

248 Therapie der Karies

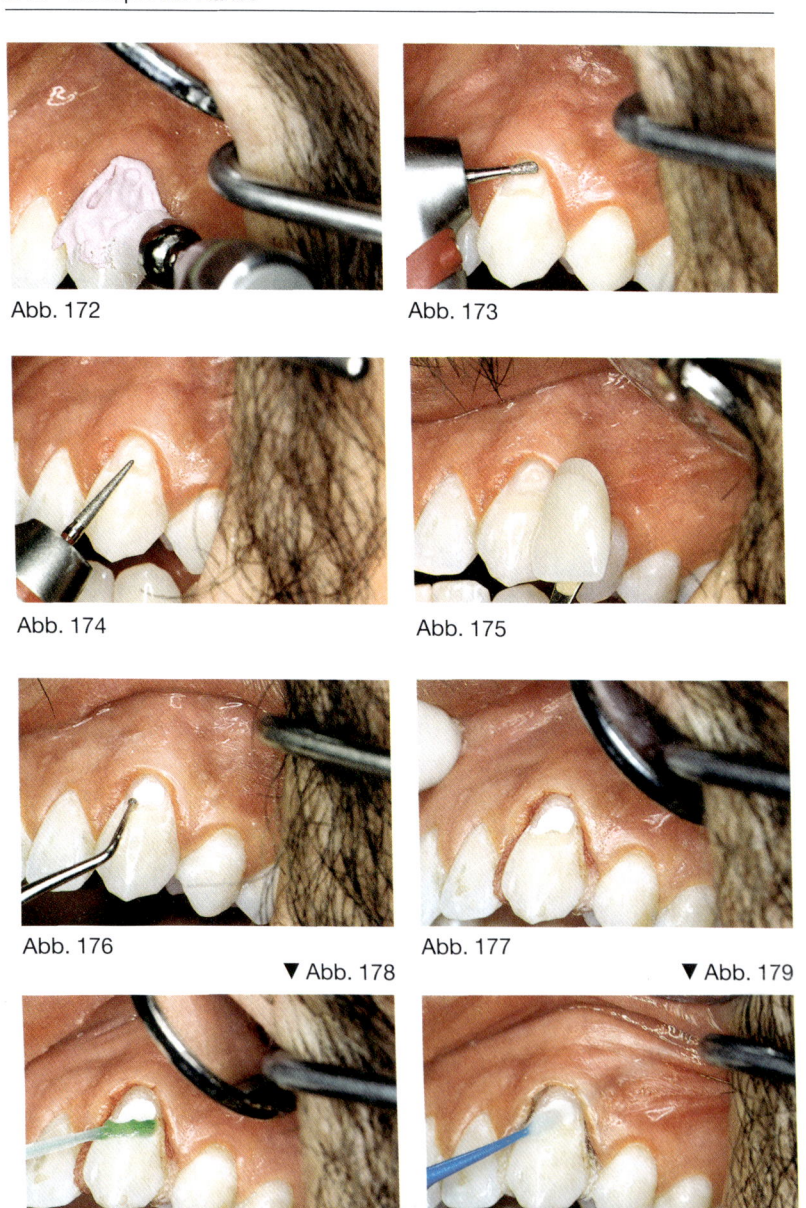

Abb. 172

Abb. 173

Abb. 174

Abb. 175

Abb. 176

Abb. 177

▼ Abb. 178

▼ Abb. 179

Invasive Kariestherapie

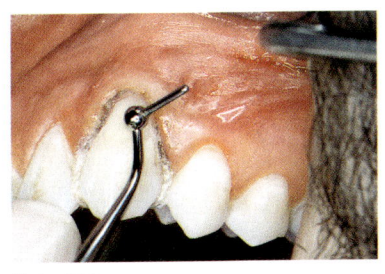

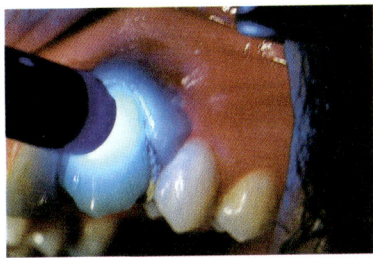

Abb. 180

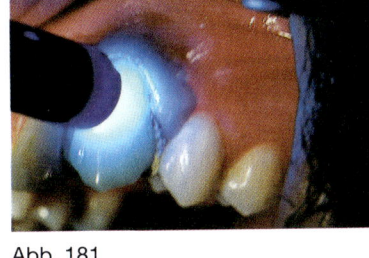

Abb. 181

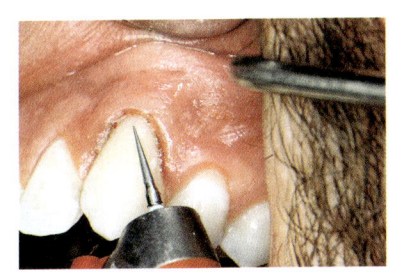

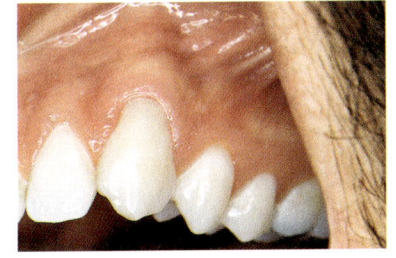

Abb. 182

Abb. 183

Abb. 172 Reinigung der Schmelzoberfläche von 23

Abb. 173 Kastenpräparation beiderseits der Schmelz-Zement-Grenze

Abb. 174 Abschrägung des koronalen Schmelzes

Abb. 175 Farbbestimmung

Abb. 176 Dentinwundversorgung mit Ca(OH)$_2$-Zement

Abb. 177 Applikation der Zinkphosphatzement-Unterfüllung nach relativer Trockenlegung mit Retraktionsfaden

Abb. 178 Schmelzkonditionierung mit Phosphorsäuregel

Abb. 179 Applikation des Haftvermittlers

Abb. 180 Schichtweise Applikation des Mikrohybridkomposits

Abb. 181 Lichtpolymerisation des Komposits

Abb. 182 Oberflächenbearbeitung der Kompositfüllung

Abb. 183 Fertige Kompositfüllung beiderseits der Schmelz-Zement-Grenze an 23

Therapie der Karies

Tabelle 39 Behandlungssystematik bei der Kompositfüllung der Kavitätenklasen I und II

Behandlungsschritt	Behandlungsmittel	Behandlungsmodus
1. Zahnreinigung	s. Tabelle 37	
2. Primärpräparation 2.1 Klasse I:	– Turbine oder hochtouriges Mikromotorwinkelstück – zylindrischer Diamantschleifer mittel: ISO 137 524 010-016 – birnenförmiger Diamantschleifer mittel: ISO 233 524 010-016	zahnhartsubstanzschonende Präparation: Okklusalkavität: – defektgerechte Ausdehnung – parallele oder leicht nach okklusal konvergierende Wände (Abb. 185) – Präparationsgrenze im nicht okklusionstragenden Bereich – Kavitätenbreite: max. 1/4 des Höckerabstands – Kavitätentiefe: ≥ 1,5 mm – abgerundete Ecken (Geurtsen 1989)
2.2 Klasse II:	– birnenförmiger Diamantschleifer mittel: ISO 233 524 010-016 – Exkavator – Spezialwinkelstück KAVO INTRA LUX® prepcontrol 61 LR – Proxoshape	Approximalkavität: – zunächst Erhaltung einer dünnen approximalen Schmelzwand – supragingivale Stufe im Schmelz – Entfernung der dünnen Schmelzwand – Auflösung des Kontakts zum Nachbarzahn – Extension gewährleistet Eindringen der Sondenspitze in die Kavität, Abstand zum Nachbarzahn 0,5 mm (Hygienefähigkeit) – leichte Konvergenz nach okklusal – abgerundete Ecken – Isthmus: ≥ 1,5 mm
3. Kariesentfernung	s. Tabelle 37	
4. Farbwahl des Komposits	s. Tabelle 37	
5. Kavitätenreinigung	s. Tabelle 37	
6. Dentinwundversorgung	s. Tabelle 37	
7. Applikation der Unterfüllung	s. Tabelle 37	(Abb. 186)

Fortsetzung von Tabelle 39

Behandlungsschritt	Behandlungsmittel	Behandlungsmodus
8. Sekundärpräparation (Finieren/ Abschrägen) okklusal	– mitteltouriges Mikromotorwinkelstück – zylindrischer formgleicher Diamantschleifer fein: ISO 137 514 012 – birnenförmiger Diamantschleifer fein: ISO 233 514 010-014 – oder: birnenförmiger Hartmetallfinierer mit 12 Schneiden: ISO 234 072 010-014	okklusal: nur Glättung der Kavitätenränder, kein Abschrägen (Abb. 187)
approximal	– Schmelzmeißel – Gingivalrandschräger – flammenförmiger Diamantschleifer fein: ISO 540 514 010-014 – oder: flammenförmiger Hartmetallfinierer mit 12 Schneiden: ISO 496 071 010-014 – oder: KAVO INTRA LUX® prepcontrol 61 LR – Cavishape – Bevelshape	approximal: Abschrägen der Kavitätenränder
9. Absolute Trockenlegung	s. Tabelle 37	(Abb. 188)
10. Anlegen der Formgebungshilfe	– transparente Matrize – transparenter Interdentalkeil	formgerechte Anlage bei Kontakt zum Nachbarzahn (Abb. 189)
11. Schmelzkonditionierung	s. Tabelle 37	(Abb. 190)
12. Applikation des Haftvermittlers	s. Tabelle 37	
13. Applikation des Komposits	– schmelz- und dentinfarbenes Mikrohybridkomposit – Füllspatel, Kugelstopfer – Planstopfer, spitze Modellierinstrumente	– schichtweise Applikation: horizontale, vertikale oder diagonale Schichten – okklusale Überkonturierung – Schichtdicke: 1–2 mm
14. Lichtpolymerisation des Komposits	Lichtpolymerisationsgerät	– schichtweise Polymerisation: Beginn an der approximalzervikalen Stufe über Leuchtkeil (Abb. 191) – Härtungszeit: ≥ 40 Sekunden/ Schicht

Therapie der Karies

Fortsetzung von Tabelle 39

Behandlungsschritt	Behandlungsmittel	Behandlungsmodus
15. Oberflächenbearbeitung 15.1 Grobausarbeitung und Konturierung	 – Hartmetallschaber – mitteltouriges Mikromotorwinkelstück	– feuchte Bearbeitung – Entfernung der sauerstoffinhibierten Oberflächenschicht – anatomische und funktionelle Gestaltung der Füllung

okklusal
 	
approximal
	– flammenförmiger Diamantschleifer
	  fein: ISO 540 514 010-014
	– oder: flammenförmiger Hartmetallfinierer mit 12 Schneiden:
	  ISO 496 071 010-014
	– flexible Schleifscheiben mittelfein
	– flexible Schleifstreifen mittelfein
	– oder: Proxoshape
		
		– Entfernung von Überschüssen unter Schonung der Nachbarzähne

15.2 Glättung und Politur okklusal
 	
approximal
	– flammenförmiger Diamantschleifer
	  extrafein: ISO 540 504 010-014
	– oder: flammenförmiger Hartmetallfinierer mit 30 Schneiden:
	  ISO 496 031 010-014
	– oder: diamantimprägnierte Filzpolierer
	– flexible Schleifscheiben fein und extrafein
	– Schleifstreifen fein und extrafein
	– flammenförmiger Diamantschleifer
	  extrafein: ISO 249 504 010-014
	– spitzer Diamantschleifer
	  extrafein: ISO 167 504 010-014
	– oder: spitzer Hartmetallfinierer mit 30 Schneiden:
	  ISO 166 031 010-014
		– Herstellung einer glatten, glänzenden Füllungsoberfläche (Abb. 192 und 193)

16. Fluoridierung	s. Tabelle 37	

Invasive Kariestherapie 253

Abb. 184 Begründung der parallelwandigen oder leicht konischen Präparation bei Klasse I: Schmelzprismen werden angeschnitten, so daß sich zusätzliche Abschrägung des Kavitätenrandes erübrigt (*Geurtsen* 1992a)

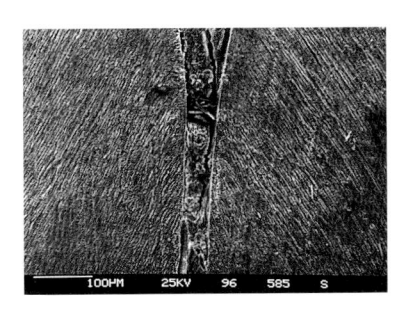

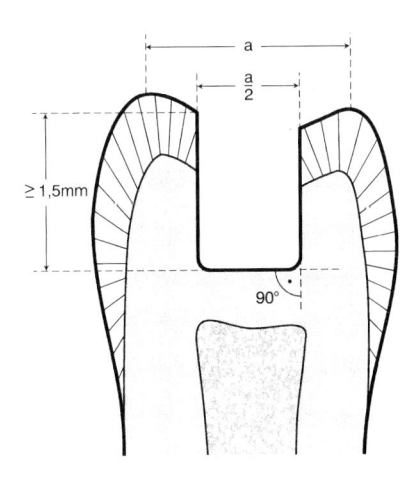

Abb. 185 Kavitätengeometrie bei der Kompositfüllung der Klasse I

254 Therapie der Karies

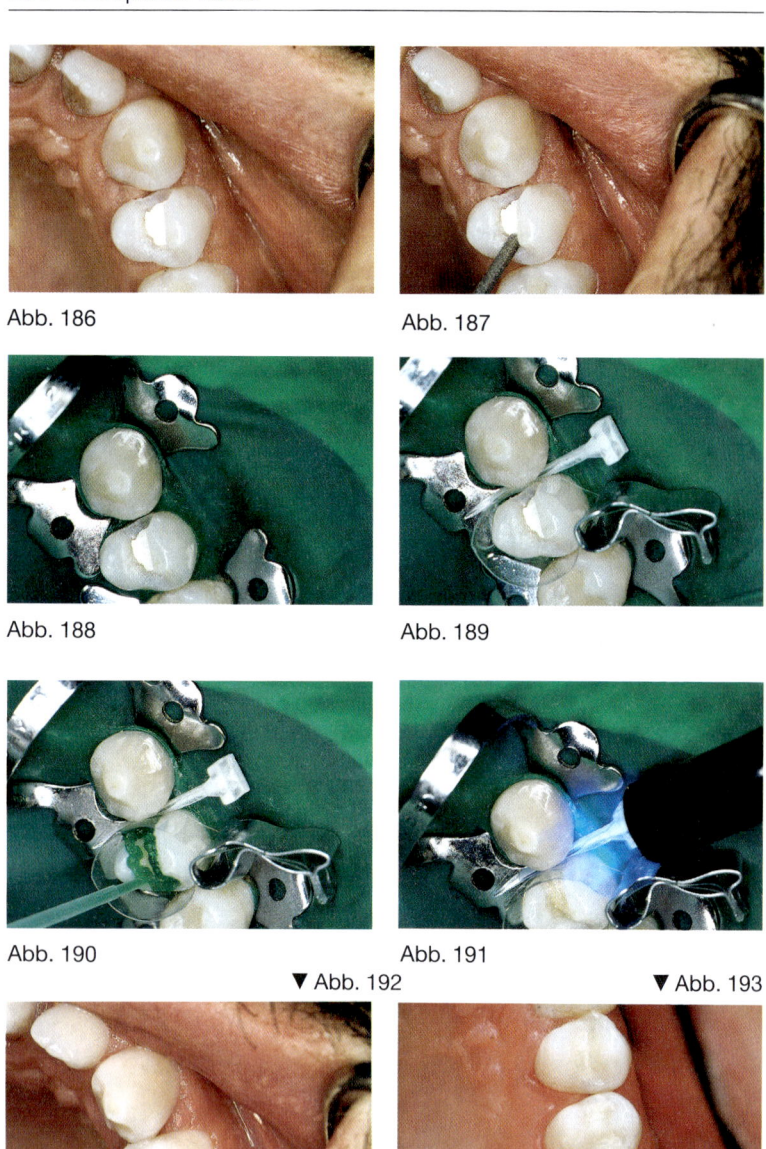

Abb. 186

Abb. 187

Abb. 188

Abb. 189

Abb. 190

Abb. 191

▼ Abb. 192

▼ Abb. 193

8.3.9 Glasionomerzementfüllung

Glasionomerzement (GIZ) wurde 1969 von *Wilson* und *Kent* (1971) erfunden.

Definition und Eigenschaften

Glasionomere stellen Gläser dar, die als Füller dienen. Ihre wesentlichen Bestandteile sind Siliziumdioxid (SiO_2), Aluminiumoxid (Al_2O_3) und Kalziumfluorid (CaF_2). Diese Kalzium-Aluminium-Silikatgläser enthalten kristalline Kalziumfluoridpartikel als Fluoridlieferanten.

Konventionelle Glasionomerzemente wiederum sind Füllungsmaterialien, die aus den anorganischen Glasionomeren und organischen polymeren Säuren bestehen. Letztere stellen Homo- oder Kopolymere von ungesättigten Karbonsäuren wie Akryl-, Itakon- und Maleinsäure dar. Das Reaktionsmedium der beiden Komponenten ist Wasser bzw. wäßrige Weinsäure. Konventionelle Glasionomerzemente härten in zwei Phasen aus: In der 1. Härtungsphase (5–10 Minuten) bildet sich ein Kalziumpolycarboxylatgel, das gegen Feuchtigkeit und Austrocknung empfindlich ist. In der 2. Härtungsphase (24 Stunden) bildet sich ein besser vernetztes Aluminiumpolycarboxylat (*Hickel* 1992). Glasionomerzemente verfügen über befriedigende Ästhetik, sind röntgenopak, haften über polare und ionische Bindungen an Schmelz und Dentin, zeigen eine leichte Abbinde-

---

◀ **Abb. 186** Klasse-II-Kavität mit Unterfüllung an 24 nach Präparation und Entfernung einer Sekundärkaries

Abb. 187 Glätten der okklusalen Kavitätenränder mit zylindrischem Feinkorndiamanten

Abb. 188 Anlage des Kofferdams

Abb. 189 Anlage der Transparenzmatrize und des Leuchtkeils

Abb. 190 Zirkuläre Schmelzätzung

Abb. 191 Beginn der Photopolymerisation des Mikrohybridkomposits an der zervikal-approximalen Stufe über Leuchtkeil

Abb. 192 Glättung und Politur der Kompositfüllung durch Hartmetallfinierer mit 30 Schneiden

Abb. 193 Polierte okklusal-mesiale Kompositfüllung an 24

schrumpfung, nehmen aber Wasser auf und expandieren und besitzen durch ihre langfristige Fluoridabgabe antikariogene Eigenschaften. Sie können nicht als vollkommen gewebeunschädlich betrachtet werden. Dentinwundverbände sind offenbar nur dann erforderlich, wenn weniger als 1 mm gesundes Dentin über der Pulpa erhalten bleibt (*Wilson* und *McLean* 1988). Glasionomerzemente zeigen eine mangelhafte Abrasions- und Biegefestigkeit (*Hickel* 1992).

Cermetzemente (**Cer**amik-**Met**all-Glasionomerzemente) sind Glasionomerzemente, bei denen in die Glasphase Silberpartikel eingesintert werden. Der Zusatz von Silber verleiht den Cermetzementen erhöhte Abrieb- und Biegefestigkeit.

Lichthärtende Glasionomerzemente (Hybridglasionomerzemente) enthalten zusätzliche Monomere (z.B. Hydroxyäthylmethakrylat-HEMA) und Photoinitiatoren. Sie bestehen aus zwei Komponenten: Pulver und Flüssigkeit. Durch die Lichthärtung sind sie weniger feuchtigkeitsempfindlich.

Indikationen

Folgende Indikationen bestehen:

- konventionelle und lichthärtende GIZ: Zahnhalskaries beiderseits und radikulär der Schmelz-Zement-Grenze,
- konventionelle und lichthärtende GIZ: als Unterfüllungsmaterial für Komposite bei der Sandwich-Technik,
- Cermetzemente: Klassen I und II im Milchgebiß,
- Cermetzemente: Stumpfaufbauten.

Behandlungssystematiken

Das schrittweise Vorgehen bei der Glasionomerzementfüllung der Kavitätenklasse V beiderseits der Schmelz-Zement-Grenze und bei der Wurzelkaries wird in Tabelle 40 und der Einsatz von Cermetzement zur Herstellung einer Aufbaufüllung in Tabelle 41 dargestellt. Die Abbildung 194 verdeutlicht das Prinzip der zervikalen Glasionomerzementfüllung, Abbildung 195 zeigt das klinische Realbild einer zervikalen Glasionomerzementfüllung.

Tabelle 40 Behandlungssystematik bei der Glasionomerzementfüllung der Kavitätenklasse V beiderseits der Schmelz-Zement-Grenze oder im Wurzeldentin

Behandlungsschritt	Behandlungsmittel	Behandlungsmodus
1. Zahnreinigung	s. Tabelle 37	
2. Primärpräparation	– hochtouriges Mikromotorwinkelstück – birnenförmiger Diamantschleifer mittel: ISO 233 524 010-012	Präparation einer kastenförmigen Kavität: – nierenförmiger Kavitätenumriß – zur Oberfläche leicht konvergierende oder senkrecht zum Kavitätenboden verlaufende Kavitätenwände – parallel zur Außenkontur des Zahns verlaufender Kavitätenboden – zirkuläre Stufe von ≥ 1 mm Tiefe ohne Abschrägen
3. Kariesentfernung	s. Tabelle 37	
4. Sekundärpräparation	– mitteltouriges Mikromotorwinkelstück – birnenförmiger Hartmetallfinierer mit 12 Schneiden ISO: 234 072 010-012	– Glättung der Kavitätenränder
5. Farbwahl	Farbmuster aus GIZ-Material	
6. Konturierung der Matrize	– formbare Aluminiummatrize – Pinzette	Anpassung der Matrize an Zahnhalskontur
7. Kavitätenreinigung	s. Tabelle 37	
8. Dentinwundversorgung	– $Ca(OH)_2$-Zement – Kugelstopfer	Abdeckung pulpanaher Dentinbezirke
9. Trockenlegung	Kofferdam-Set	stets anzustreben
10. Dentinkonditionierung	– Polyacrylsäure – Kunststoffpinsel	– Applikation auf Dentinstufe zur Entfernung der Schmierschicht – Einwirkungszeit: 10 Sekunden – Abspülen: 30 Sekunden – Trocknung
11. Anmischen des GIZ	– Kapselpräparate – Hochfrequenzmischer	Anmischzeit: 15 Sekunden

Fortsetzung von Tabelle 40

Behandlungsschritt	Behandlungsmittel	Behandlungsmodus
12. Applikation des GIZ	– konventionelle GIZ – lichthärtende GIZ (Hybridglasionomerzemente) – Füllspatel – Kugelstopfer	Einbringen in die Kavität, solange GIZ glänzende Oberfläche zeigt
13. Härtung des GIZ	– konventionelle GIZ – lichthärtende GIZ	– Aushärtung unter Aluminiummatrize – Härtungszeit: 3–10 Minuten – Aushärtung unter Transparenzmatrize – Härtungszeit: 20 Sekunden/Schicht
14. Applikation des Schutzlacks	– lichthärtender Glazer – Kunststoffpinsel	bei konventionellem GIZ
15. Grobausarbeitung	– Skalpell – Scaler	Entfernung größerer Überschüsse
16. Applikation des Schutzlacks	s.o.	
17. Oberflächenbearbeitung	wie bei zervikaler Kompositfüllung: – Diamantschleifer – flexible Scheiben	Ausarbeitung unter Wasserkühlung (Austrocknungsgefahr): – konventionelle GIZ: nach 24 Stunden – lichthärtende GIZ: sofort

Invasive Kariestherapie

Tabelle 41 Behandlungssystematik bei der Cermet-Zementfüllung als Aufbaufüllung

Behandlungsschritt	Behandlungsmittel	Behandlungsmodus
1. Vorpräparation	– Turbine oder hochtouriges Mikromotorwinkelstück – zylindrischer Diamantschleifer mittel: ISO 158 524 010-016 – kugelförmiger Diamantschleifer mittel: ISO 001 524 010-016	Grobe Präparation für Onlay, Overlay oder Teilkrone: – Kürzung der Höcker – Markierung der zervikalen Stufe
2. Kariesentfernung	s. Kompositfüllung (Tab. 37)	
3. Kavitätenreinigung	s. Kompositfüllung (Tab. 37)	
4. Schaffung von Retentionshilfen	– niedertouriges Mikromotorwinkelstück – Reduzierwinkelstück – Stahlrosenbohrer ISO: 001 001 010-016 – Spiralbohrer – Handschraubgriff – parapulpäre Schraube	 Ankörnen des Dentins Bohren der Stiftkanäle Insertion der Schraube, die beim Aufliegen des Tiefenanschlags abschert
5. Dentinwundversorgung	s. Kompositfüllung (Tab. 37)	
6. Trockenlegung	– Kofferdam-Set – Watterollen – Retraktionsfaden	Fernhalten von Speichel, Sulkusflüssigkeit und Weichteilen
7. Anlage der Formgebungshilfe	Metallbandmatrizensysteme	dichte Adaptation an vorpräparierte zervikale Stufe
8. Applikation des Aufbaumaterials	Cermet-Zement als Kapselpräparat	zügige porenfreie Applikation des Cermet-Zements
9. Oberflächenschutz	– lichthärtende Haftvermittler – Kunststoffpinsel	Applikation und Lichthärtung des Glazers
10. Weitere Schritte	s. Metallinlay und metallische Teilkronen (Tab. 43 und 44)	

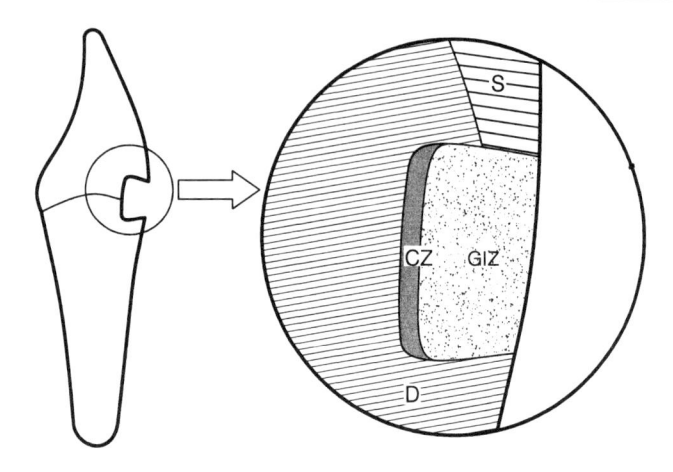

Abb. 194 Prinzip der zervikalen Glasionomerzementfüllung beiderseits der Schmelz-Zement-Grenze

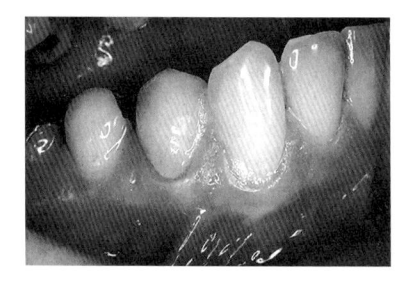

Abb. 195 Zervikale lichtgehärtete Glasionomerzementfüllung an 44

8.3.10 Kompomerfüllung

Definition

Kompomere stellen lichthärtende Einkomponentenmaterialien dar, bei denen Silikatgläser in eine polymerisierbare Matrix eingebettet sind, die Karboxyl- und Methakrylatgruppen sowie Photoinitiatoren enthalten (*Lutz* und *Krejci* 1994). Kompomere sind eher Komposite denn Glasionomerzemente (*Schuh* 1995).

Indikationen

Kompomere können für folgende Indikationen empfohlen werden:

an Milchzähnen:

definitive Versorgung der Kavitätenklassen I und II als Amalgamalternativen,

an bleibenden Zähnen:

1. definitive Versorgung der Kavitätenklasse V beiderseits der Schmelz-Zement-Grenze und im Wurzeldentin,
2. längerfristig-temporäre Versorgung der Klassen I und II.

Behandlungssystematik

Tabelle 42 enthält das systematische Vorgehen bei der Kompomerfüllung, das auf Herstellerempfehlungen fußt.

Tabelle 42 Behandlungssystematik bei der Kompomer-Restauration der Kavitätenklasse V beiderseits der Schmelz-Zement-Grenze oder im Wurzeldentin

Behandlungsschritt	Behandlungsmittel	Behandlungsmodus
1. Zahnreinigung	s. Tabelle 37	
2. Primärpräparation	– hochtouriges Mikromotorwinkelstück – zylindrischer Diamantschleifer mit abgerundeter Stirnkante mittel: ISO 137 524 010-012	streng kariesbezogene Minimalpräparation ohne Abschrägen* und Unterschnitte
3. Kariesentfernung	– niedertouriges Mikromotorwinkelstück – Stahlrosenbohrer ISO 001 001 010-016	Entfernung erweichten kariösen Dentins am Kavitätenboden
4. Sekundärpräparation	– mitteltouriges Mikromotorwinkelstück – zylindrischer Hartmetallfinierer mit 20 Schneiden: ISO 195 071 007, 009	Glättung der Kavitätenränder
5. Farbwahl	s. Tabelle 37 Farbmuster aus Füllungsmaterial	
6. Kavitätenreinigung	s. Tabelle 37	

* Neuerdings wird die Abschrägung des Schmelzes empfohlen.

Fortsetzung von Tabelle 42

Behandlungsschritt	Behandlungsmittel	Behandlungsmodus
7. Dentinwund-versorgung	– Ca(OH)$_2$-Zement – Kugelstopfer	Abdeckung des pulpanahen Dentins
8. Trockenlegung	– Retraktionsfaden – Watterollen	
9. Applikation des Haftvermittlers	– Primer-/Adhäsiv-Kombinationspräparat – Dappenglas – Kunststoffpinsel – Druckluft	– sorgfältiges Benetzen der Schmelz- und/oder Dentinoberfläche der Kavität – Einwirkungszeit: 20–30 Sekunden – Entfernung des Flüssigkeitsüberschusses mit ölfreier Druckluft
10. Polymerisation des Haftvermittlers	– Lichtpolymerisationsgerät	– Härtungszeit: 10–20 Sekunden
11. Erneute Applikation und Lichthärtung des Haftvermittlers	s.o.	
12. Applikation des Kompomers	– Dosierspender – Kunststoffzylinder (Compule) – oder: Einzelspritze	– schichtweise Applikation – Schichtstärke: 2–3 mm
13. Härtung des Kompomers	– Lichtpolymerisationsgerät	– Härtungszeit 40 Sekunden/Schicht
14. Oberflächenbearbeitung	s. zervikale Kompositfüllung	

8.3.11 Metallgußfüllung

Definition und Einteilung

Metallgußfüllungen sind solide Gußkörper, die mehr durch die Kavitätengeometrie denn durch Zemente im Zahn retiniert werden. Dabei sollte das Gußobjekt weder über- (**Preßpassung**) noch unterdimensioniert (**Spielpassung**) sein (*Riethe* 1994). Retention, Stabilität und Randschluß der Gußfüllung hängen von der exakten Arbeitsweise in Klinik und Labor ab (Kavitätenpräparation, Abdrucknahme, Modellherstellung, Modellierung, Gußtechnik, Inkorporation). Gußfüllungen werden **indirekt** oder **direkt** hergestellt. Bei dem indirekten Verfahren erfolgt die Herstellung des Gußobjekts nach Abformung der präparierten Kavität auf dem

Modell. Bei dem selteneren direkten Vorgehen wird das intraoral hergestellte Inlaymodell direkt in Metall übergeführt.

Nach der Ausdehnung und Form der Gußfüllung wird zwischen **Inlay**, **Onlay**, **Overlay**, **Stufenteilkrone**, **Teilkrone** und **Pinlay** differenziert (*Riethe* 1994). Das Inlay stellt eine Einlagefüllung dar, die intrakoronal retiniert ist und die Zahnhöcker unbedeckt läßt. Beim ebenfalls intrakoronal retinierten Onlay wird die gesamte Kaufläche nach Innenschliff bis zur Höckerspitze bedeckt. Overlays überkuppeln die gesamte Kaufläche dachfirstartig nach erfolgtem Innen- und Außenschliff. Bei der Stufenteilkrone sind meist die tragenden Höcker bis zu einer abgeschrägten Stufe überkuppelt. Bei Teilkronen liegen die oralen und vestibulären Stufen teilweise unter dem Zahnäquator. Anderen Einteilungen zufolge wird lediglich zwischen Inlay und Teilkrone differenziert (*Klaiber* 1992). Dabei besteht bei der intra- und perikoronal verankerten Teilkrone die gesamte Kaufläche aus Metall, wobei die tragenden und nichttragenden Höcker mit Außenschliffen versehen werden oder durch abgeschrägte Stufen begrenzt sind. Pinlays sind metallische Auflage- und Einlagefüllungen, die mit parapulpären Stiften verankert werden.

Gußlegierungen

Zur Herstellung von Gußfüllungen eignen sich in Abhängigkeit von ihrer Lokalisation und Ausdehnung weiche, mittelharte, harte und extraharte Gold-Platin- und Silber-Palladium-Legierungen.

Indikationen

Für Metallgußfüllungen ergeben sich folgende Indikationen:
- Inlay: Klasse-I-Kavitäten mittlerer Ausdehnung,
- Teilkrone: Klasse-I-Kavitäten großer Ausdehnung (inkl. Höckerersatz),
- Inlay und Teilkrone: Klasse-II-Kavitäten mit weit nach apikal und bukko-lingual ausgedehnten Grenzen (*Klaiber* 1996).

Behandlungssystematik

Die Behandlungssystematik beim Metallinlay der Kavitätenklasse II wird in Tabelle 43, die therapeutische Schrittfolge bei mehreren metallischen Teilkronen in Tabelle 44 abgehandelt.

Tabelle 43 Behandlungssystematik beim Metallinlay der Kavitätenklasse II

Behandlungsschritt	Behandlungsmittel	Behandlungsmodus
1. Primärpräparation – okklusal	– Turbine oder hochtouriges Mikromotorwinkelstück – leicht konischer Diamantschleifer mit abgerundeter Stirnkante mittel: ISO 545 524 012-016	defekt- und mundhygieneorientierte Präparation unter Schonung des Nachbarzahns: – Erfassung der Karies und Hauptfissuren – kastenförmige Schwalbenschwanzpräparation – nach okklusal leicht divergierende Wände (6–10°) (Abb. 196) – Mindesttiefe der Kavität: 1,5 mm – Abrundung der inneren Kanten – Kavitätenbreite: ≤ Hälfte des bukko-oralen Höckerabstands
– approximal	– konischer Diamantschleifer s. o.	– zunächst Belassen einer dünnen approximalen Schmelzwand – approximaler Kasten mit nach okklusal leicht divergierenden Wänden (6–10°) – abgerundete Kanten – Winkel zwischen Approximalwänden und approximaler Zahnwölbung: 40° (*Hellwig* et al. 1995) – möglichst supragingivale Stufe
	– Exkavator	– Entfernung der approximalen Schmelzwand
	– Spezialwinkelstück KAVO INTRA LUX® prepcontrol 61 LR – Proxoshape	– Auflösung des Kontakts zum Nachbarzahn, Gewährleistung der Hygienefähigkeit
2. Kariesentfernung	– niedertouriges Mikromotorwinkelstück – Stahlrosenbohrer ISO 001 001 010-016 – Exkavator	Entfernung erweichten kariösen Dentins am Kavitätenboden
3. Sekundärpräparation – okklusal	– mitteltouriges Mikromotorwinkelstück – leicht konischer Diamantschleifer mit abgerundeter Stirnkante fein: ISO 545 514 012-014	– Glättung der okklusalen Kavitätenränder – Abschrägen der okklusalen Kavitätenränder in Abhängigkeit von der Höckerneigung: 20–40° (Abb. 196)

Invasive Kariestherapie 265

Fortsetzung von Tabelle 43

Behandlungsschritt	Behandlungsmittel	Behandlungsmodus
– approximal	– knospenförmiger Diamantschleifer fein: ISO 257 514 012-014 – Gingivalrandschräger – konischer Diamantschleifer mit ellipsoidem Ende fein: ISO 298 514 012-014 – Bevelshape einseitig diamantiert	– oder: Hohlschliff – Abschrägen der zervikalen Stufe (Abb. 197) – oder: Hohlschliffpräparation der approximalen und zervikalen Kavitätenränder
4. Kavitätenreinigung	s. Tabelle 36	
5. Dentinwundversorgung	s. Tabelle 36	
6. Applikation der Unterfüllung	s. Tabelle 36	(Abb. 198)
7. Vorbereitung der Abformung	– Anästhetikum – Elektrotom oder parodontalchirurgisches Instrumentarium – Retraktionsfäden – Hämostatikum – Gingivalrandstopfer	– Anästhesie – Freilegung der zervikalen Präparationsgrenze bei subgingivaler Präparation – Applikation von getränkten Retraktionsfäden bei äquigingivaler Präparation – Entfernung unmittelbar vor Abdrucknahme
8. Abformung	– Abdrucklöffel adäquater Größe für Ober- und Unterkiefer – Präzisionsabformmassen – additionsvernetzende Silikone – Polyäther	Abformmethoden 1. Einzeitige Abformung 1.1 Einphasenabdruck: Applikation des Einphasenmaterials gleichzeitig in präparierte Kavität und Abdrucklöffel 1.2 Doppelmischabdruck: Applikation des Zweiphasenmaterials als zähfließende Konsistenz in Abdrucklöffel und als dünnfließende Konsistenz um präparierten Zahn (Abb. 199), gleichzeitige Erhärtung 2. Zweizeitige Abformung Korrekturabdruck: – Applikation des knetbaren zähplastischen Materials in den Löffel – Vorabdruck

Fortsetzung von Tabelle 43

Behandlungsschritt	Behandlungsmittel	Behandlungsmodus
	– Alginatabformmaterial	– Beschneiden des Abdrucks: Beseitigung unter sich gehender Stellen, Schaffung von Abflußrillen – Applikation des dünnfließenden Materials auf Vorabdruck und präparierten Zahn Abdrucknahme am unpräparierten Gegenkiefer
9. Desinfektion des Abdrucks	– Desinfektionslösung – Desinfektionsbad	Desinfektionszeit nach Vorschrift
10. Okklusionsregistrat	– Hartwachs	Applikation im plastischen Zustand zur Erfassung der statischen Okklusion
11. Applikation der provisorischen Füllung	plastisch verarbeitbares provisorisches Füllungsmaterial	– Applikation des Materials in plastischem Zustand – Aushärtung und Okklusionskontrolle
12. Laborfertigung	– Situationsmodell des Gegenkiefers – gesägtes und ungesägtes Arbeitsmodell – Mittelwertartikulator	– Eingipsen des Situationsmodells und Arbeitsmodells im Mittelwertartikulator anhand des zentrischen Okklusionsregistrats – Wachsmodellierung auf dem gesägten Arbeitsmodell – Prüfung des Kontaktpunkts im ungesägten Modell – Anstiften, Einbetten und Gießen des Inlays
13. Anprobe des Inlays	– Hebelsonde – Mikromotorhandstück – Zahnseide – feinkörniges Arkansassteinchen – Chloropercha, dünnfließendes Silikonmaterial – Spiegel, Sonde – feinkörniges Arkansassteinchen	– Entfernung des Provisoriums – ggf. Entfernung von Gußperlen auf der Innenseite des Inlays – Anprobe – Prüfung des Approximalkontakts (muß Kontakt zwischen natürlichen Zähnen entsprechen) – ggf. Korrektur des Approximalkontakts – Fahndung nach inneren Klemmstellen – Prüfung des Randschlusses – ggf. Nivellierung von Füllungsrand und Schmelz

Fortsetzung von Tabelle 43

Behandlungsschritt	Behandlungsmittel	Behandlungsmodus
	– Okklusionsfolie	– Prüfung der statischen und dynamischen Okklusion – ggf. Korrektur
14. Hochglanzpolitur –	– Gummi- und Filzpolierer – Polierpaste	Hochglanzpolitur der korrigierten Metalloberfläche
15. Trockenlegung des Zahnes	– Watterollen – Absaugung	
16. Reinigung der Kavität und des Inlays	Chlorhexidindiglukonat (0,1–0,5 % wäßrig)	
17. Eingliederung des Inlays (Abb. 200)	– Zinkoxidphosphatzement – Anrührspatel – Anrührplatte – Füllspatel – Adapter – Holzstäbchen – Watterolle – Scaler	– Anrühren des Zements in sahniger Konsistenz – Beschicken der Kavität und des Inlays mit Zement – Einsetzen unter Druck – Erhärten unter Druck – Entfernung von Zementüberschüssen
18. Letztmalige Überprüfung der Okklusion		

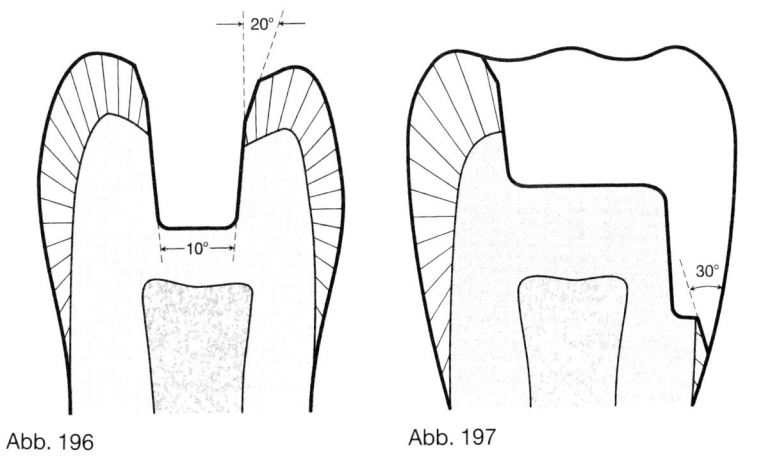

Abb. 196   Abb. 197

Abb. 196 Kavitätendesign beim okklusalen Metallinlay

Abb. 197 Kavitätenform beim Metallinlay der Klasse II im mesio-distalen Längsschnitt

268 Therapie der Karies

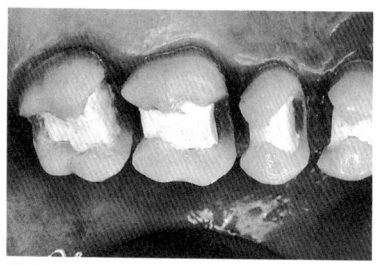

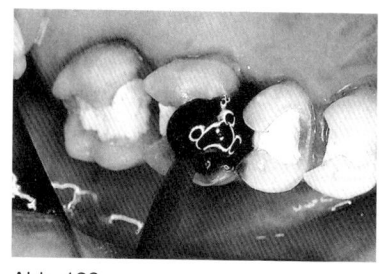

Abb. 198

Abb. 199

Abb. 198 Zustand der Zähne 14, 15, 16 und 17 nach Präparation, Sekundärkariesentfernung und Applikation der Unterfüllung

Abb. 199 Applikation des dünnfließenden Abdruckmaterials in die präparierten Zähne beim Doppelmischabdruck

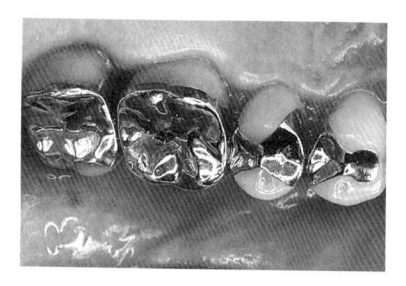

Abb. 200 Amalgamsubstitution durch Goldinlays an 14 und 15 sowie Overlays an 16 und 17

Invasive Kariestherapie 269

Tabelle 44 Behandlungssystematik bei mehreren metallischen Teilkronen

Behandlungsschritt	Behandlungsmittel	Behandlungsmodus
1. Vorabformung	– Abdrucklöffel – Alginat-Abformmaterial	anatomische Abformung der unpräparierten Zähne für späteres Kunststoffprovisorium
2. Primärpräparation – okklusal	– Turbine oder hochtouriges Mikromotorwinkelstück – leicht konischer Diamantschleifer mit abgerundeter Stirnkante mittel: ISO 545 524 012-016	defekt- und mundhygieneorientierte Präparation unter Schonung der intakten Nachbarzähne – Kürzung der Höcker um 1,0 bis 1,5 mm – weitere Präparation wie bei Metallinlay
– approximal	– leicht konischer Diamantschleifer s. o. – Exkavator	– Präparation wie bei Metallinlay – Entfernung der approximalen Kavitätenwände
– tragende Höcker	– Spezialwinkelstück KAVO INTRA LUX® prepcontrol 61 LR – Proxoshape – konischer abgeflachter Diamantschleifer mittel: ISO 172 514 012	– Auflösung des Kontakts zu den Nachbarzähnen, Gewährleistung der Hygienefähigkeit – Präparation einer 1,0 mm breiten Stufe in der oralen Glattfläche zur Höckerüberkuppelung (Abb. 201)
– nichttragende Höcker	– konischer abgeflachter Diamantschleifer s.o. – flammenförmiger Diamantschleifer mittel: ISO 298 524 012-016	– Präparation wie bei tragendem Höcker oder: Innenschliff und Außenhohlschliff
3. Kariesentfernung	wie bei Metallinlay	
4. Sekundärpräparation	– mitteltouriges Mikromotorwinkelstück – leicht konischer Diamantschleifer mit abgerundeter Stirnkante fein: ISO 545 514 012-016 – flammenförmiger Diamantschleifer fein: ISO 298 514 012-016 – flammenförmiger Hartmetallfinierer mit 16 Schneiden: ISO 298 072 012-016 – Bevelshape einseitig diamantiert	Glättung der okklusalen und approximalen Kavitätenränder hohlschliffförmiges Abschrägen der approximalen und okklusalen Kronenränder sowie Stufen
5. Kavitätenreinigung	s. Tabelle 36	
6. Dentinwundversorgung	s. Tabelle 36	

Therapie der Karies

Fortsetzung von Tabelle 44

Behandlungsschritt	Behandlungsmittel	Behandlungsmodus
7. Applikation der Unterfüllung	s. Tabelle 36	
8. Vorbereitung zur Abformung	wie bei Metallinlay	(Tab. 43)
9. Abformung	wie bei Metallinlay	(Tab. 43)
10. Festlegung der schädelbezüglichen Lage der Oberkieferzahnreihe		
10.1 Fixierung der Bißgabel	Bißgabel mit thermoplastischem Material	Fixierung der Bißgabel am Oberkiefer durch Einbiß in Wachs oder thermoplastische Masse und Watterollen
10.2 Anlegen des Gesichtsbogens	Gesichtsbogen (Schnellübertragungsbogen)	Fixierung des Gesichtsbogens parallel zur Frankfurter Horizontalebene (oberer Rand des Porus acusticus externus-Infraorbitalpunkt) in Scharnierachsen-Orbitalebene mit Ohroliven und Glabella-Stütze als Fixierungspunkte (Abb. 202)
10.3 Registrierung der Oberkieferlage		Registrierung der Oberkieferlage durch Fixierung der Bißgabel an Gesichtsbogen (Abb. 203)
10.4 Übertragung der Oberkieferlage	– Bißgabel – Übertragungstisch – Übertragungsstand	Fixierung der Bißgabel auf dem Übertragungstisch im Übertragungsstand (Abb. 204)
10.5 Zentrisches Registrat	Hartwachs, Silikon	maximale habituelle Interkuspidation in zentraler Relation
10.6 Protrusionsregistrat	Hartwachs, Silikon	Kontaktposition der Schneidekanten
10.7 Laterotrusionsregistrat	Hartwachs	Kontaktposition der Eckzahnhöcker rechts und links (Abb. 205)
11. Provisorische Versorgung	– Methacrylat – Vorabdruck – Fräse – provisorischer Befestigungszement	– Isolation der Kronenstümpfe – Einsetzen des mit Kunststoff gefüllten Vorabdrucks – Erhärten und Befestigung der Provisorien
Labor:		
12. Herstellung der Modelle	– Situationsmodell des Gegenkiefers – gesägtes und ungesägtes Arbeitsmodell	

Fortsetzung von Tabelle 44

Behandlungsschritt	Behandlungsmittel	Behandlungsmodus
13. Simulation der individuellen Kaubewegung	– teiljustierbarer Artikulator	
13.1 Einrichten des Oberkiefer-Arbeitsmodells	– Übertragungstisch – Oberkiefer-Arbeitsmodell	Eingipsen des Oberkiefer-Arbeitsmodells im Artikulator anhand des Übertragungstischs (Abb. 206)
13.2 Zuordnung des Unterkiefermodells	– zentrisches Registrat – Oberkiefer-Arbeitsmodell	Eingipsen des Unterkiefermodells anhand des zentrischen Registrats
13.3 Justieren des Artikulators	– Laterotrusionsregistrate – Protrusionsregistrators	Bennett-Winkel links und rechts (Abb. 207) Gelenkbahnneigungen
14. Funktionelle Kauflächengestaltung	– Wachs – Aufwachsinstrumente – Puder – Lack	– Auffüllen der Nebenkavitäten – Setzen der Höckerkegel – Gestaltung der oro-vestibulären Höckerabhänge – Modellierung der mesio-distalen Abhänge (Abb. 208) – Anbringen der Randleisten – Ausarbeiten und Okklusionskontrolle – Prüfung der statischen und dynamischen Okklusion
15. Anstiften und Einbetten des Gußobjekts		
16. Gießen und Ausarbeiten		Abb. 209
17. Anprobe der Teilkronen	wie bei Metallinlay (s. Tab. 43)	
18. Hochglanzpolitur		
19. Trockenlegung der Zähne		
20. Eingliederung der Teilkronen		Abb. 210
21. Prüfung der Okklusion		

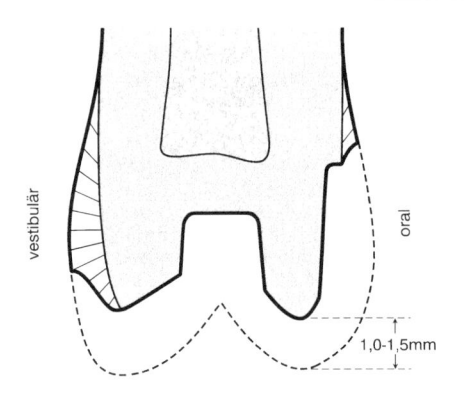

Abb. 201 Schema der Teilkronenpräparation

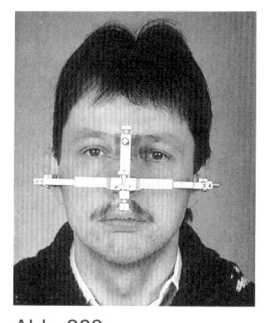

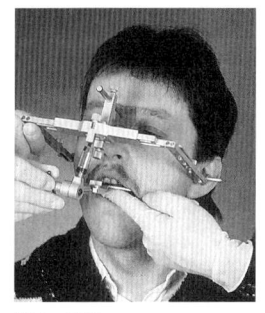

Abb. 202　　　　　　　Abb. 203

Abb. 202 Anlage des Gesichtsbogens

Abb. 203 Registrierung der Oberkieferlage

Abb. 204 Übertragung der Oberkieferlage auf den Übertragungstisch im ▶ Übertragungsstand

Abb. 205 Gewinnung der Laterotrusionsregistrate

Abb. 206 Eingipsen des Oberkiefermodells im Artikulator anhand des Übertragungstischs

Abb. 207 Einstellung der *Bennett*-Winkel des Artikulators anhand der Laterotrusionsregistrate

Abb. 208 Funktionelle Kauflächengestaltung durch Aufwachstechnik

Abb. 209 Metallgußrestaurationen auf gesägtem Arbeitsmodell

Abb. 210 Inkorporierte Teilkronen im 2. Quadranten

Invasive Kariestherapie 273

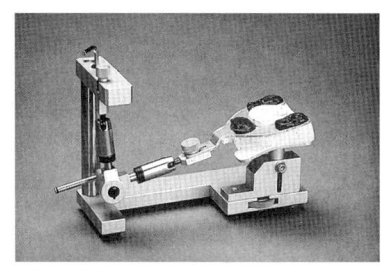

Abb. 204

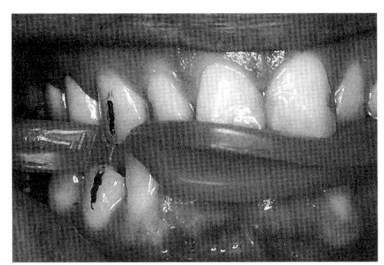

Abb. 205

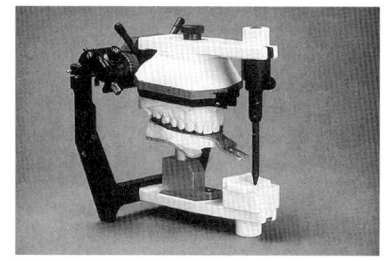

Abb. 206

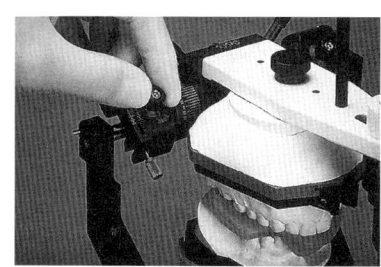

Abb. 207

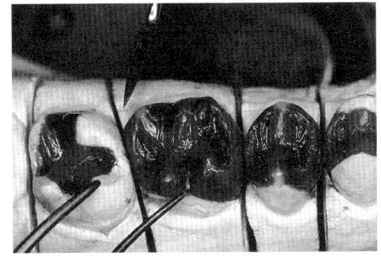

Abb. 208

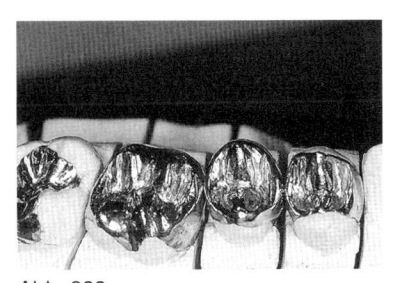

Abb. 209

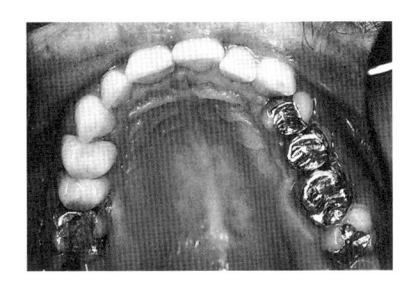

Abb. 210

8.3.12 Kompositinlay

Definition und Eigenschaften

Kompositinlays sind zahnfarbene Restaurationen, die in der Regel aus Mikrohybridkompositen hergestellt und adhäsiv am Schmelz befestigt werden. In Abhängigkeit von ihrem Herstellungsmodus unterscheiden wir zwischen **direkten, semidirekten** und **indirekten** Kompositinlays. Bei der direkten Technik wird die Restauration im Munde des Patienten hergestellt, bei der indirekten Technik erfolgt die Modellherstellung im Labor. Die semidirekte Methode sieht die Abdrucknahme sowie die Modell- und Inlayherstellung durch den Zahnarzt am Patientenstuhl (chairside) vor.

Kompositinlays haben gegenüber der Kompositfüllung eine Reihe von Vorteilen (*Klaiber* 1995):

- ungehinderte Polymerisationskontraktion,
- geringe Materialspannungen,
- Erhöhung des Polymerisationsgrades durch Heißpolymerisation oder Vergütung mit Licht und Hitze,
- verbesserte mechanische Eigenschaften,
- auf das Befestigungskomposit reduzierte Polymerisationsschrumpfung.

Bei laborgefertigten hydropneumatisch gehärteten Kompositinlays wird die höchste Monomer-Polymerkonversion (Übergang von Monomeren in die Polymerstruktur) erreicht (*Geurtsen* 1992b).

Indikationen und Kontraindikationen

Der empfohlene Indikationsbereich des Kompositinlays (*Lutz* und *Krejci* 1994) sollte eingeschränkt werden. Die Hauptindikation besteht in der Versorgung von Kavitäten der Klasse I und II im nichtokklusionstragenden Bereich bei zirkulärer Schmelzbegrenzung.

> Das direkte zervikale Kompositsofortinlay ist die Therapie der Wahl für Klasse-V-Kavitäten beiderseits der Schmelz-Zement-Grenze.

Bei parafunktioneller Abrasion sind Versorgungen mit Kompositen nicht indiziert.

Behandlungssystematik

Das therapeutische Vorgehen bei indirektem und semidirektem Kompositinlay der Klasse II ist in Tabelle 45 zusammengestellt worden. Die Abbildungen 214 und 215 zeigen das Schema bzw. das klinische Ergebnis der Füllungstherapie mit dem direkten Kompositsofortinlay. Die Systematik des zervikalen Sofortinlays wird in Tabelle 46 dargelegt.

Tabelle 45 Behandlungssystematik beim indirekten/semidirekten Kompositinlay der Kavitätenklasse II

Behandlungsschritt	Behandlungsmittel	Behandlungsmodus
1. Zahnreinigung	s. Tabelle 37	
2. Primärpräparation okklusal	– Turbine oder hochtouriges Mikromotorwinkelstück – konischer Diamantschleifer mit abgerundeter Kante mittel: ISO 198 524 012-014	zahnhartsubstanzschonende defektorientierte Präparation: – im nicht okklusionstragenden Kauflächenbereich – mit leicht nach okklusal divergierenden Wänden – mit einer Mindesttiefe von 1,5–2 mm
approximal	– konischer Diamantschleifer (s.o.)	– ohne Schwalbenschwanz – zunächt Belassen einer dünnen approximalen Schmelzwand – Divergenz der approximalen Wände – Winkel zwischen Approximalfläche des Inlays und approximaler Wand: 60–90° – supragingivale Stufe im Schmelz – abgerundete Ecken – Isthmusbreite: > 1,5 mm
	– Exkavator – KAVO INTRA LUX® prepcontrol 61 LR – Proxoshape	Entfernung der Schmelzwand – Auflösung des Kontakts zum Nachbarzahn (Abstand 0,5 mm, Hygienefähigkeit)
3. Kariesentfernung	s. Tabelle 37	
4. Farbwahl	s. Tabelle 37	
5. Kavitätenreinigung	s. Tabelle 37	
6. Dentinwundversorgung	s. Tabelle 37	

Fortsetzung von Tabelle 45

Behandlungsschritt	Behandlungsmittel	Behandlungsmodus
7. Applikation der Unterfüllung	– Zinkphosphatzement	– Abdeckung von Dentinflächen und Ca(OH)$_2$-Zement – Ausgleich unterschiedlicher Präparationstiefen – Gewährleistung einer Mindestmaterialstärke des Inlays von 1,5 mm
8. Sekundärpräparation	– mitteltouriges Mikromotorwinkelstück – konischer formgleicher Diamantschleifer mit abgerundeter Kante fein: ISO 198 514 012-014 – oder: konischer Hartmetallfinierer mit abgerundeter Kante und 16 Schneiden: ISO 198 072 012-014 – Schmelzmeißel – Bevelshape ganzseitig – Gingivalrandschräger – Bevelshape distal – konischer spitz zulaufender Hartmetallfinierer ISO 536 072 010	okklusal: Glättung der Kavitätenränder ohne Abschrägen approximal: leichtes Abschrägen der Kavitätenränder zervikal-approximal: leichtes Abschrägen
9. Inlayherstellung		
9.1. Indirekte Herstellung in 2 Sitzungen		
– Abformung	wie Metallinlay s. Tabelle 43	
– Provisorium	lichthärtender Kunststoff	– Applikation in plastischem Zustand – Lichtpolymerisation – Okklusionskontrolle
– Laborfertigung	– Situationsmodell – gesägtes Arbeitsmodell – ungesägtes Arbeitsmodell – Mikrohybridkomposit – Lichtpolymerisationsgerät – Lichtofen	– schichtweise Lichtpolymerisation im gesägten Arbeitsmodell – Prüfung des Kontaktpunkts und der statischen und dynamischen Okklusion im ungesägten Arbeitsmodell – Vergütung im Lichtofen oder hydropneumatische Härtung
oder: 9.2 Semidirekte (chairside) Inlayherstellung	Extraorales System (EOS®-System, Vivadent)	

Invasive Kariestherapie 277

Fortsetzung von Tabelle 45

Behandlungsschritt	Behandlungsmittel	Behandlungsmodus
– Abformung	– EOS-Abdrucklöffel – Redphase-P-Abformmaterial	– Applikation der Abformmasse auf getrockneten präparierten Zahn – Erfassung des präparierten Zahnes und der Nachbarzähne (Abb. 211)
– Modellherstellung	– Isolierungsmittel Nobond – Bluephase P-Modellmasse – Wasserbad – Skalpell	– Applikation der Modellmasse im isolierten Abdruck, Sockelbildung – Aushärtung im Wasserbad: 3–4 Minuten bei 40–60 °C – Ablösen der Abdruckmasse – Zerlegung des Modells (Abb. 212)
– Vergütung	– EOS-Komposit Lichtpolymerisationsgerät – Wasserbad – Lichtofen	– schichtweise Modellierung und Polymerisation des Kompositinlays (Abb. 213) – Härtung: 5 Minuten im kochenden Wasser – Härtung: 5 Minuten bei 120 °C
10. Eingliederung – Absolute Trockenlegung	s. Tabelle 37	
– Anprobe	– mitteltouriges Mikromotorwinkelstück – flammenförmiger Diamantschleifer mittel: ISO 250 524 012	– Überprüfung von Randschluß und Kontaktpunkt – geringfügige flächige Reduktion der approximalen Innenflächen
– Anlage der Formgebungshilfen	– transparente Matrize – transparenter Interdentalkeil (Leuchtkeil)	– formgerechte Anlage bei Kontakt zum Nachbarzahn – zervikale Adaptation zur Vermeidung von Überschüssen
– Reinigung/ Schmelzkonditionierung	– Chlorhexidindiglukonat (0,1–0,5 % wäßrig) – Phosphorsäuregel (35–37 %)	– Reinigung der Zahnoberfläche und Kavität – Ätzung der Schmelzränder – Ätzzeit: 30 Sekunden – Ätzung der Inlayinnenflächen – Ätzzeit: 15 Sekunden – Abspülen, Trocknen
– Applikation des Haftvermittlers	– Einkomponenten-Photo-Polymerisat oder – Primer-Adhäsiv-System – Kunststoffpinsel	– Applikation von Primer und Adhäsiv auf Schmelzränder – Applikation des Adhäsivs auf Innenflächen des Inlays – homogene Verteilung – keine Lichthärtung
– Einsetzen	– dualhärtendes Befestigungskomposit – Kunststoffpinsel – Lichtpolymerisationsgerät	– Applikation des angemischten Komposits als dünne Schicht auf Inlayinnenfläche – Einsetzen

278 Therapie der Karies

Fortsetzung von Tabelle 45

Behandlungsschritt	Behandlungsmittel	Behandlungsmodus
		– Entfernung der Überschüsse – schrittweise Lichtpolymerisation von zervikal (Leuchtkeil), oral und vestibulär nach okklusal – Härtezeit: 60 Sekunden/ Abschnitt
11. Oberflächen-bearbeitung	wie Kompositfüllung Klasse II s. Tabelle 39	
12. Fluoridierung	s. Tabelle 37	

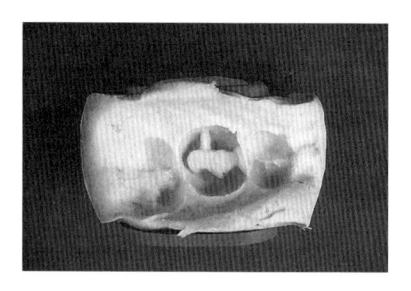

Abb. 211 Inlayabdruck mit Redphase-P-Abformmaterial (EOS®-System, Vivadent)

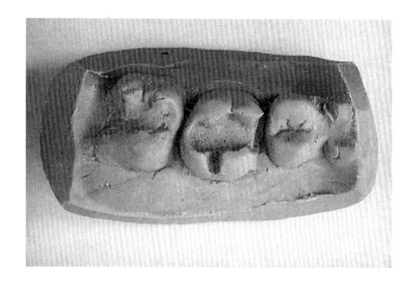

Abb. 212 Bluephase-P-Modell zur semidirekten Herstellung eines Kompositinlays (EOS®)

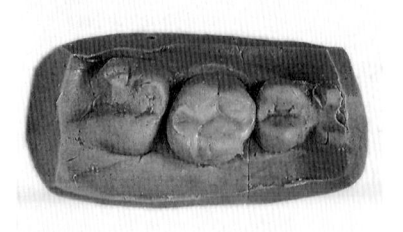

Abb. 213 Lichtgehärtetes EOS®-Kompositinlay

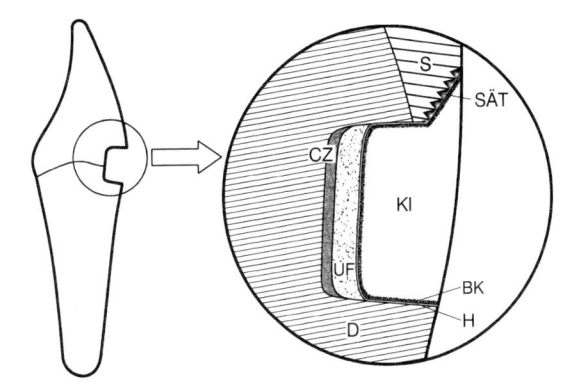

Abb. 214 Prinzip des direkten zervikalen Kompositinlays (BK = Befestigungskomposit, KI = Kompositinlay)

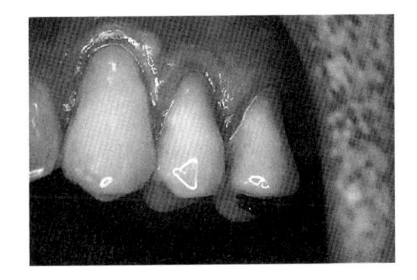

Abb. 215 Zervikale Sofortinlays beiderseits der Schmelz-Zement-Grenze an 24 und 25

Tabelle 46 Behandlungssystematik beim direkten Kompositinlay der Kavitätenklasse V beiderseits der Schmelz-Zement-Grenze

Behandlungsschritt	Behandlungsmittel	Behandlungsmodus
1. Zahnreinigung	s. Tabelle 37	
2. Primärpräparation	– hochtouriges Mikromotorwinkelstück – zylindrischer Diamantschleifer mit abgerundeter Stirnkante mittel: ISO 137 524 010-012	Präparation einer kastenförmigen Kavität – nierenförmiger Kavitätenumriß – radiärer Verlauf der mesialen und distalen Kavitätenwand – leichte Divergenz der koronalen und radikulären Wand – Kavitätenboden parallel zur Krümmung der Zahnoberfläche – abgerundete Übergänge zwischen Kavitätenwänden und -boden
3. Kariesentfernung	s. Tabelle 37	
4. Farbwahl		
5. Kavitätenreinigung		
6. Dentinwundversorgung		
7. Applikation der Unterfüllung		
8. Sekundärpräparation	– mitteltouriges Mikromotorwinkelstück – zylindrischer Diamantschleifer fein: ISO 137 514 012 – knospenförmiger Diamantschleifer fein: ISO 277 514 012	– Glättung der Kavitätenränder Abschrägen des koronalen Schmelzrandes im Winkel von 45° (short bevel)
9. Absolute Trockenlegung	Kofferdam-Set	Isolierung des präparierten Zahns (stets anzustreben)
10. Isolierung der Kavität	Spezialisoliermittel für Kunststoff	Applikation eines homogenen Films
11. Herstellung des Inlays	– Mikrohybridkomposit – Stopf-, Füll- und Modellierinstrument (auch kombiniert) – Lichtpolymerisationsgerät	– schichtweise Applikation, Modellierung und Polymerisation des dentin- und schmelzfarbenen Komposits (Härtungszeit: 40 Sekunden/Schicht) – Entnahme des Kompositinlays aus Kavität

Fortsetzung von Tabelle 46

Behandlungsschritt	Behandlungsmittel	Behandlungsmodus
12. Extraorale Vergütung	– Wasserbad – Lichtofen	Härtung: 5 Minuten im kochenden Wasser Härtung: 5 Minuten bei 120 °C
13. Anprobe des Inlays	– flammenförmiger Diamantschleifer mittel: ISO 250 524 012	– Kontrolle der Paßfähigkeit – ggf. Korrektur
14. Reinigung und Schmelzkonditionierung	– Wasserspray – Chlorhexidindiglukonatlösung (0,1–0,5 % wäßrig) – Ätzgel	– Reinigung der Zahnoberfläche, der Kavität und des Inlays – Ätzung des Schmelzrandes: 30 Sekunden – Ätzung der Inlayunterseite: 15 Sekunden – Abspülen, Trocknen
15. Applikation von Primer und Haftvermittler	– Primer – universelle Schmelz-/Dentinadhäsive – Kunststoffpinsel	– Applikation einer homogenen dünnen Schicht von Primer und Adhäsiv auf Schmelz und Dentin – Applikation des Haftvermittlers auf Inlayunterseite – keine Lichtpolymerisation
16. Eingliederung des Sofortinlays	dualhärtendes Befestigungskomposit	– Befestigungskomposit in dünner Schicht auf Inlayunterseite auftragen – Inlay einsetzen – Überschüsse entfernen – Lichthärten (40–60 Sekunden)
17. Nachbearbeitung des Inlays	wie bei zervikaler Kompositfüllung s. Tabelle 38	
18. Fluoridierung	s. Tabelle 37	

8.3.13 Keramikinlay und -onlay

Definition

Keramikinlays sind zahnfarbene Restaurationen aus **Brenn-, Guß-** und **Preßkeramik**, die nach Silanisierung adhäsiv am Zahnschmelz verankert werden.
Silane verbinden sich mit ihrem hydrophilen Teil mit dem Silizium der Keramik und mit dem hydrophoben Teil mit dem Monomer des Befestigungskomposits.

Indikationen und Kontraindikationen

Im Vergleich zum Kompositinlay kann die Indikation des Keramikinlays und -onlays erweitert werden:
- mittlere und große Kavitäten der Klassen I und II mit zirkulärer Schmelzbegrenzung,
- Höckerersatz vorrangig im Prämolarenbereich.

Kontraindikation besteht bei pathologischer Abrasion (Knirschen, Pressen). Eine relative Kontraindikation liegt vor, wenn das Arbeitsfeld nicht absolut trockengelegt werden kann (*Garber* und *Goldstein* 1994).

Behandlungssystematik

Das Therapieresultat einer Komplexsanierung mit Keramikrestaurationen wird in Abbildung 216 a–d gezeigt. Die Schrittfolgen der Behandlung mit Keramikinlays/-onlays sind in Tabelle 47 festgehalten. Bei Verwendung hochviskoser Befestigungskomposite werden Keramikrestaurationen mit Ultraschall eingesetzt.

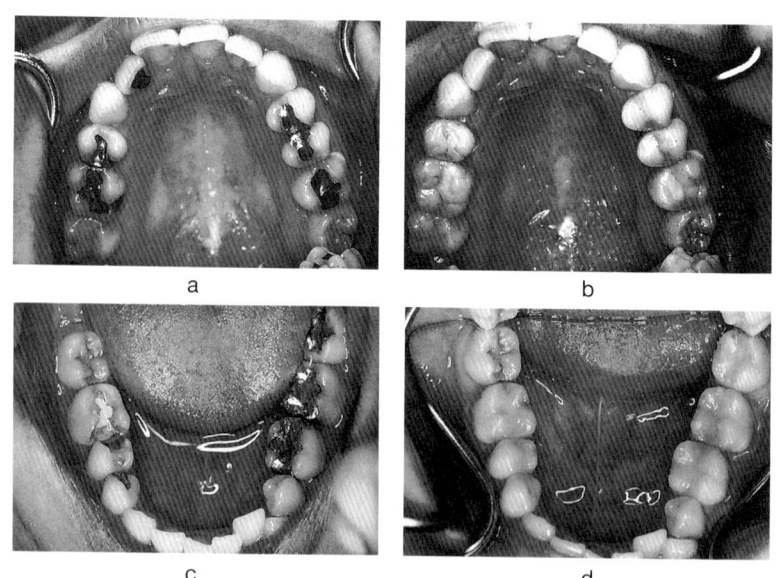

Abb. 216 Komplexsanierung mit preßkeramischen Restaurationen. a) Ausgangssituation im Oberkiefer, b) Amalgamsubstitution durch Keramikinlays, c) Ausgangssituation im Unterkiefer, d) Komplette Sanierung mit keramischen Restaurationen

Invasive Kariestherapie 283

Tabelle 47 Behandlungssystematik beim Keramikinlay/-onlay

Behandlungsschritt	Behandlungsmittel	Behandlungsmodus
1. Zahnreinigung	s. Tabelle 37	
2. Primärpräparation	– Turbine oder hochtouriges Mikromotorwinkelstück	zahnhartsubstanzschonende Präparation mit einfacher Grundgeometrie (*Riethe* 1994):
2.1 Inlaypräparation – okklusal	– konischer Diamantschleifer mit abgerundeter Kante mittel: ISO 198 524 012-016	– im okklusionstragenden Bereich möglich – mit leicht nach okklusal divergierenden Wänden – mit abgerundeten inneren Übergängen – mit einer Mindesttiefe von 1,5–2,0 mm (Abb. 217) – ohne Schwalbenschwanz – ohne Abschrägen der Kavitätenränder
– approximal	– Diamantschleifer (s.o.) – Exkavator	– zunächst Erhaltung einer approximalen Schmelzwand – Entfernung der approximalen Wand (weiter s. Tab. 43) – U-förmiger Kasten (Abb. 218) – Divergenz der approximalen Wände – Übergangswinkel Approximalfläche des Inlays – approximale Wand: 60–90° (Abb. 219) – Hygienefähigkeit der Kavitätenränder – supragingivale Stufe in ätzbarem Schmelz – Isthmusbreite: 1,5-2,0 mm – ohne Abschrägen der Kavitätenränder
2.2 Onlaypräparation	– zylindrischer Diamantschleifer mit abgerundeter Kante mittel: ISO 158 524 012-016 – konischer Diamantschleifer (s.o.)	– Reduktion der Höckerhöhe um 1,5-2,0 mm – Abrundung der Höckerkanten – hohlkehlartige Gestaltung der vestibulären und oralen Präparationsgrenze
3. Kariesentfernung	s. Tabelle 37	
4. Farbwahl	s. Tabelle 37 Farbring (Stumpffarbe)	– Aufzeichnung von Besonderheiten des Fissurenreliefs und der Transparenz – Fotodokumentation – zusätzliche Wahl der Stumpffarbe
5. Dentinwundversorgung	s. Tabelle 37	

Fortsetzung von Tabelle 47

Behandlungsschritt	Behandlungsmittel	Behandlungsmodus
6. Unterfüllung	s. Tabelle 37	(Abb. 220)
7. Glättung der Kavitätenränder	– mitteltouriges Mikromotorwinkelstück – konischer formgleicher Diamantschleifer mit abgerundeter Kante fein: ISO 198 514 012, 016	– Glättung der okklusalen und approximalen Kavitätenränder – Glättung der vestibulären und oralen Hohlkehle
8. Indirekte Herstellung		
– Abformung	wie bei Metallinlay (s. Tab.43)	
– Provisorium – Inlay – Onlay	– plastisch verarbeitbares provisorisches Füllungsmaterial – Kunststoffmaterial – Vorabdruck	– Applikation, Aushärten, Okklusionskontrolle – Isolierung des Stumpfes – Applikation des Kunststoffes in Vorabdruck – Entfernung des erhärteten Provisoriums, Ausarbeiten
– Laborfertigung	– eugenolfreier provisorischer Befestigungszement – Situationsmodell – Arbeitsmodell – Okklusionsregistrat – Artikulator – Keramikmassen	– Befestigung des Provisoriums – Okklusionskontrolle Herstellung des Inlays oder Onlays aus Brenn-, Guß- oder Preßkeramik unter Berücksichtigung individueller Besonderheiten (z. B. Einfärbung der Fissuren)
9. Eingliederung		
– Entfernung des Provisoriums		
– Einprobe	– Feinkorndiamanten unterschiedlicher Form und Größe – Okklusionsfolien	– Kontrolle ggf. Korrektur des Randschlusses, der Approximalkontakte und der Okklusion (Bruchgefahr!)
– Anätzen des Inlays	– Flußsäuregel: 5–7,5 %	– Beschichten der Inlayunterseite – Einwirkungszeit: 7-10 Minuten – gründliches Abspülen
– Silanisierung	Silan-Primer	– Applikation des Primers auf die Innenfläche der Restauration – Einwirkungszeit: 1 Minute – Trocknen
– Absolute Trockenlegung	s. Tabelle 37	(Abb. 221)
– Anlage der Formgebungshilfen	wie bei Kompositinlay s. Tabelle 45	
– Reinigung/ Schmelzätzung	wie bei Kompositinlay	
– Applikation des Haftvermittlers	wie bei Kompositinlay	
– Einsetzen	wie bei Kompositinlay	(Abb. 222)

Invasive Kariestherapie 285

Fortsetzung von Tabelle 47

Behandlungsschritt	Behandlungsmittel	Behandlungsmodus
10. Nachbearbeitung		
10.1 Korrekturen – okklusal – approximal	– Okklusionsfolien – flammenförmiger Diamantschleifer fein: ISO 540 514 010-014 – Spezial-Mikromotorwinkelstück KaVo INTRA LUX prepcontrol 61 LR – Proxoshape-Set	– Randschlußkontrolle – Entfernung von Überschüssen – ggf. Korrektur der statischen und dynamischen Okklusion – Bearbeitung der approximalen Füllungsränder durch flexible, einseitig diamantierte Feilen mit abgestufter Körnung zur Entfernung von Überschüssen unter Schonung der Nachbarzähne
10.2 Politur	– extrafeine und ultrafeine Diamantschleifer – extrafeine flexible Scheiben und Streifen – Gummikelch – Diamantpolierpaste – Zahnseide	– abschließende Hochglanzpolitur – Kontrolle der Hygienefähigkeit
11. Fluoridierung	s. Tabelle 37	

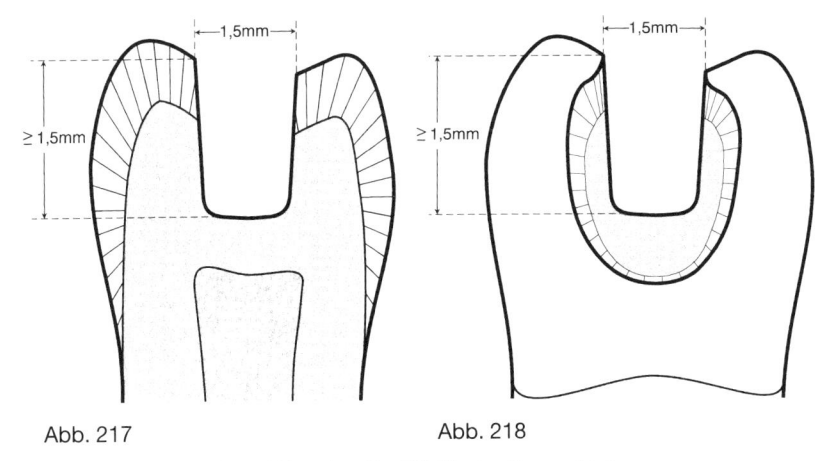

Abb. 217
Abb. 218

Abb. 217 Form der okklusalen Kavität für das Keramikinlay

Abb. 218 Design des approximalen Kastens für das Keramikinlay

286 Therapie der Karies

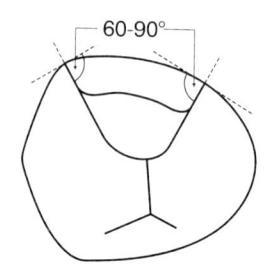

Abb. 219 Approximale Übergangswinkel und fehlender okklusaler Schwalbenschwanz beim Keramikinlay der Klasse II

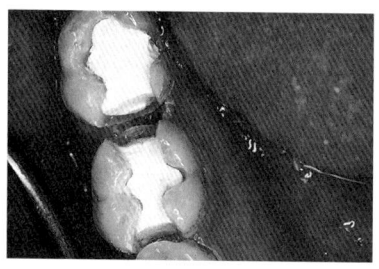

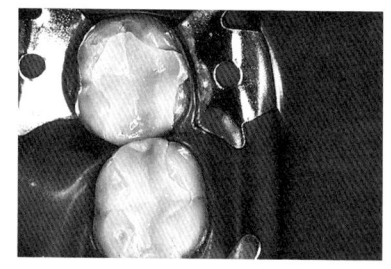

Abb. 220

Abb. 221

Abb. 220 Vorbereitete Kavitäten von 46 und 47 zur Versorgung mit Keramikinlays

Abb. 221 Anlage des Kofferdams für die adhäsive Befestigung der Keramikinlays an 46 und 47

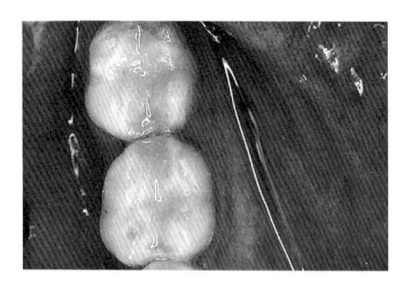

Abb. 222 Keramikinlays an 46 und 47 in situ

8.3.14 Keramikverblendschalen

Definition

Keramikverblendschalen (Veneers) dienen als zahnfarbene Therapiemittel zum Ersatz oder zur Wiederherstellung unästhetischer bzw. defekter Zahnhartsubstanzen der Labialflächen.

Indikation und Kontraindikation

In der klinischen Kariologie besteht nur selten die Indikation für Keramikverblendschalen. Sie sind kontraindiziert, wenn nicht ausreichend Schmelz zur Befestigung vorhanden ist und orale Habits vorliegen (*Garber* et al. 1995).

Behandlungssystematik

Abbildung 223 zeigt das Ergebnis einer Veneer-Versorgung.

Die Behandlungssystematik beim Keramikveneer ist in Tabelle 48 zu finden.

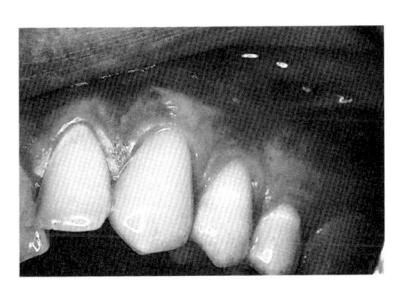

Abb. 223 Keramikveneer an 23

Tabelle 48 Behandlungssystematik bei der Versorgung mit Keramikverblendschalen (Veneers)

Behandlungsschritt	Behandlungsmittel	Behandlungsmodus
1. Zahnreinigung	s. Tabelle 37	
2. Farbwahl	materialidentische Farbmuster	– am feuchten Zahn bei künstlichem und natürlichem Licht – Aufzeichnung von Besonderheiten der Form, Farbe und Transparenz des zu präparierenden Zahns und der Nachbarzähne – Fotodokumentation
3. Primärpräparation – labial	– hochtouriges Mikromotorwinkelstück – Tiefenmarkierungsdiamant 021 LVS – 1 für 0,5 mm 016 LVS – 2 für 0,3 mm – Zweikorn-Diamant grob/fein 016 LVS – 3 014 LVS – 4	– Tiefenmarkierung als horizontale Rillen – gleichmäßiges und angemessenes Abtragen des Schmelzes der Labialfläche bis zur markierten Tiefe zervikal: 0,3–0,5 mm vestibulär: ≤ 0,8 mm – geringfügige Dentinfreilegung möglich (Schmelzoberfläche > 50 %) – definierte glatte Präparationsgrenze in Form einer Hohlkehle – zervikale Präparationsgrenze 0,05–0,1 mm im Sulkus – einfache Einschubrichtung ohne Unterschnitte – abgerundete Winkel der Übergangszonen
– approximal – inzisal		– Beibehaltung des Kontaktpunkts (Abb. 224) (*Garber* et al. 1995) ohne Längenreduktion: 0,2 mm breite Auskehlung der Schneidekante nach vestibulär (Abb. 225a) mit Längenreduktion: – Kürzung der Schneidekante ≥ 1 mm – Hohlkehle nach oral (Abb. 225b)
4. Kariesentfernung	s. Tabelle 37	
5. Ergänzende Farbwahl	Farbmuster der Stumpffarbe	Bestimmung der Stumpffarbe

Fortsetzung von Tabelle 48

Behandlungsschritt	Behandlungsmittel	Behandlungsmodus
6. Freilegen der Präparationsgrenze	– Retraktionsfaden – Gingivalrandstopfer – Adstringens – Wasserspray	– vorsichtige Applikation des getränkten Retraktionsfadens in den Gingivasulkus – vorsichtige Entfernung des angefeuchteten Retraktionsfadens unmittelbar vor der Abdrucknahme
7. Abformung	s. Metallinlay	
8. Applikation des Provisoriums		
– direkte Technik	– Komposit – Lichtpolymerisationsgerät	Modellierung und Lichthärtung eines Kompositveneers auf ungeätztem Schmelz
– direkte Technik mit Tiefziehschiene	– Komposit – Tiefziehschiene – Lichtpolymerisationsgerät	– Applikation einer kompositgefüllten Tiefziehschiene auf die präparierten Zähne – Lichtpolymerisation
– indirekte Technik	– Tiefziehschiene – Modell – Komposit – Befestigungskomposit – Lichtpolymerisationsgerät	– Herstellung der Tiefziehschiene und des Veneers im Labor – Befestigung des Veneers mit Befestigungskomposit durch Lichtpolymerisation – ggf. punktuelle Schmelzätzung in kleinem Bereich, 15 Sekunden
9. Laborfertigung des Veneers	– Situationsmodell des Gegenkiefers – Arbeitsmodell	Herstellung des Veneers aus Brenn-, Guß- oder Preßkeramik unter Berücksichtigung individueller Besonderheiten
10. Eingliederung des Veneers		
– Entfernung des Provisoriums	Hebelsonde	vorsichtiges Entfernen des Veneers von der Labialfläche
– Anprobe des Veneers	– Glyzerin – Malfarben, Opaker – spitze Diamantschleifer extrafein: ISO 164 504 014 ISO 699 504 008	– Applikation des Glyzerins auf die trockene Zahnoberfläche (1 Tropfen) – Kontrolle und ggf. Korrektur der Randverhältnisse, Okklusion, Transparenz und Farbe
– Reinigung – Anätzen – Silanisierung – Reinigung und Desinfektion des Zahns	Wasser s. Keramikinlay s. Keramikinlay – Reinigungspaste – Reinigungsbürstchen – Chlorhexidindiglukonat	

Fortsetzung von Tabelle 48

Behandlungsschritt	Behandlungsmittel	Behandlungsmodus

– Isolierung des Zahns	– Watterollen
	– Retraktionsfaden
	– Kofferdam
	– transparente Streifen
		Abhaltung von Feuchtigkeit
		
		– Applikation des Retraktions-
		  fadens
		– Nasenatmung
		– Schutz der Nachbarzähne
		  und Optimierung der Ätzung:
		– Retraktionsfaden
		– Einlegen von Transparenz-
		  streifen mesial und distal
		– Vermeidung von Lippenkontakt

– Schmelzätzung	Phosphorsäuregel (35–37 %)	– Applikation des Gels auf gesamten Schmelz – Ätzzeit: 15–20 Sekunden – Abspülen, Trocknen
– Applikation des Haftvermittlers	s. Kompositinlay (Tab. 45)	
– Einsetzen des Veneers	s. Kompositinlay	

11. Oberflächen-
bearbeitung
– Korrektur
	– spitzer Hartmetallfinierer
	  mit 30 Schneiden:
	  ISO 159 031 010
	– knospenförmiger Diamant-
	  schleifer
	  extrafein: ISO 277 504 023
	– spitzer Diamantschleifer
	  extrafein: ISO 164 504 014
	  ISO 699 504 008
		Bearbeitung des zervikalen,
		vestibulären und oralen
		Rands des Veneers

– Politur	– Keramikpolierspitzen – Gummikelche – diamantbeschichtete Filz- polierer – Diamantpolierpaste – Polierstreifen – Zahnseide	 Politur im Approximalraum Kontrolle der Hygienefähigkeit

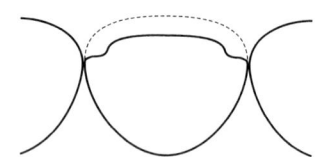

Abb. 224 Präparationsform zur Versorgung mit Verblendschale im Querschnitt (Modifikation nach *Garber* et al. 1993)

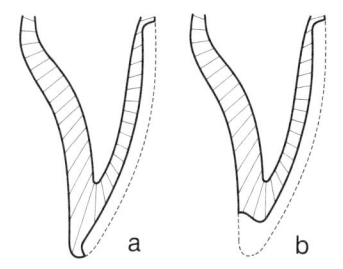

Abb. 225 Präparationsform zur Versorgung mit Verblendschale im vestibulo-palatinalen Längsschnitt. a – ohne Längenreduktion, b – mit Längenreduktion

8.3.15 Cerec®-System

Das Cerec®-System (Abb. 226) ist ein semidirektes Verfahren zur rechnergestützten Konstruktion (CAD) und rechnergesteuerten Herstellung (CIM) von zahnfarbenen keramischen Restaurationen (Inlays, Onlays, Veneers).

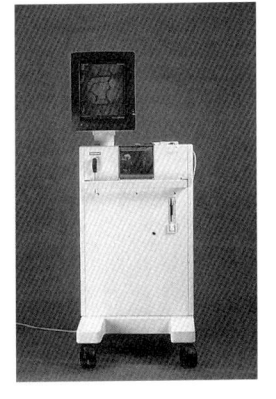

Abb. 226 Cerec®-2-Gerät

Indikationen

Die Indikationen der Cerec-Restaurationen entsprechen im wesentlichen denen laborgefertigter Keramikrestaurationen:

- Klasse I und II schmelzbegrenzt mit möglichem Höckerersatz,
- Versorgung verfärbter und defekter Labialflächen.

Behandlungssystematik

Die Systematik der Versorgung der Kavitätenklassen I und II ist in Tabelle 49 festgehalten.

Tabelle 49 Systematik bei der Versorgung mit CEREC-Inlays der Kavitätenklassen I und II (CEREC 2)

Behandlungsschritt	Behandlungsmittel	Behandlungsmodus
1. Zahnreinigung	s. Tabelle 37	
2. Primärpräparation	– Turbine oder hochtouriges Mikromotorwinkelstück	Präparation eines Kastens:
– okklusal	– kantiger zylindrischer Diamantschleifer mittel: ISO 110 524 012-014 ISO 111 524 012-014	– parallelwandig oder leicht divergent nach okklusal (4–6°) – mit scharfen Kanten – ohne schwalbenschwanzförmige Hinterschneidungen
– approximal	– kantiger zylindrischer Diamantschleifer s.o.	– bei Klasse II zunächst Erhaltung der dünnen approximalen Wand (s. Keramikinlay) – Präparation eines eckigen Approximalkastens (*Mörmann* und *Brandestini* 1989)
	oder: zylindrischer Diamantschleifer mit abgerundeter Stirnkante mittel: ISO 157 524 012-016	– Präparation eines U-förmigen Kastens (*Hickel* und *Kunzelmann* 1990) – zervikal-approximale Schmelzbegrenzung
3. Kariesentfernung	s. Tabelle 37	
4. Farbwahl	Keramikblöckchen	am feuchten Zahn bei künstlichem und natürlichem Licht
5. Dentinwundversorgung	s. Tabelle 37	
6. Applikation der Unterfüllung		
7. Sekundärpräparation	– mitteltouriges Mikromotorwinkelstück – kantiger zylindrischer Diamantschleifer fein: ISO 110 514 012 ISO 111 514 012 – abgerundeter zylindrischer Diamantschleifer fein: ISO 157 514 012	Glättung aller Schmelzränder

Fortsetzung von Tabelle 49

Behandlungsschritt	Behandlungsmittel	Behandlungsmodus
8. Absolute Trockenlegung	Kofferdam-Set	
9. Vorbereitung der optischen Vermessung	– Polysorbatlösung (CEREC®-Liquid, Vita) – TiO$_2$-Pulver (CEREC®-Powder, Vita)	– Applikation und homogene Verteilung der Lösung – Auftragen einer gleichmäßigen Puderschicht
10. Optischer Abdruck	intraorale handgeführte 3 D-Kamera	– Positionierung der Kamera < 10 mm senkrecht zur Einschubachse der Restauration – Durchführung, Justieren und Speichern der Meßaufnahme – Abspülen des Puders und der Lösung
11. Konstruktion des Inlays	Extrapolationsprogramm des Computers mit automatischer Konstruktion des Äquators, der Kantenlinie und der Randleiste	– Zeichnen der Bodenlinie – ggf. Korrektur (Editieren) des Äquators inklusive der Kontaktpunkte – ggf. Korrektur der Kantenlinie zur Optimierung des Randschlusses – ggf. Korrektur der Randleiste, Konstruktion der Höcker – Zeichnen der Fissurlinie
12. Vorbereitung des Schleifprozesses	Schleifprogramm des Computers	– Wahl des Schleifmodus (einfache/ erweiterte Bodenbearbeitung) – Einsetzen des Keramikblocks in die Schleifeinheit
13. Schleifprozeß	– Schleifeinheit – Feldspatkeramik: CEREC-Vita-Blocs®, Vita – Glaskeramik: Dicor-MGC, Dentsply	Ausschleifen des Inlays durch 6 Rotationsachsen
14. Anprobe	– Feinkorndiamanten – Aluminiumoxidscheibchen – Diamantpoliersysteme	– Entfernung des distalen Materialzapfens – Glätten der Innenkanten – Politur der Approximalflächen (*Kunzelmann* und *Hickel* 1990)
15. Eingliederung und Nachbearbeitung, Politur	s. Keramikinlay – Aluminiumoxidscheibchen – diamantimprägnierte Filzpolierer	(Abb. 227, 228 und 229) Politur der Okklusalfläche

Abb. 227

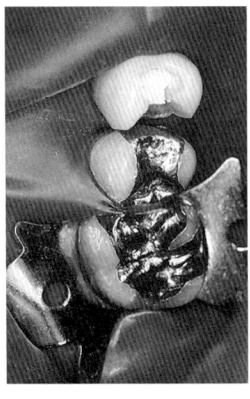

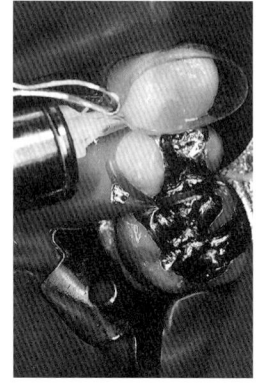

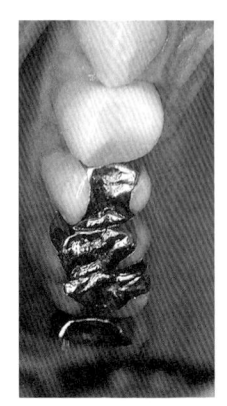

Abb. 228

Abb. 229

Abb. 227 Anlage von Kofferdam zur Eingliederung eines Cerec®-2-Keramikinlays

Abb. 228 Photopolymerisation des Befestigungskomposits über Leuchtkeil

Abb. 229 Cerec®-2-Keramikinlay an 14 in situ

8.3.16 Goldhämmerfüllung

Definition

Die Goldhämmerfüllung dient zur Restauration kleiner kariöser Zahnhartsubstanzdefekte mit dünner Goldfolie, die manuell und maschinell kondensiert wird.

Indikationen

Motsch (1992) schlägt folgende Indikationen vor:
- Kavitäten der Klasse I,
- Foramina caeca der oberen Schneidezähne und unteren Molaren,
- Kavitäten der Klasse V,
- zufällig bei der Präparation oder durch Zahnverlust entdeckte Approximalkavitäten.

Behandlungssystematik

Tabelle 50 beinhaltet die Systematik der Goldhämmerfüllung.

Tabelle 50 Behandlungssystematik bei der Goldhämmerfüllung der Kavitätenklassen I und V (*Motsch* 1992, *Hahn* 1994, *Hellwig* et al. 1995)

Behandlungsschritt	Behandlungsmittel	Behandlungsmodus
1. Reinigung und Desinfektion des Zahns	s. Tabelle 37	
2. Absolute Trockenlegung	Kofferdam-Set	
3. Primärpräparation	– Turbine oder hochtouriges Mikromotorwinkelstück – kantiger zylindrischer Diamantschleifer mittel: ISO 110 524 012	Präparation einer defektgerechten Kavität: – senkrecht zur Zahnoberfläche verlaufende Kavitätenwände – Tiefe ≥ 1,5 mm – trapezoide oder halbmondförmige Umrißform bei Klasse V (Abb. 230)
4. Kariesentfernung	kugelförmiger Stahlrosenbohrer ISO: 001 001 010-014	Entfernung des erweichten kariösen Dentins
5. Sekundärpräparation	– Schmelzmeißel – Schmelzmesser – umgekehrt – kegelförmiger Hartmetallbohrer mit 8 Schneiden ISO 010 001 010-014 – kantiger zylindrischer Diamantschleifer fein: ISO 110 514 012	– Präparation scharfer retentiver Winkel und Kanten – ggf. Präparation einer radikulären Retentionsrille (Klasse V) – Glättung der Kavitätenwände
6. Reinigung und Desinfektion	s. Tabelle 37	
7. Dentinwundverband	s. Tabelle 37	
8. Applikation der Unterfüllung	Zinkphosphatzement	
9. Applikation der Füllung (Furniertechnik)	– Schwammgold – Handstopfer – Handkondenser – Hammer – maschinelle Kondensationsgeräte	1. Aufbau des Füllungskerns – Fixierung der Schwammgoldfolie mit Handstopfer – schichtweise Kondensation senkrecht zur Zahnoberfläche vom Kavitätenrand zum Zentrum bis 2/3 der Kavitätentiefe mit Handkondenser

▶

Fortsetzung von Tabelle 50

Behandlungsschritt	Behandlungsmittel	Behandlungsmodus
	– Goldpellets – Goldfolie – Alkoholflamme	2. Verblenden der Basisschicht – Erhitzen des Pellets bis zur Rotglut – manuelle Kondensation, wobei Gold über Kavitätenränder ragt (Banking) – Füllung der Kavität und Kondensation der Goldfolie vom Rand zum Zentrum
10. Konturierung der Füllung	– Goldmesser – Goldfeilen	Entfernung der Überschüsse
11. Brünieren	Brünierinstrument (Burnisher)	Hochglanzverdichtung des Blattgolds
12. Finieren	– Feinkorndiamanten – flexible Aluminiumoxidscheiben	Drehrichtung der rotierenden Instrumente von der Füllung zur Zahnhartsubstanz
13. Politur	– flexible Aluminiumoxidscheiben (15 µm)	
14. Fluoridierung	z. B. Aminfluoridlösung	

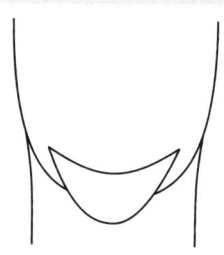

Abb. 230 Kavitätenform bei der Goldhämmerfüllung (Modifikation nach *Hahn* 1994)

8.3.17 Bewertung der Füllungstherapie

„Kein Material zur Restauration kariöser Läsionen sollte gegen ein anderes ausgespielt werden. Auf dem Schachbrett der zahnärztlichen Versorgung haben alle Figuren, auch wenn diese unterschiedlich positioniert werden können, ihren Platz. Dies gilt auch für Amalgam. Letztlich gibt es gegen jedes Restaurationsmaterial Gegenargumente" (*Lutz* 1995).

Der Stellenwert der einzelnen Füllungsmaterialien wird wie folgt angegeben:

1. Amalgam ist aus Kostengründen zum gegenwärtigen Zeitpunkt unverzichtbar.
2. Moderne Gamma-2-freie Amalgame sind konventionellen Amalgamen überlegen. Die Überlebenszeit der Gamma-2-freien Amalgamfüllungen beträgt 8–10 Jahre (*Mjör* 1992, *Garber* und *Goldstein* 1994).
3. Bei kleinen und mittleren kariösen Defekten der Klasse I und bei kleinen schmelzbegrenzten kariösen Defekten der Klasse II kann die Füllung aus Mikrohybridkompositen die Amalgamfüllung ersetzen. Allerdings erfordert das Vorgehen lege artis einen wesentlich höheren Zeitaufwand. Die mittlere Liegedauer von posterioren Kompositrestaurationen beträgt 7 Jahre bei kleinen und 4 Jahre bei großen Füllungen (*Mjör* 1992).
4. Das Füllungsmaterial der Wahl zur Versorgung von Kavitäten der Klassen III und IV sind Mikrohybridkomposite. Die Liegedauer der Frontzahnkompositfüllung beträgt 2–6 Jahre (*Geurtsen* 1992a).
5. Nach der Versorgung von Klasse-V-Kavitäten mit koronaler Schmelz- und radikulärer Dentinbegrenzung mittels Dentinadhäsiv-Komposit-Kombinationen (*Klimm* et al. 1996, *Dorniok* et al. 1996) war in vitro größtenteils eine signifikant geringere mikrobielle Randspaltbesiedelung als nach Füllungstherapie ohne den Einsatz von Dentinadhäsiven feststellbar (Abb. 231 und 232). Die Kombination aus Glasionomerzement und Komposit (Sandwich-Technik) schnitt hinsichtlich der Randspaltbesiedelung besser als die lichtgehärtete Glasionomerzementfüllung ab (Abb. 231). Die geringsten mikrobiellen Randspaltbesiedelungen ergaben sich vergleichsweise beim adhäsiven Sofortinlay (Abb. 231), bei der Kompomerfüllung und Dentinadhäsiv-Kompositkombinationen mit und ohne Dentinkonditionierung (Abb. 232). In vivo betrug die 50%ige Liegedauer von zervikalen Glasionomerzementfüllungen 3–5 Jahre. Randspalten und Sekundärkaries traten bei den Glasionomerzementfüllungen weniger auf als bei Kompositfüllungen (*Voß* und *Hickel* 1988).
6. Metallgußfüllungen können prinzipiell als Amalgamersatz im Seitenzahngebiet fungieren, was sich jedoch aus Kostengründen im Rahmen der gesetzlichen Krankenversicherung verbietet. Die Liegedauer kleiner Goldgußrestaurationen betrug 22 Jahre, großer 14 Jahre (*Mjör* 1992). Der Preis für die Langlebigkeit der Metallgußfüllungen besteht in höheren Kosten und einem großen Zahnhartsubstanzopfer.

Besiedelungsgrad des Randspalts

Sandwichtechnik: 1,5
Glasionomerzementtechnik: 1,69
Adhäsiv-Komposittechnik I: 2,17
Adhäsiv-Komposittechnik II: 1,53
Nichtadhäsiv-Komposittechnik: 2,37
Adhäsiv-Kompositinlaytechnik: 0,83

Füllungstechnik

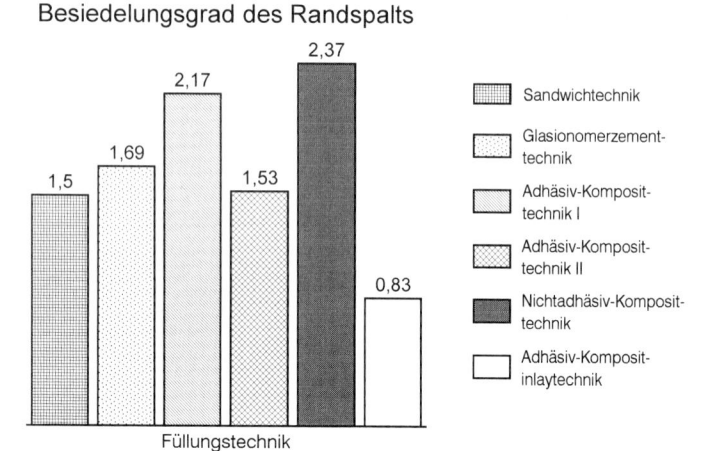

Abb. 231 Mikrobielle Randspaltbesiedelung bei Klasse-V-Restaurationen beiderseits der Schmelz-Zement-Grenze in vitro (10 000 Thermozyklen, 12 Wochen Inkubation)

Besiedelungsgrad des Randspalts

1: Adhäsiv-Komposittechnik (totale Ätztechnik): 0
2: Adhäsiv-Komposittechnik (ohne Dentinätzung): 0,11
3: Adhäsiv-Komposittechnik (selbstkonditionierender Primer): 0,16
4: Nichtadhäsiv-Komposittechnik: 1,81
5: Kompomertechnik: 0,1
6: Glasionomerzementtechnik: 0,73

Füllungstechnik

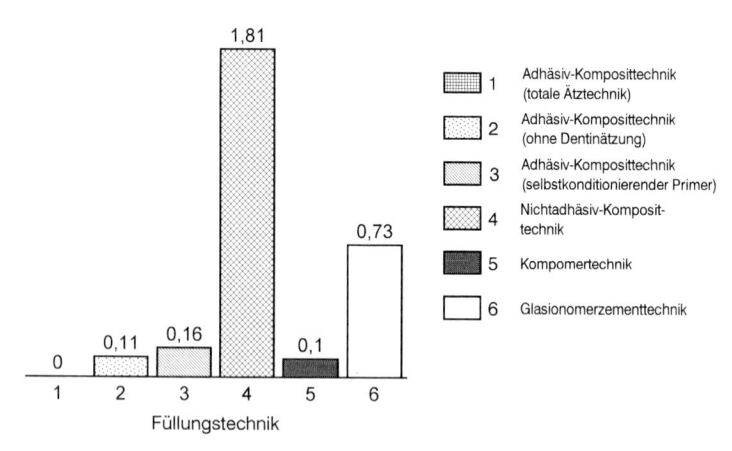

Abb. 232 Mikrobielle Randspaltbesiedelung bei Klasse-V-Restaurationen beiderseits der Schmelz-Zement-Grenze in vitro (5 000 Thermozyklen, 4 Wochen Inkubation)

7. Bei Kompositinlays fehlt eine langfristige Bewährung (*Geurtsen* 1992b).

8. Die Versorgung mit Keramikinlays im Seitenzahnbereich kann noch nicht als Routineverfahren empfohlen werden, da gegenwärtig klinische Langzeiterfahrungen fehlen. Ihr Erfolg ist indikations- (zirkuläre Schmelzbegrenzung, Mundhygiene), behandlungs- und herstellungsabhängig (*Schmalz* et al. 1994).

9. Keramik-Veneers werden gegenwärtig mangels aussagekräftiger In-vivo-Studien im wesentlichen als semipermanente Versorgung im Frontzahnbereich angesehen (*Schmalz* et al. 1994).

10. Die Paßgenauigkeit von Cerec-2-Restaurationen hat sich im Vergleich zu Cerec-1-Restaurationen eindeutig verbessert (*Schug* et al. 1995).

Primo loco muß die Kariesprophylaxe stehen, da bisher noch kein Füllungsmaterial bekannt ist, das durch hermetischen Randschluß den sekundärkariösen Destruktionsprozeß zu verhindern vermag.

Die Maxime muß daher im *Pettenkofer*schen Sinne lauten:

Prävention statt Präparation.

Literatur zu Kapitel 1, Definition der Karies

Baume, L.J.: Allgemeine Grundsätze für eine internationale Normung der Kariesstatistiken. Int Dent J 12, 279 (1962)

Fédération Dentaire Internationale (dt. Bearbeitung: Franke, G.): Klassifizierung epidemiologischer Studien über Zahnkaries und Definitionen verwandter Begriffe. J Dent Res 26, 73 (1976)

Literatur zu Kapitel 2, Epidemiologie der Karies

Anderson, R.J., Bradnock, G., Beal, J.F., James, P.M.C.: The reduction of dental caries prevalence in English school children. J Dent Res 61, Spec. Iss. 1311 (1982)

Axelsson, P., Lindhe, J.: Effect of fluoride on gingivitis and dental caries in a preventive program based on plaque control. Community Dent Oral Epidemiol 3, 156 (1975)

Axelsson, P., Lindhe, J.: Effect of controlled oral hygiene procedures on caries and periodontal disease in adults. J Clin Periodont 5, 1 (1978)

Axelsson, P., Lindhe, J.: Effect of controlled oral hygiene procedures on caries and periodontal disease in adults. Results after 6 years. J Clin Periodont 8, 239 (1981)

Barmes, D.: Global oral health goals for the next century. Vortrag. 83 rd FDI Annual World Dental Congress, Hongkong 23.-27. Oktober 1995

Barmes, H.N.V.: A dental examination of the inhibitants of the island of Tristan da Cunha. Br Dent J 63, 86 (1937)

Baume, L.J.: Allgemeine Grundsätze für eine internationale Normung der Kariesstatistiken. Int Dent J 12, 279 (1962)

Beal, J.F., James, P.M.C., Bradnock, G., Anderson, R.J.: The relationship between dental cleanliness, dental caries incidence and gingival health. Brit Dent J 146, 111 (1979)

Bibby, B.G.: Inferences from natural occuring variations in caries prevalence. J Dent Res 49, Suppl. 6, 1194 (1970)

Brown, R.H.: Evidence of decrease in the prevalence of dental caries in New Zealand. J Dent Res 61, Spec. Iss. 1327 (1982)

Brunelle, J.A., Carlos, J.P.: Changes in the prevalence of dental caries in U.S. schoolchildren, 1961–1980. J Dent Res 61, Spec. Iss. 1352 (1982)

Carlos, J.P., Gittelsohn, A.M.: Longitudinal studies of the natural history of caries – II. A Life-table study of caries incidence in the permanent teeth. Arch Oral Biol 10, 739 (1965)

Conry, J.P., Messer, L.B., Boraas, J.C., Aeppli, D.P., Bouchard, T.J. jr.: Dental caries and treatment characteristics in human twins reared apart. Arch Oral Biol 38, 937 (1993)

Curilović, Z., Saxer, U.P., Marthaler, T.M.: Radiologische Kariesläsion im Schmelz – füllen oder abwarten? Schweiz Monatsschr Zahnheilk 93, 930 (1983)

Curzon, M.E.J.: Influence on caries of trace metals other than fluoride. In: Guggenheim, B. (Ed.): Cariology today. Karger, Basel, New York 1984, S. 125

De Paola, P.F., Soparkar, P.M., Tavares, M., Allukian jr., M., Peterson, H.: A

dental survey of Massachusetts schoolchildren. J Dent Res 61, Spec. Iss. 1356 (1982)
Dean, H.T., Jay, P., Arnold, F.A. jr., Elvove, E.: Domestic water and dental caries. II. A study of 2,832 white children, aged 12–14 years, of 8 suburban Chicago communities including Lactobacillus acidophilus studies of 1,761 children. Publ Hlth Rep 56, 761 (1941)
Dean, H.T., Arnold, F.A. jr., Elvove, E.: Domestic water and dental caries. V. Additional studies of the relation of fluoride domestic waters to dental caries experience in 4,425 white children, aged 12 to 14 years, of 13 cities in 4 states. Publ Hlth Rep 57, 1155 (1942)
Downer, M.C.; Secular changes in caries experience in Scotland. J Dent Res 61, Spec. Iss. 1336 (1982)
Dunning, J.: The influence of latitude and distance from the seacost of dental disease. J Dent Res 32, 811 (1953)
Dunning, J.M.: Principles of dental public health, 3 rd ed. Harvard University Press, Cambridge (Mass.) 1979, S.141
Dünninger, P., Pieper, K.: Ergebnisse zur Prävalenz von Karies und Dentalfluorose. In: Micheelis, W., Bauch, J.: Mundgesundheitszustand und -verhalten in der Bundesrepublik Deutschland. Deutscher Ärzte-Verlag, Köln 1991, S. 205
Einwag, J.: Ergebnisse zur Prävalenz von Karies und Dentalfluorose. In: Micheelis, W., Bauch, J.: Mundgesundheitszustand und -verhalten in Ostdeutschland. Deutscher Ärzteverlag, Köln 1993, S. 81
Euler, H., Werner, A.: Die Entwicklung der Karies im heutigen Schlesien im Verlaufe von 4 Jahrtausenden. Dtsch Zahnärztl Wschr 39, 657, 931, 1107, 1201 (1936)
Fédération Dentaire Internationale (FDI): Two-digit system of designating teeth. Int Dent J 21, 104 (1971)
Fédération Dentaire Internationale (dt. Bearbeitung: Franke, G.): Klassifizierung epidemiologischer Studien über Zahnkaries und Definitionen verwandter Begriffe. J Dent Res 26, 73 (1976)
Fédération Dentaire Internationale: Global goals for oral health in the year 2000. Int Dent J 32, 74 (1982)
Fejerskov, O., Antoft, P., Gadegaard, E.: Decrease in caries experience in Danish Children and young adults in the 1970`s. J Dent Res 61, Spec. Iss. 1352 (1982)
Frencken, J.E., Kalsbeek, H., Verrips, G.H..: Has the decline in dental caries been halted? Changes in caries prevalence amongst 6- and 12 year-old children in Friesland, 1973–1988. Int Dent J 40, 225 (1990)
Garn, S.M., Rowe, N.H., Cole, P.E.: Sibling similarities in dental caries rates. J Dent Res 55, 914 (1976)
Germer, R., Nickol, T., Schmidt, F., Wilke, W.: Untersuchung der altägyptischen Mumien des Ägyptischen Museums der Universität Leipzig und des Museums für Völkerkunde Leipzig. Zschr ägypt Sprache Altertumsk 122, 137 (1995)
Gillham, J., Lennon, D.: The biology of children of Hopewood House, Bowral, N.S.W. II. Observations extending over five years (1952–1956 inclusive). 4. Dietary survey. Aust Dent J 3, 378 (1958)
Glass, R.L.: Secular changes in caries prevalence in two Massachusetts towns. J Dent Res 61, Spec. Iss. 1352 (1982)

Goldsworthy, N.E., Spies, H.C.: The biology of the children of Hopewood House, Bowral, N.S.W. II. Observations extending over five years (1952–1956 inclusive). 3. The Lactobacillus count and its relation to dental caries. Aust Dent J 3, 318 (1958)
Goldsworthy, N.E.: The biology of the children of Hopewood House Bowral, N.S.W. II. Observations extending over five years (1952–1956 inclusive). 1. Introduction. Aust Dent J 3, 309 (1958)
Graehn, G., Paulsen, K., Prößdörf, R., Wolf, K.: Untersuchung zum oralen Gesundheitszustand und Gesundheitsverhalten von Ostberliner Jugendlichen. Dtsch Zahnärztl Z 47, 94 (1992)
Gülzow, H.-J.: Präventive Zahnheilkunde. Grundlagen und Möglichkeiten der Karies- und Gingivitisprophylaxe. Carl Hanser, München 1995
Günay, H., Fricke, R., Triadan, H.: Approximale Wurzeldentinkaries – eine zweite Karieswelle? Dtsch Zahnärztl Z 42, 904 (1987)
Gustafsson, B.E., Quensel, C.-E., Swenander Lanke, L., Lundqvist, C., Grahnén, H., Bonow, B.E., Krasse, B.: The Vipeholm dental caries study. The effect of different levels of carbohydrate intake of caries activity in 436 individuals observed for five years (Sweden) Acta Odont Scand 11, 232 (1954)
Harris, R.: Biology of the children of Hopewood House, Bowral, Australia. 4. Observations on dental-caries experience extending over five years (1957–1961). J Dent Res 42, 1387 (1963)
Haugejorden, O: Changing time trend in caries prevalence in Norwegian children and adolescents. Community Dent Oral Epidemiol 22, 220 (1994)
Hodge, H.C.: The concentration of fluorides in drinking water to give the point of minimum caries with maximum safety. J Am Dent Ass 40, 436 (1950)
Hoffmann-Axthelm, W.: Die Geschichte der Zahnheilkunde. 2., neub. und erw. Auflage, Quintessenz, Berlin 1985
Holloway, P.J., James, P.M.C., Slack, G.L.: Dental disease in Tristan da Cunha. Br Dent J 115, 19 (1963)
Holloway, P.J., Teagle, F.: The relationship between oral cleanliness and caries increment. J Dent Res 55 Spec. Iss., D 106 (1976)
Horowitz, H.S. et al. (dt. Fassung: Franke, G.): Grundsätzliche Forderungen für kontrollierte klinische Versuche über kariesprophylaktische Präparate und Maßnahmen. Int Dent J 23, 517 (1973)
Horowitz, H. S. et al.: Classification of epidemiologic studies of dental caries and definitions of related terms. Int Dent J 25, 79 (1975)
Kalsbeek, H.: Evidence of decrease in prevalence of dental caries in The Netherlands: An evaluation of epidemiological caries surveys on 4–6- and 11–15-year-old children, performed between 1965 and 1980. J Dent Res 61, Spec. Iss. 1321 (1982)
Katz, R.V.: Assessing root caries in populations: the evolution of the root caries index. J Publ Health Dent 40, 7 (1980)
Katz, R.V., Hazen, S.P., Chilton, N.W., Mumma, R.D.jr.: Prevalence and distribution of root caries in an adult population. Caries Res 16, 265 (1982)
Katz, R.V.: Development of an index for the prevalence of root caries. J Dent Res 63 (Spec. Iss.), 814 (1984)
King-Turner, E.W., Davies, P.: An investigation at Tristan da Cunha. Br Dent J 101, 262 (1956)

Klein, H., Palmer, C.E., Knutson, J.W.: Studies on dental caries. I. Dental status and dental needs of elementary school children. Publ Hlth Rep 53, 751 (1938)
Klein, H.: The family and dental disease. IV. Dental disease (DMF) experience in parents and offspring. J Am Dent Assoc 33, 735 (1946)
Klimm, W.: Längsschnittuntersuchungen über Veränderungen des marginalen Parodontiums bei Schwangeren und jungen Müttern sowie die Effektivität oralprophylaktischer Maßnahmen. Inaug.-Diss., Leipzig 1969
Klimm, W., Natusch, I., Schreger, E., Gorjewa, R., Hamann, V., Neugebauer, A.: Orale Gesundheit einer ostdeutschen Großstadtpopulation. Basisuntersuchungen der Dresdener Präventionsstudie an 2500 16- bis 35jährigen. Schweiz Monatsschr Zahnmed 101, 1109 (1991)
Klöser, R.: Zur Statistik der Zahnkaries. Inaug.-Diss., Berlin 1913
Koch, G.: Evidence for declining caries prevalence in Sweden. J Dent Res 61, Spec. Iss. 1340 (1982)
Künzel, W., Waurick, M., Borutta, A.: Die Leipziger ICS-I-Studie. Internationaler Vergleich des oralen Gesundheitszustandes ausgewählter Probandengruppen. Stomatol DDR 35, 81 (1985)
Künzel, W.: Caries decline in Deutschland – wissenschaftliche Hoffnung oder Realität? Oralprophylaxe 14, 42 (1992)
Lilienthal, B., Goldsworthy, N.E., Sullivan, H.R., Cameron, D.A.: The biology of the children of Hopewood House, Bowral, N.S.W. I. Observations on dental caries extending over five years (1947–1952). Dent J Aust 25, 163 (1953)
Lindhe, J., Axelsson, P., Tollskog, G.: Effect of proper oral hygiene on gingivitis and dental caries in Swedish schoolchildren. Community Dent Oral Epidemiol 3, 150 (1975)
Lo, E.C.M., Schwarz, E.: Tooth and root conditions in the middle-aged and the elderly in Hong Kong. Community Dent Oral Epidemiol 22, 381 (1994)
Mandel, I.D.: Nature vs. nurture in dental caries. J Am Dent Ass 125, 1345 (1994)
Mansbridge, J.N.: Heredity and dental caries. J Dent Res 38, 337 (1959)
Marshall, E.H.: Report on a visit to Tristan da Cunha. Br Dent J 47, 1099 (1926)
Marthaler, T.M.: A standardized system of recording dental conditions. Helv Odont Acta 10, 1 (1966)
Marthaler, T.M.: Explanations for changing patterns of disease in the Western World. In: Guggenheim, B. (Ed.): Cariology today. Karger, Basel, New York 1984, S. 13
Marthaler, T.M.: Zur Epidemiologie oraler Erkrankungen in der Schweiz – Rückblick und Ausblick. Schweiz Monatsschr Zahnmed 96, 42 (1986)
Marthaler, T.M. et al.: Caries status in Europe and predictions of future trends. Caries Res 24, 381 (1990)
Marthaler, T. M. et al.: The prevalence of dental caries in Europe 1990 – 1995. Caries Res 30, 237 (1996)
Martinsson, T., Petersson, A.: Socio-odontologic investigation of school children with high and low caries frequency: IV dental condition of parents. Odont Revy 23, 371 (1972)
McPhail, C.W.B., Grainger, R.M.: A mapping procedure for the geographic pathology of dental caries. Intern Dent J 19, 380 (1969)

Möller, I.J.: Impact of oral diseases across cultures. Int Dent J 28, 376 (1978)
Mühlemann, H.R.: Karies und Parodontopathien beim Menschen in genetischer Sicht. Schweiz Monatsschr Zahnheilk 82, 942 (1972)
Newbrun, E.: Epidemiology of caries-world wide. Dtsch Zahnärztl Z 42, 8 (1987)
Nickol, T., Wilke, W.: Die Untersuchung des Kauorgans ägyptischer Mumien. Eine medizinhistorische Anwendung der dreidimensionalen Rekonstruktion computertomographischer Bildfolgen auf die Kieferregion. In: Universität Leipzig, Ägyptisches Museum (Hrsg.): Mumie + Computer, Leipzig 1992, S. 24
Okawa, Y., Takahashi, Y., Sazuka, J., Matsukubo, T., Takaesu, Y.: Decline in caries prevalence in 6–14-year old schoolchildren during 1975–85 in Shizuoka, Japan. Community Dent Oral Epidemiol 20, 246 (1992)
O`Mullane, D.M.: The changing patterns of dental caries in Irish schoolchildren between 1961 und 1981. J Dent Res 61, Spec. Iss. 1317 (1982)
Pedersen, P.O.: Ernährung und Zahnkaries primitiver und urbanisierter Grönländer. Dtsch Zahn- Mund- Kieferheilk 6, 728 (1939)
Riethe, P.: Untersuchungen über die Entwicklung der Zahnkaries des engeren Mainzer Raumes. Stoma 4, 48 (1954)
Riethe, P.: Entwicklung der Karies. In: Schwenzer, N. (Hrsg.): Konservierende Zahnheilkunde und Mundschleimhauterkrankungen, Bd 4. Thieme, Stuttgart 1985, S. 1
Ripa, L.W.: Correlations between oral hygiene status, gingival health and dental caries in school children. J Prev Dent 1, 28 (1974)
Roos, A.: Die Zahnkaries der Gomser Kinder. Schweiz Monatsschr Zahnheilk 47, 329 (1937)
Roos, A.: Kulturzerfall und Zahnverderbnis. Hans Huber, Bern und Stuttgart 1962
Sampson, W.E.A.: Dental examination of the inhibitants of the island of Tristan da Cunha. Br Dent J 53, 397 (1932)
Sardo Infirri, J., Barmes, D.E.: Epidemiology of oral diseases-differences in national problems. Int Dent J 29, 183 (1979)
Scheinin, A., Mäkinen, K.K., Ylitalo, K.: Turku sugar studies V. Final report on the effect of sucrose, fructose and xylitol diets on the caries incidence in man. Acta Odont Scand 33, Suppl. 70, 67 (1975)
Scheinin, A., Mäkinen, K.K.: Turku sugar studies I-XXI. Acta Odontol Scand 33 (1975) Suppl. 70
Scheinin, A., Mäkinen, K.K.: Turku-Zuckerstudien. Dtsch Zahnärztl Z 32, 76 (1977)
Shaw, L., Murray, J.J.: A family history study of caries-resistance and caries-susceptility. Brit Dent J 148, 231 (1980)
Sheiham, A.: Dental caries in underdeveloped countries. In: Guggenheim, B. (Ed.): Cariology today. Karger, Basel, New York 1984
Sobkowiak, E.-M., Berg, P., Held, M., Schumacher, G.-H.: Vergleichende kariesepidemiologische Untersuchungen an Schädelfunden (aus der Eisenzeit, Slawenzeit und dem Mittelalter) und Probanden der Gegenwart. Zahn- Mund- Kieferheilk 66, 359 (1978)
Sognnaes, R. F.: Recent dental study of inhibitants of Tristan da Cunha. J Dent Res 18, 243 (1939)

Sreebny, L.M.: Sugar availability, sugar consumption and dental caries. Community Dent Oral Epidemiol 10, 1 (1982)
Sullivan, H.R., Goldsworthy,N.E.: The biology of the children of Hopewood House, Bowral, N.S.W. II. Observations extending over five years (1952–1956 inclusive). 7. Review and correlation of the data presented in papers 1–6. Aust Dent J 3, 395 (1958)
Sullivan, H.R., Harris, R.: The biology of the children of Hopewood House, Bowral, N.S.W. II. Observations extending over five years (1952–1956 inclusive). 2. Observations on oral conditions. Aust Dent J 3, 311 (1958)
Sutcliffe, P.: A longitudinal clinical study of oral cleanliness and dental caries in school children. Arch Oral Biol 18, 765 (1973)
Theilade, E., Birkhed, D.: Diet and dental caries. In: Thylstrup, A. u. Fejerskov, O.: Textbook of Cariology. Munksgaard, Copenhagen 1986
Toverud, G.: Decrease in caries frequency in Norwegian children during World War II. J Am Dent Ass 39, 127 (1949)
Toverud, G.: The influence of war and post – war conditions on the teeth of Norwegian school children. The Milbank Memorial Fund Quarterly 35, 127 und 373 (1957)
Treide, A.: Der Wandel der Kariesverbreitung aus internationaler und nationaler Sicht. Z ärztl Fortbild 85, 193 (1991)
Truin, G.J., König, K.G., De Vries, H.C.B., Mulder, J., Plasschaert, A.J.M.: Trends in caries prevalence in 5-, 7-, and 11-year-old schoolchildren in The Hague between 1969 and 1989. Caries Res 25, 462 (1991)
Truin, G.J., van't Hof, M.A., Kalsbeek, H., Frencken, J.E., König, K.G.: Secular trends of caries prevalence in 6- and 12-year-old Dutch children. Community Dent Oral Epidemiol 21, 249 (1993)
Tucker, G.J., Andlaw, R.J., Burchell, C.K.: The relationship between oral hygiene and dental caries incidence in 11-year-old-children. Brit Dent J 141, 75 (1976)
Valentine, A.D., Than Khin Maung, U., Kyaw Sein, U., Anderson, R.J., Bradnock, G.: Geography and dental caries. Br Dent J 153, 55 (1982)
Von der Fehr, F.R.: Evidence of decreasing caries prevalence in Norway. J Dent Res 61, Spec. Iss. 1331 (1982)
Von der Fehr, F.: Epidemiology of dental caries. In: Thylstrup, A., Fejerskov, O. (ed.): Textbook of Cariology. Munksgaard, Copenhagen 1986
Wandelt, S.: Gibt es eine Schwangerschaftskaries? In: Harndt, E. (Hrsg.): Deutscher Zahnärztekalender 1969. Hanser, München 1969, S. 35
Waurick, M., Borutta, A.,Künzel, W.: Die Leipziger ICS-I-Studie. Oraler Gesundheitszustand ausgewählter Probandengruppen. Stomatol DDR 35, 71 (1985)
Woodward, M., Walker, A.R.P.: Sugar consumption and dental caries: evidence from 90 countries. Br Dent J 176, 297 (1994)
World Health Organisation: Formulating strategies for health for all by the year 2000. Genf 1979

Literatur zu Kapitel 3, Ätiologie und Pathogenese der Karies

Aebi, H.: Einführung in die praktische Biochemie. Karger, Basel, New York 1965
Arnold, R.R., Brewer, M., Gauthier, J.J.: Bactericidal activity of human Lactoferrin: sensitivity of a variety of microorganisms. Infect Immun 28, 893 (1980)
Arnold, R.R., Russell, J.E., Devine, S.M., Adamson, M., Pruitt, K.: Antimicrobial activity of the secretory innate defense factors lactoferrin, lactoperoxidase and lysozyme. In: Guggenheim, B. (ed.): Cariology today. Karger, Basel 1984, S. 75
Baier, E., Glantz, P.O.: Characterization of oral in vivo films formed on variety of different types of solid surfaces. J Dent Res 56, Abstr 531 (1976)
Baird, J.K., Longyear, V.M.C., Ellwood, D.C.: Water insoluble and soluble glucans produced by extracellular glycosyl-transferases from Streptococcus mutans. Microbios 8, 143 (1973)
Baumgartner, E.: Über das Wesen der Zahnkaries mit besonderer Berücksichtigung der Histologie des gesunden und kariösen Zahnschmelzes. Dtsch Mschr Zahnheilk 29, 321 (1911)
Baumgartner, E.: Die Zahnkaries – eine Streptomykose. Wiener klin Wschr 26, 178 (1913)
Behrens, U., Ringpfeil, M.: Mikrobielle Polysaccharide. Akademie-Verlag, Berlin 1964
Berger, U.: Die Mundflora. In: Berger, U., Hummel, K.: Einführung in die Mikrobiologie und Immunologie unter besonderer Berücksichtigung der Mundhöhle. Urban & Schwarzenberg, München-Berlin 1964, S. 249
Bibby, B.G., Mundorff, S.A.: Enamel demineralisation by snack foods. J Dent Res 54, 461 (1975)
Biesbrock, A.R., Dirksen, T., Schuster, G.: Effects of tung oil on salivary viscosity and extent and incidence of dental caries in rats. Caries Res 26, 117 (1992)
Billings, R.J., Brown, L.R., Kaster, A.G.: Contemporary treatment strategies for root surface dental caries. Gerodontics 1, 20 (1985)
Birkhed, D., Rosell, K.-G., Granath, K.: Structure of extracellular water-soluble polysaccharides synthesized from sucrose by oral strains of Streptococcus mutans, Streptococcus salivarius, Streptococcus sanguis and Actinomyces viscosus. Arch Oral Biol 24, 53 (1979)
Black, G.V.: Dr. Black`s conclusions reviewed again. Dent Cosmos 40, 440 (1898)
Bödecker, C.F.: A new theory of the cause of dental caries. Dent Cosmos 71, 586(1929)
Borowskij ,J.W., Groschikow, M.I., Patrikejew, W.K., Baryschewa, J.D., Lemjezkaja, T.I.: Terapewtitscheskaja stomatologija. Medizina, Moskwa 1982, S. 160–162
Bowden, G.H., Hardie, J.M., Slack, G.L.: Microbial variations in approximal dental plaque. Caries Res 9, 253 (1975)
Bowden, G.H., Ekstrand, J., Mc Naughton, B., Challacombe, S.J.: The association of selected bacteria with the lesions of root surface caries. Oral Microbiol Immunol 5, 346 (1990)
Bowen, W.H.: Dental caries in monkeys. Advances Oral Biol 3, 185 (1968)
Boyar, R.M., Bowden, G.H.: The microflora associated with the progression of

incipient carious lesions in teeth of children living in a water-fluoridated area. Caries Res 19, 298 (1985)
Brajovic, M., Dujic, A.: Kolicina i viskositet nestimulisane mesovite pljuvacke i karijes zuba. Vojnosanit Pregl 47, 333 (1990)
Brandtzaeg, P.: Role of antibodies in saliva: Facts and extrapolations. In: Guggenheim, B. (ed.): Cariology today. Karger, Basel 1984, S. 89
Brown, A.T., Wittenberger, C.L.: Fructose-1,6-diphosphate-dependent lactate dehydrogenase from a cariogenic streptococcus. Purification and regulatory properties. J Bacteriol 110, 604 (1972)
Brown, L.R., Billings, R.J., Kaster, A.G.: Quantitative comparisons of potentially cariogenic microorganisms cultured from non-carious and carious root and coronal tooth surfaces. Infect Immun 51, 765 (1986)
Buddecke, E.: Biochemische Grundlagen der Zahnmedizin. De Gruyter, Berlin, New York 1981
Burt, B.A., Loesche, W.J., Eklund, S.A.: Stability of selected plaque species and their relationship to caries in a child population over 2 years. Caries Res 19, 193 (1985)
Carlsson, J., Griffith, C.J.: Fermentation products and bacterial yields in glucose-limited and nitrogen-limited cultures of streptococci. Arch Oral Biol 19 , 1105 (1974)
Carlsson, J.: Regulation of sugar metabolism in relation to the feast-and-famine existence of plaque. In: Guggenheim, B. (ed.): Cariology today, Karger, Basel 1984, S. 205
Carlsson,J.: Metabolic activities of oral bacteria. In: Thylstrup, A., Fejerskov, O. (ed.): Textbook of Cariology. Munksgaard, Copenhagen 1986, S. 74
Chambers, R.A., Pratt, R.T.C.: Idiosyncrasy to fructose. Lancet 2, 340 (1956)
Ciardi, J.E., Rölla, G., Bowen, W.H., Reilhy, J.A.: Adsorption of Streptococcus mutans lipoteichoic acid to hydroxyapatite. Scand J Dent Res 85, 387 (1977)
Clarke, J.K.: On the bacterial factor on the aetiology of dental caries. Br J Exp Pathol 5, 141 (1924)
Cornblath, M., Rosenthal, I.M., Reisner, S.H., Wybregt, S.H., Crane, R.K.: Hereditary fructose intolerance. New Engl J Med 269, 1271 (1963)
Csernyei, J.: Karies als gelöstes biochemisches Problem. Dtsch Zahn- Mund- Kieferheilk 13, 146 (1950)
Csernyei, J.: Experimente mit Pulpaphosphatase. Dtsch Zahn- Mund- Kieferheilk 14, 40 (1951)
Csernyei, J.: Ist die Karies exogen oder endogen bedingt? Dtsch Zahn- Mund- Kieferheilk 28, 463 (1958)
Csernyei, J.: Ist die Karies ein endogen bedingter Vorgang? Dtsch Zahnärztl Z 15, 1405 (1960)
Csernyei, J.: Das Initial der Zahnkaries. Dtsch Zahn- Mund- Kieferheilk 24, 190 (1956)
Csernyei, J.: Bemerkungen zu der Arbeit von A. Spanoudaki. Dtsch Zahnärztl Z 21, 804 (1965)
Da Costa, T., Gibbons, R.J.: Hydrolysis of levan by human plaque streptococci. Arch Oral Biol 13, 609 (1968)
Dawes, C.: Inorganic constituents of saliva in relation to caries. In: Guggenheim, B. (ed.): Cariology today. Karger, Basel 1984, S. 70

De Stoppelaar, J.D., van Houte, J., Backer Dirks: The relationship between extracellular polysaccharide-producing streptococci and smooth surface caries in 13-year-old children. Caries Res 3, 190 (1969)
De Stoppelaar, J.D., König, K.G., Plasschaert, A.J.M., van der Hoeven, J.S.: Decreased cariogenicity of a mutant of Streptococcus mutans. Arch Oral Biol 16, 971 (1971)
Dogon, I.L., Kerr, A.C., Amdur, B.H.: Characterization of an antibacterial factor in human parotid secretions, active against Lactobacillus casei. Arch Oral Biol 7, 81 (1962)
Dreizen, S., Brown, L.R., Daly, T.E., Drane, J.B.: Prevention of xerostomia-related dental caries in irradiated cancer patients. J Dent Res 56, 99 (1977)
Dykhuizen, D., Hartl, D.: Transport by the lactose permease of Escherichia coli as the basis of lactose killing. J Bacteriol 135, 876 (1978)
Edwardsson, S.: Characteristics of caries-inducing streptococci resembling Streptococcus mutans. Arch Oral Biol 13, 637 (1968)
Edwardsson, S.: Microorganisms associated with dental caries. In: Thylstrup, A., Fejerskov, O.: Textbook of cariology. Munsksgaard, Copenhagen 1986, S. 107
Eggers Lura, H.: Die Enzyme des Speichels und der Zähne. Eine odontologische Untersuchung. Hanser, München 1949
Eggers Lura, H.: Die Metallchelatierung und ihre Bedeutung für die künftige Kariesforschung. Dtsch Zahnärztl Z 11, 543 (1956)
Eggers Lura, H.: Die nichtsauren Wirkstoffe in der Kariespathogenese. Dtsch Zahnärztl Z 12, 806 (1957)
Eggers Lura, H.: Neue Untersuchungen der nichtsauren Kariestheorie. Die kariogenen Eigenschaften des Rohrzuckers in neuer biochemischer Beleuchtung. Dtsch Zahnärztl Z 17, 675 (1962)
Egyedi, H.: Über die Unterschiede in der Pathogenese von Schmelzkaries und Zementkaries. Dtsch Zahnärztl Z 11, 1191 (1956)
Ehrlich, J., Stivala, S.S., Bahary, W.S., Garg, S.K., Long, L.W. Newbrun, E.: Levans: 1. Fractionation, solution viscosity, and chemical analysis of levan produced by Streptococcus salivarius. J Dent Res 54, 290 (1975)
Ellwood, D.C., Hunter, J.R. and Longyear, V.M.C.: Growth of Streptococcus mutans in a chemostat. Arch Oral Biol 19, 659 (1974)
Emilson, C.-G., Krasse, B.: Support for and implications of the specific plaque hypothesis. Scand J Dent Res 93, 96 (1985)
Entin, D.A.: zit. bei: Borowskij et al. 1982
Erdl: zit. bei: Miller, W.D. 1989
Ericsson, Y.: Clinical investigation of the salivary buffering action. Acta Odont Scand 17, 131 (1959)
Ficinus, R.: Über das Ausfallen der Zähne und das Wesen der Zahnkaries. J Chir Augenheilk 36, neue Folge: 6, 1 (1847)
Fitzgerald, R.J., Jordan, H.V., Stanley, H.R.: Experimental caries and gingival pathologic changes in the gnotobiotic rat. J Dent Res 39, 923 (1960)
Fitzgerald, R.J., Keyes, P.H.: Demonstration of the etiologic role of streptococci in experimental caries in the hamster. J Am Dent Ass 61, 23/9 (1960)
Fitzgerald, R.J., Jordan, H.V., Stanley, H.R.: Dental caries in gnotobiotic rats infected with a variety of Lactobacillus acidophilus. Arch Oral Biol 11, 473 (1966)

Forshufvud, S.: An experimental study on the possibilities of a biological restoration of carious (ulcerated) teeth. Acta Odont Scand 8, 1 (1950)
Frank, R.M., Herdly, J., Phillipe, E.: Acquired dental defects and salivary gland lesions after irradiation for carcinoma. J Am Dent Ass 70, 868 (1953)
Frank, R.: Die Zahnplaque, Struktur, Mikrobiologie und Entwicklung. In: Forum Medici, Zyma Nyon, Schweiz 1974, S. 10
Froesch, E.R., Wolf, H.P., Baitsch, H.: Hereditary fructose intolerance. Am J Med 34, 151 (1963)
Frostell, G.: Lycasin as a sugar substitute. Dtsch Zahnärztl Z 32, 71 (1977)
Fure, S., Romaniec, M., Emilson, C.G., Krasse, B.: Proportions of Streptococcus mutans, Lactobacilli and Actinomyces spp. in root surface plaque. Scand J Dent Res 95, 119 (1987)
Geddes, D.A.M., Edgar, W.M., Jenkins, G.N., Rugg-Gunn, A.J.: Apples, salted peanuts and plaque pH. Brit Dent J 142, 317 (1977)
Gibbons, R.J., Berman, K. S., Knoettner, P., Kapsimalis, B.: Dental caries and alveolar bone loss in gnotobiotic rats infected with capsule forming streptococci of human origin. Arch Oral Biol 11, 549 (1966)
Gibbons, R.J., Banghart, S.: Variation in extracellular polysaccharide by cariogenic streptococci. Arch Oral Biol 13, 697 (1968)
Glass, R.L.: A two-year clinical trial of sorbitol chewing gum. Caries Res 17, 365 (1983)
Gottlieb, B.: Ätiologie und Prophylaxe der Zahnkaries. Z Stomatol 19, 129 (1921)
Gottlieb, B.: Dental caries. J Dent Res 23, 141 (1944)
Goudaert, M., Hildebrand, M.F., Robillard, E.: Questions posées par l'étude au microscope électronique de la plaque dentaire jeune. Bull Internat Rech Sc Stomatol 17, 233 (1974)
Grad, H., Grushka, M., Yanover, L.: Drug-induced xerostomia. J Can Dent Ass 51, 296 (1985)
Graf, H.: Telemetrie des pH der Interdentalplaque. Schweiz Monatsschr Zahnheilkd 79, 146 (1969)
Guggenheim, B., König, K.G., Mühlemann, H.R.: Modifications of the oral bacterial flora and their influence on dental caries in the rat. -I. The effects of inoculating 4 labelled strains of streptococci. Helv Odont Acta 9, 121 (1965)
Guggenheim, B., König, K.G., Regolati, B.: Modifications of the oral bacterial flora and their influence on dental caries in the rat. III. The cariogenicity of an Erythromycinresistant strain of Streptococcus mutans compared to its nonresistant parent strain. Helv Odont Acta 13, 13 (1969)
Guggenheim, B.: Enzymatic hydrolysis and structure of water-insoluble glucan produced by glucosyltransferases from a strain of Streptococcus mutans. Helv Odont Acta 14, 89 (1970)
Guggenheim, B.: Persönliche Mitteilung 1995
Guillo, G., Klein, J.P., Frank, R.M.: Fissure caries in gnotobiotic rats infected with Actionomyces naeslundii and Actinomyces israelii. Helv Odont Acta 17, 2 (1973)
Gustafsson, B.E., Quensel, C.-E., Swenander Lanke, L., Lundqvist, C., Grahnén, H., Bonow, B.E., Krasse, B.: The Vipeholm dental caries study. The effect of different levels of carbohydrate intake of caries activity in 436

individuals observed for five years (Sweden). Acta Odont Scand 11, 232 (1954)
Hahn, G., Wentrup, M., Reichmuth, J.: Zur quantitativen Analyse des Milchsäure- und Dextranbildungsvermögens von Streptokokken aus Plaque kariöser und kariesfreier Zähne. Dtsch Zahnärztl Z 28, 1119 (1973)
Hamada, S., Tai, S., Slade, H.D.: Binding of glycosyltransferase and glucan synthesis by Streptococcus mutans and other bacteria. Infect Immun 21, 213 (1978)
Hamada, S., Slade, H.D.: Biology, immunology and cariogenicity of Streptococcus mutans. Microbiol Rev 44, 331 (1980)
Hardie, J.M., Bowden, G.H.: Physiological classification of oral viridans streptococci. J Dent Res (Spec. Iss.) 55, A 166-A 176 (1976)
Hardie, J.M., Thomson, P.L., South, R.J., Marsh, P.D., Bowden, G.H., McKee, A.S., Fillery, E.D., Slack, G.L.: A longitudinal epidemiological study on dental plaque and the development of dental caries-Interim results after two years. J Dent Res 56, C 90 (1977)
Hardie, J.M., Marsh, P.D.: Streptococci and the human oral flora. In: Skinner, F.A., Quesnell, I. (ed.): Streptococci, Academic Press, London, New York 1978, S. 157
Hardie, J.M.: Oral streptococci. In: Sneath, P.H.A., Mair, N.S., Sharpe, M.E., Holt, J.G. (ed.): Bergey`s manual of systematic bacteriology. Volume 2, Williams & Wilkins, Baltimore, London, Los Angeles, Sydney 1986, S. 1054
Hardie, J.M.: Persönliche Mitteilung 1995
Hardie, J.M.: Persönliche Mitteilung 1996
Hocini, H., Iscaki, S., Bouvet, J.P., Pillot, J.: Unexpectedly high levels of some presumably protective secretory immunoglobulin A antibodies to dental plaque bacteria in salivas of both caries-resistant and caries-susceptible subjects. Infect Immun 61, 3597 (1993)
Hoffmann-Axthelm, W.: Die Geschichte der Zahnheilkunde. Quintessenz, Berlin 1985, S. 35
Hoshino, E., Yamada, T., Araya, S.: Lactate degradation by a strain of Neisseria isolated from human dental plaque. Arch Oral Biol 21, 677 (1976)
Huis in`t Veld, J.H.J., Backer Dirks, O.: Intracellular polysaccharide metabolism in Streptococcus mutans. Caries Res 12, 243 (1978)
Huis in`t Veld, J.H., van Palenstein Helderman, Backer Dirks, O.: Streptococcus mutans and dental caries in humans: a bacteriological and immunological study. Antonie van Leeuwenhock J Microbiol Serol 45, 25 (1979)
Iacono, V.J., Mckay, B.J., Di Rienzo, S., Pollock, J.J.: Selective antibacterial properties of lysozyme for oral microorganisms. Infect Immun 29, 623 (1980)
Ikeda, T., Sandham, H.J., Bradley, jr., E.L.: Changes in Streptococcus mutans and lactobacilli in plaque in relation to initiation of dental caries in nigro children. Arch Oral Biol 18, 555 (1973)
Imfeld, T.: Evaluation of confectionary by intra-oral wire-telemetry. Schweiz Monatsschr Zahnheilkd 87, 437 (1977)
Jenkins, G.N.: Biochemie von Plaque und Karies speziell im Hinblick auf Fluoride. In: Forum Medici, Zyma Nyon, Schweiz 1974, S. 20
Kamrin, B.B.: Local and systemic cariogenic effects of refined dextrose solution fed to one animal in parabiosis. J Dent Res 33, 824 (1954)

Kandler, O., Weiss, N.: Genus Lactobacillus. In: Sneath, P.H.A., Mair, N.S., Sharpe, M.E., Holt, J.G. (ed.): Bergey's manual of systematic bacteriology. Volume 2, William & Wilkins, Baltimore, London, Los Angeles, Sydney 1986, S. 1209
Karmiol, M., Walsh, R.F.: Dental caries after radiotherapy of the oral regions. J Am Dent Ass 91, 838 (1975)
Kelstrup, J., Gibbons, R.J.: Induction of dental caries and alveolar bone loss by a human isolate resembling Streptococcus salivarius. Caries Res 4, 360 (1970)
Kelstrup, J., Funder-Nielsen, T.D.: Molecular interactions between the extracellular polysaccharides of Streptococcus mutans. Arch Oral Biol. 17, 1659 (1972)
Keltjens, H.M.A.M., Schaeken, M.J.M., van der Hoeven, J.S., Hendriks, J.C.M.: Microflora of plaque from sound and carious root surfaces. Caries Res 21, 193 (1987)
Kenney, E.B., Ash, M.M.: Oxidation-reduction potential of developing plaque, periodontal pockets and gingival sulci. J Periodont 40, 630 (1969)
Keyes, P.H.: Recent advances in dental caries research. Bacteriology. Bacteriological findings and biological implications. Int Dent J 12, 443 (1962)
Kite, O.W., Shaw, J.H., Sognnaes, R.F.: The prevention of experimental tooth decay by tube-feeding. J Nutrit 42, 89 (1950)
Klenke: zit. bei: Miller, W.D. 1989
Klimm, W., Maiwald, H.-J., Paschutina, W.A., Treide, A., Nowikow, L.L., Koljesnik, A.G.: Zur kariesprotektiven Wirkung einer mineralisierenden Lösung in An- und Abwesenheit von Fluoriden im Tierexperiment. Zahn- Mund- Kieferheilk 65, 186 (1977)
Klimm, W.: Über die antibakterielle und plaqueinhibierende Wirksamkeit von lokalapplizierten Fluoriden und Chlorhexidin unter besonderer Berücksichtigung kariesinduzierender Plaquestreptokokken. Med. Habilschrift, Leipzig 1981
Klimm, W., Gabert, A., Trompler, C., Krause, O.: Adhärenz kariesinduzierender Plaquestreptokokken in Anwesenheit von Saccharose und Chlorhexidin. Zahn- Mund- Kieferheilkd 75, 231 (1987)
Klimm, W., Buchmann, G., Geurtsen, W.: Microecological phenomena of marginal gaps. J Dent Res 70 (Spec. Iss.), 368 (1991)
Knappwost, A.: Grundlagen der Karies mit einem Beitrag über die karieshemmende Wirkung peroraler Fluorgaben. Dtsch Zahnärztl Z 7, 670 (1952)
Knappwost, A., Effinger, A.: Experimentelle Untersuchungen zur Resistenztheorie der Karies. Dtsch Zahnärztl Z 11, 669 (1956)
Knoke, M., Bernhardt, H.: Mikroökologie des Menschen. Mikroflora bei Gesunden und Kranken. Akademie-Verlag, Berlin 1985, S. 11
König, K.G., Guggenheim, B., Mühlemann, H.R.: Modifications of the oral bacterial flora and their influence on dental caries in the rat. -II. Inoculation of a cariogenic streptococcus and its effect in relation to varying time of depression of the indigenous flora. Helv Odont Acta 9, 130 (1965)
König, K.G.: Möglichkkeiten der Kariesprophylaxe beim Menschen und ihre Untersuchung im kurzfristigen Rattenexperiment. Huber, Bern 1966
König, K.G.: Welche Bedeutung haben Vollmehlprodukte für die Zahngesundheit? Getreide und Mehl 17, 17 (1967)

König, K.G.: Karies und Kariesprophylaxe. Goldmann, München 1971, S. 33
König, K.G.: Karies und Kariesprophylaxe. 2. Aufl. Goldmann, München 1973
König, K.G.: Kariogenität von zucker- und stärkehaltigen Nahrungsmitteln. Zahnärztl Prax 7, 287 (1985)
König, K.G.: Karies und Parodontopathien. Ätiologie und Prophylaxe. Thieme, Stuttgart 1987 a
König, K.G.: Ätiologie der Karies, insbesondere die Rolle von Zuckern. Dtsch Zahnärztl Z 42, 20 (1987 b)
König, K.G.: Ursachen der Karies. In: Ketterl, W. (Hrsg.): Zahnerhaltung I. 3. Aufl. Urban & Schwarzenberg, München 1992, S. 5
König, K.G., Goepel, C.: Die Bedeutung des Speichels für die Mund- und Zahngesundheit. Zahnärztl Mitt 4, 42 (1992)
Krasse, B.: Human streptococci and experimental caries in hamsters. Arch Oral Biol 11, 429 (1966)
Krasse, B., Jordan, H.V., Edwardsson, S., Svensson, I., Trell, L.: The occurence of certain 'caries-inducing' streptococci in human dental plaque material. Arch Oral Biol 13, 911 (1968)
Krasse, B., Jordan, H.V.: Effect of orally applied vaccine on oral colonization by Streptococcus mutans in rodents. Arch Oral Biol 22, 479 (1977)
Künzel, W.: Vorlesungen der Konservierenden Zahnheilkunde, Leipzig 1969
Larsen, M.J., Bruun, C.: Enamel / saliva-inorganic chemical reactions. In: Thylstrup, A., Fejerskov, O. (ed.): Textbook of cariology. Munksgaard, Copenhagen 1986, S. 181
Leber und Rottenstein: zit. bei: Miller, W.D. 1989
Lehmann, R.R.: Ökologie der Mundhöhle. Grundlagen der Vorsorge. Thieme, Stuttgart 1991
Leimgruber, C.: Die Karieskrankheit. Dtsch Zahnärztl Z 6, 509 (1951)
Levine, R.S.: The aetiology of dental caries – an outline of current thought. Int Dent J 27, 341 (1977)
Levine, R.S.: Towards the chemotherapeutic treatment of dental caries: a review. J Roy Soc Med 73, 876 (1980)
Lie, T.: Pellicle formation on hydroxyapatite splints attached to the human dentition: Morphologic confirmation of the concept of adsorption. Arch Oral Biol 20, 739 (1975)
Lie, T.: Early dental plaque morphogenesis. A scanning electron microscope study using the hydroxyapatite splint model and a low-sucrose diet. J Periodont Res 12, 73 (1977)
Littleton, N.W., Carter, C.H., Kelley, R.T.: Studies of oral health in persons nourished by stomach tube. I. Changes in the pH of plaque material after the addition of sucrose. J Am Dent Ass 74, 119 (1967 a)
Littleton, N.W., McCabe, R.M.,Carter, C.H.: Studies of oral health in persons nourished by stomach tube – II Acidogenic properties and selected bacterial components of plaque material. Arch Oral Biol 12, 601(1967 b)
Löe, H., Theilade, E., Jensen, S.B.: Experimental gingivitis in man. J Periodont 36, 177 (1965)
Loesche, W.J.: Chemotherapy of dental plaque infections. Oral Sci Rev 9, 65 (1976)
Loesche, W.J., Eklund, S., Earnest, R., Burt, B.: Longitudinal investigation of

bacteriology of human fissure decay: epidemiological studies in molars shortly after eruption. Infect Immun 46, 765 (1984)
Loesche, W.J.: Role of Streptococcus mutans in human dental decay. Microbiol Rev 50, 353 (1986)
Lukomskij: zit. bei: Plathner und Winiker 1969, Borowskij et al. 1982
Maiwald, H.-J.: Ernährung und Karies. In: Maiwald, H.-J. (Hrsg.): Kinderzahnheilkunde. Spitta, Balingen 1995
Mandel, I.D.: The functions of saliva. J Dent Res 66 (Spec Iss), 623 (1987)
Markham, J.L., Knox, K.W., Wicken, A. J., Hewett, J.: Formation of extracellular lipoteichoic acid by oral streptococci and lactobacilli. J Infect Immun 12, 378 (1975)
Marsh, P.D., Featherstone, A., McKee, A.S., Hallsworth, A.S., Robinson, C., Weatherell, J.A., Newman, H.N., Pitter, A.F.V.: A microbiological study of early caries of approximal surfaces in schoolchildren. J Dent Res 68, 1151 (1989)
Marsh, P.D.: Host defenses and microbial homeostasis: role of microbial interactions. J Dent Res 68, 1567 (1989)
Marsh, P., Martin, M.: Oral Microbiology. Third ed. Chapman & Hall, London 1992
Marshall, K.C., Stout, R., Mitchell, K.: Mechanism of initial events in the sorption of marine bacteria to surface. J Gen Microbiol 68, 337 (1971)
Marthaler, T.M., Froesch, E.R.: Ist Weissbrot kariogen? Schweiz Monatsschr Zahnheilkd 77, 630 (1967)
Matsuda, Y.: Dextran degrading bacteria in human oral cavity and their activity against insoluble glucan from Streptococcus mutans. Bull Tokyo Med Dent Univ 23, 27 (1976)
Mc Cabe, R.M., Hamelik, R.M., Smith, E.E.: Purification of dextranbinding protein from cariogenic Streptococcus mutans. Biochem Biophys Res Commun 78, 273 (1977)
Meiers, J.C., Wirthlin, M.R., Shklair, I.: A microbial analysis of human early carious and non-carious fissures. J Dent Res 61, 460 (1982)
Mellanby, M.: The relation of caries to the structure of teeth. Br Dent J 44, 1 (1923)
Mellanby, M.: The role of nutrition as a factor in resistance of dental caries. Br Dent J 62, 241 (1937)
Mettraux, G., Graf, H., Newbrun, E., Hoover, Ch.: Zusammensetzung der Zahnplaque, Kariesbefall und Ernährungsgewohnheiten bei Patienten mit hereditärer Fruktoseintoleranz (HFI). Schweiz Monatsschr Zahnheilkd 90, 881 (1980)
Mikx, F.H.M., van der Hoeven, J.S., König, K.G., Plasschaert, A.J.M., Guggenheim, B.: Establishment of defined microbial ecosystems in germ free rats. 1. The effect of the interaction of Streptococcus mutans or Streptococcus sanguis with Veillonella alcalescens on plaque formation and caries activity. Caries Res 6, 211 (1972)
Möller, I.J., Poulsen, S.: The effect of sorbitol-containing chewing gum on the incidence of dental caries, plaque and gingivitis in Danish schoolchildren. Community Dent Oral Epidemiol 1, 58 (1973)
Miller, W.D.: Die Mikroorganismen der Mundhöhle. Thieme, Leipzig 1889

Morosowa, L.W., Klimm, W., Maiwald, H.-J.: Über den Einfluß verschiedener Kariespräventiva auf die Mikroflora von Albinoratten. Stomatol DDR 27, 659 (1977)

Mukasa, H., Slade, H.D.: Mechanism of adherence of Streptococcus mutans to smooth surfaces. II. Nature of the binding site and the adsorption of dextran-levan synthetase enzymes on the cell-wall surface of the streptococcus. Infect Immun 9, 415 (1974)

Nagano, T.: The form of pit and fissure and the primary lesion of caries. Dent Abstr 6, 426 (1961)

Neff, D.: Acid production from different carbohydrate sources in human plaque in situ. Caries Res 1, 78 (1967)

Newbrun, E.: Sucrose, the arch ariminal of dental caries. Odontol Rev 18, 373 (1967)

Newbrun, E.: Polysaccharide synthesis in plaque. Microbiol Abstr, spec. Suppl. 3, 649 (1976)

Newbrun, E.: Dental plaque ecology related to caries and periodontal diseases. Aust Dent J 24, 231 (1979)

Newbrun, E.: Cariology. Third ed., Quintessence Publishing, Chicago 1989

Nyvad, B., Fejerskov, O.: Formation, composition and ultra-structure of microbial deposits on the tooth surface. In: Thylstrup, A., Fejerskov, O. (ed.): Textbook of cariology. Munksgaard, Copenhagen 1986, S. 56

Nyvad, B., Kilian, M.: Microbiology of early colonization of human enamel and root surface in vivo. Scand J Dent Res 95, 369 (1987)

Nyvad, B., Kilian, M.: Microflora associated with experimental root surface caries in humans. Infect Immun 58, 1628 (1990)

Orland, F.J., Blayney, J.R., Harrison, R.W., Reyniers, J.A., Trexler, P.C., Wagner, M., Gordon, H.A., Luckey, T.D.: Use of the germfree animal technic in the study of experimental dental caries I. Basic observations on rats reared free of all microorganism. J Dent Res 33, 147 (1954)

Orland, F.J., Blayney, J.R., Harrison, R.W., Reyniers, J.A., Trexler, P.C., Ervin, R.F., Gordon, H.A., Wagner, M.: Experimental caries in germfree rats inoculated with enterococci. J Am Dent Ass 50, 259 (1955)

Orland, F.J.: Microbic aspects of dental caries. In: Orland, F.J. (ed.): Microbiology in clinical dentistry. Wright, Littleton (Mass.) 1982

Parkash, H., Sharma, A., Banerjee, U., Sidhu, S.S., Sundaram, K.R.: Humoral immune response to mutans streptococci associated with dental caries. Nat Med J India 7, 263 (1994)

Payne, J.B., Iacono, V.J., Crawford, I.T., Lepre, B.M., Bernzweig, E., Grossbard, B.L.: Selective effects of histidine-rich polypeptides on the aggregation and viability of Streptococcus mutans and Streptococcus sanguis. Oral Microbiol Immunol 6, 169 (1991)

Pilz, W.: Zahnkaries. In: Pilz, M.E.W., Plathner, C.H., Taatz, H.A.: Grundlagen der Kariologie und Endodontie. Barth, Leipzig 1980

Pilz, W.: Praxis der Zahnerhaltung und oralen Prävention. Barth, Leipzig 1985

Plathner, C.H., Winiker, M.: Die Theorien der Kariesentstehung. In: Pape, K. (Hrsg.): Zahnärzte-Kalender der DDR. Volk und Gesundheit, Berlin 1969, S. 161

Platonow: zit. bei: Plathner und Winiker 1969

Pschyrembel: Klinisches Wörterbuch. 257., neu bearb. Aufl., de Gruyter, Berlin, New York 1994
Rauch, S.: Die Speicheldrüsen des Menschen, Thieme, Stuttgart 1959
Rayhan, R., Xu, L., Santarpia, R.P. 3rd, Tylenda, C.A., Pollock, J.J.: Antifungal activities of salivary histidine-rich polypeptides against Candida albicans and other oral Yeast isolates. Oral Microbial Immunol 7, 51 (1992)
Rheinwald, U.: Die Karies der Zähne als Korrosionserscheinung. Barth, Leipzig 1956
Riethe, P.: Der Weg Hildegards von Bingen zur Medizin unter besonderer Berücksichtigung der Zahn- und Mundleiden. Med. Diss., Mainz 1952
Riethe, P.: Pro et contra Fissurenversiegelung. Zahnärztl Mitt 71, 614 (1981)
Riethe, P.: Theorien der Kariesentstehung. In: Schwenzer, N. (Hrsg.): Konservierende Zahnheilkunde und Mundschleimhauterkrankungen, Bd. 4. Thieme, Stuttgart 1985, S. 8
Ritz, H.L.: Microbial population shifts in developing human dental plaque. Arch Oral Biol 12, 1561 (1967)
Roger, V., Tenovuo, J., Lenander-Lumikari, M., Soderling, E., Vilja, P.: Lysozyme and Lactoperoxidase inhibit the adherence of Streptococcus mutans NCTC 10449 (serotype c) to saliva-treated hydroxyapatite in vitro. Caries Res 28, 421 (1994)
Rogers, H.J.: Adhesion of microorganisms to surfaces: Some general considerations of the role of envelope. In: Ellwood, D.C., Melling, J., Rutter, P. (ed.): Adhesion of microorganisms to surfaces. Academic Press, London, New York, San Francisco 1979, S. 29
Rönström, A., Edwardsson, S., Attström, R.: Streptococcus sanguis and Streptococcus salivarius in early plaque formation on plastic films. J Periodont Res 12, 331 (1977)
Rönström, A., Edwardsson, S., Mejare, B.: Streptococcus mitior and Streptococcus mutans in early plaque formation. J Dent Res 57 (Spec. Iss.) A 70 (1978)
Rose, P.T., Gregory, R.L., Gfell, L.E., Hughes, C.V.: IgA antibodies to Streptococcus mutans in caries – resistent and – susceptible children. Pediatr Dent 16, 272 (1994)
Rosell, K.G., Birkhed, D.: An inulin-like fructan produced by Streptococcus mutans, strain IC 2. Acta Chem Scand B 28, 589 (1974)
Rosen, S., Lenny, W.S., O`Malley, J.E.: Dental caries in gnotobiotic rats inoculated with Lactobacillus casei. J Dent Res 47, 358 (1968)
Rosen, S., Elvin-Lewis, M.: Oral microflora. In: Willett, N.P., White, R.R., Rosen, S.: Essential dental microbiology. Appleton & Lange, Norwalk, San Mates 1991, S. 324
Rudegren, J., van Dijken, J., Mörnstad, H., van Knorring, L.: Oral conditions in patients receiving long-term treatment with cyclic antidepressant drugs. Swed Dent J 9, 55 (1985)
Rugg-Gunn, A.J., Edgar, W.M., Geddes, D.A.M., Jenkins, G.N.: The effect of different meal patterns upon plaque pH in human subjects. Br Dent J 139, 351 (1975)
Rutter, P.: The accumulation of organisms to the teeth. In: Ellwood, D.C., Melling, J., Rutter, P. (ed.): Adhesion of microorganisms to surfaces. Academic Press, London, New York, San Francisco 1979, S. 139

Sansone, C., van Houte, J., Joshipura, K., Kent, R., Margolis, H.C.: The association of mutans streptococci and non-mutans streptococci capable of acidogenesis at a low pH with dental caries on enamel and root surfaces. J Dent Res 72 (2), 508 (1993)

Schaal, K.P.: Genus Actinomyces. In: Sneath, P.H.A., Mair, N.S., Sharpe, M.E., Holt, J.G. (ed.): Bergey's manual of systematic bacteriology. Volume 2, Williams & Wilkins, Baltimore, London, Los Angeles, Sydney 1986, S. 1383

Schachtele, C.F., Jensen, M.E.: Can foods be ranked according to their cariogenic potential? In: Guggenheim, B. (ed.): Cariology today. Karger, Basel 1984, S. 136

Scharpenak: zit. bei: Borowskij et al. 1982

Schatz, A., Martin, J.J.: The proteolysis-chelation theory of dental caries. J Am Dent Ass 65, 368 (1962)

Scheinin, A., Mäkinen, K.K.: Turku-Zuckerstudien. Dtsch Zahnärztl Z 32, 76 (1977)

Schroeder, H.E.: Orale Strukturbiologie. 2. unv. Aufl., Thieme, Stuttgart 1982

Schroeder, H.E.: Pathobiologie oraler Strukturen, Zähne, Pulpa, Parodont. Karger, Basel 1983

Schubert, M.M., Izutsu, K.T.: Iatrogenic causes of salivary gland dysfunction. J Dent Res 66 (Spec. Iss.) 680 (1987)

Scott, I., Ash, M.M.: A telemetry system for intraoral pH-measurements. Abstr 44 th Gen Meeting IADR, Miami Beach 1966

Sherman, J.M.: The streptococci. Bacteriol Rev 1, 3 (1937)

Shklair, I.L., Keene, H.J., Cullen, P.: The distribution of Streptococcus mutans on the teeth of two groups of naval recruits. Arch Oral Biol 19, 199 (1974)

Silverstone, L.M.: The surface zone in caries and in caries-like lesions produced in vitro. Br Dent J 125, 145 (1968)

Silverstone, L.M., Johnson, N.W., Hardie, J.M., Williams, R.A.D.: The formation, structure and microbial composition of dental plaque. In: Silverstone, L.M., Johnson, N.W., Hardie, J.M., Williams, R.A.D. (ed.): Dental caries. Aetiology, Pathology and Prevention. Maximillan Press Ltd, London und Basingstoke 1981, S. 70

Silverstone, L.M., Johnson, N.W., Hardie, J.M., Williams, R.A.D.: The caries process in dentine: the response of dentine and pulp. In: Silverstone, L.M., Johnson, N.W., Hardie, J.M., Williams, R.A.D.: Dental caries. Macmillan Press, London und Basingstoke 1981b, S. 168

Singleton, P.: Introduction to bacteria. 2nd ed. Wiley, Chichester, New York, Brisbane, Toronto, Singapore 1992

Slomiany, B.L., Gwozdzinski, K., Murty, V.L.N., Slomiany, A., Mandel, I..D.: Buoyant density and viscosity behavior of human salivary mucins. Ann N Y Acad Sci 494, 266 (1987)

Smith, D.J., Taubman, M.A., Ebersole, J.L.: Effect of oral administration of glycosyltransferase antigens on experimental caries. Infect Immun 26, 82 (1979)

Socransky, S.S., Manganiello, A.D., Propas, D., Oram, V., van Houte, J.: Bacteriological studies of developing supragingival dental plaque. J Periodont Res 12, 90 (1977)

Soukka, T., Lumikari, M., Tenovuo, J.: Combined inhibitory effect of Lactoferrin and Lactoperoxidase system on the viability of streptococcus mutans, serotype c. Scand J Dent Res 99, 390 (1991)

Sönju, T.: Pellicle-formation, composition and possible role. In: Thylstrup, A., Fejerskov, O.: Textbook of cariology. Munksgaard, Copenhagen 1986
Sreebny, L.M.: Recognition and treatment of salivary induced conditions. Int Dent J 39, 197 (1989)
Stephan, R.M.: Changes in hydrogen-ion concentration on tooth surfaces and carious lesions. J Am Dent Ass 27, 718 (1940)
Stephan, R.M.: Intra-oral hydrogen-ion concentrations associated with dental caries activity. J Dent Res 23, 257 (1944)
Strübig, W.: Geschichte der Zahnheilkunde. Dtsch Ärzte-Verlag, Köln 1989
Syed, S.A., Loesche, W.J., Pape, jr., H.L., Grenier, E.: Predominant cultivable flora isolated from human root surface caries plaque. Infect Immun 11, 727 (1975)
Tenovuo, J., Lumikari, M., Soukka, T.: Salivary Lysozyme, Lactoferrin and Peroxidases: antibacterial effects on cariogenic bacteria and clinical applications in preventive dentistry. Proc Finn Dent Soc 87, 197 (1991)
Tenovuo, J., Jentsch, H., Soukka, T., Karhuvaara, L.: Antimicrobial factors of saliva in relation to dental caries and salivary levels of mutans streptococci. J Biol Buccale 20, 85 (1992)
Theilade, E., Fejerskov, O., Karring, T., Theilade, J.: A microbiological study of old plaque in occlusal fissures in human teeth. Caries Res 12, 313 (1978)
Theilade, E., Fejerskov, O., Karring, T. Theilade, J.: Predominant cultivable microflora of human dental fissure plaque. Infect Immun 36, 977 (1982)
Till, U., Thielmann, K.: Pathobiochemie. 2., erw. Aufl., Volk und Gesundheit, Berlin 1989
Trompler, C.: Eine klinisch-mikrobiologische Studie der Plaque bei Kindern mit hereditärer Fruktose-Intoleranz. Unveröffentlicht
Twetman, S., Linder, A., Modéer, T.: Lysozyme and salivary immunoglobin A in caries-free and caries-susceptible pre-school children. Swed Dent J 5, 9 (1981)
Van der Hoeven, J.S., Mikx, F.H.M., König, K.G., Plasschaert, A.J.M.: Plaque formation and dental caries in gnotobiotic and SPF Osborne-Mendel rats associated with Actinomyces viscosus. Caries Res 8, 211 (1974)
Van der Hoeven, J.S: Carbohydrate metabolism of Streptococcus mutans in dental plaque in gnotobiotic rats. Arch Oral Biol 21, 431 (1976)
Van der Hoeven, J.S., Toorop, A.I., Mikx, F.H.M.: Symbiotic relationship of Veillonella alcalescens and Streptococcus mutans in dental plaque in gnotobiotic rats. Caries Res 12, 142 (1978)
Van Houte, J.: Bacterial specifity in the etiology of dental caries. Int Dent J 30, 305 (1980)
Van Houte, J.: Role of Micro-organisms in caries etiology. J Dent Res 73 (3), 672 (1994)
Wegner, H.: Orale Befunde bei zuckerfreier Ernährung – Studie an Kindern mit hereditärer Fruktose-Intoleranz. Zahn- Mund- Kieferheilkd 68, 706 (1980)
Williams, J.L.: A contribution to the study of pathology of enamel. Dent Cosmos 39, 269 (1897)
Wöltgens, J.H.M., Gruythuysen, R.J.M., Geraets, W.G.M.: Relationship between cariogenic events and salivary tests in boys and girls: Oral examination. J Biol Buccale 20, 145 (1992)
Wood, J.M., Critchley, P.: The extracellular polysaccharide produced from sucrose by a cariogenic streptococcus. Arch Oral Biol 11, 1039 (1966)

Xu, L., Lal, K., Santarpia, R.P. 3d, Pollock, J.J.: Salivary proteolysis of histidine-rich polypeptides and the antifungal activity of peptide degradation products. Arch Oral Biol 38, 277 (1993)
Yamada, T., Carlsson, J.: Regulation of lactate dehydrogenase and change of fermentation products in streptococci. J Bacteriol 124, 55 (1975)
Yamada, T., Carlsson, J.: The role of pyruvate formate-lyase in glucose metabolism of Streptococcus mutans. Microbiol Abstr, Spec. Suppl. 3, 809 (1976)
Zengo, A.N., Mandel, I.D., Goldman, R., Khurana, H.S.: Salivary studies in human caries resistance. Arch Oral Biol 16, 557 (1971)
Zuhrt, R., Vierus, H.: Zur metrischen Bestimmung und pathogenetischen Bedeutung der Fissurenformen. Stoma 4/20, 261 (1967)
Zuhrt, R., Reussel, G., Vierus, H.: Fissurenquerschnitt und Kariesdisposition. Dtsch Stomat 21, 160 (1971)

Literatur zu Kapitel 4, Histopathologie und Histobakteriologie der Karies

Black, G.V.: Konservierende Zahnheilkunde. Bd. II: Die Technik des Zahnfüllens. Meusser, Berlin 1914, S. 7
Brudevold, F.: A study of the phosphate solubility of the human enamel surface. J Dent Res 27, 320 (1948)
Buchmann, G.: Pathomorphologie des Keildefekts. In: Klimm, W., Graehn, G.: Der keilförmige Defekt. Quintessenz, Berlin 1993, S. 69
Fish, E.W.: Surgical pathology of the mouth. Pitman, London 1948
Furrer, B.: Die Verkalkungszonen bei der Dentinkaries. Schweiz Monatsschr Zahnheilk 32, 329 (1922)
Furseth, R., Johansen, E.: A microradiographic comparison of sound and carious human dental cementum. Arch Oral Biol 13, 1197 (1968)
Furseth, R., Johansen, E.: The mineral phase of sound and carious human dentinal cementum studied by electron microscopy. Acta Odontol Scand 28, 305 (1970)
Gustafson, G.: The histopathology of caries of human dental enamel. Acta Odont Scand 15, 13 (1957)
Hallsworth, A.S., Robinson, C., Weatherell, J.A.: Mineral and magnesium distribution within the approximal carious lesions of dental enamel. Caries Res 6, 156 (1972)
Helmcke, J.-G.: Kritische Gedanken zur Entstehung der initialen Karies. In: Forum Medici, Zyma Nyon, Schweiz 1971, S. 55
Isaac, S., Brudevold, F., Smith, F.A., Gardner, D.E.: Solubility rate and natural fluoride content of surface and subsurface enamel. J Dent Res 37, 254 (1958)
Johansen, E.: Tooth enamel. In: Stack, M.V. Fearnhead, R.W. (ed). Wright, Bristol 1965, S. 177
Johnson, N. W.: Differences in the shape of human enamel crystallites after partial destruction by caries, EDTA and various acids. Arch Oral Biol 11, 1421 (1966)
Johnson, N. W.: Some aspects of the ultrastructure of early human enamel caries seen with the electron microscope. Arch Oral Biol 12, 1505 (1967)

Natusch, I., Pilz, M.E.W., Klimm, W., Buchmann, G.: Über transparente Dentinsklerose und ihre klinische Bedeutung. Zahn Mund Kieferheilkd 77, 3 (1989)
Newbrun, E.: Cariology. 3rd ed. Quintessence Publishing, Chicago 1989, S. 245
Nyvad, B., Fejerskov, O.: Root surface caries: clinical, histopathological and microbiological features and clinical implications. Int Dent J 32, 312 (1982)
Palamara, J. Phakey, P. P., Rachinger, W. A., Orams, H. J.: Ultrastructure of the intact surface zone of white spot and brown spot carious lesions in human enamel. J Oral Pathol 15, 28 (1986)
Pilz, W.: Zahnkaries. In: Pilz, M.E.W., Plathner, C.H., Taatz, H.A.: Grundlagen der Kariologie und Endodontie. 3., überarb. u. erg. Aufl., Barth, Leipzig 1980, S. 173
Schroeder, H.E.: Pathobiologie oraler Strukturen. 2., überarb. u. erw. Aufl., Karger, Basel 1991, S. 82
Schüpbach, P., Guggenheim, B., Lutz, F.: Human root caries: Histopathology of initial lesions in cementum and dentin. J Oral Pathol Med 18, 146 (1989)
Schüpbach, P., Guggenheim, B., Lutz, F.: Histopathology of root surface caries. J Dent Res 69, 1195 (1990 a)
Schüpbach, P., Guggenheim, B., Lutz, F.: Human root caries: Histopathology of advanced lesions. Caries Res 24, 145 (1990 b)
Schüpbach, P., Lutz, F., Guggenheim, B.: Human root caries: Histopathology of arrested lesions. Caries Res 26, 153 (1992)
Selvig, K.A.: The fine structure of human cementum. Acta Odontol Scand 23, 423 (1965)
Silverstone, L.M., Johnson, N.W., Hardie, J.M., Williams, R.A.D.: Enamel caries. In: Silverstone, L.M., Johnson, N.W., Hardie, J.M., Williams, R.A.D.: Dental caries. Macmillan Press, London and Basingstoke 1981a, S. 133
Silverstone, L.M., Johnson, N.W., Hardie, J.M., Williams, R.A.D.: The caries process in dentine: the response of dentine and pulp. In: Silverstone, L.M., Johnson, N.W., Hardie, J.M., Williams, R.A.D.: Dental caries. Macmillan Press, London und Basingstoke 1981 b, S. 168
Silverstone, L.M., Mjör, I.A.: Karies. In: Hörsted-Bindslev, P. Mjör, I.A.: Moderne Konzepte in der Zahnerhaltung. Quintessenz, Berlin 1994, S. 21
Warfvinge, J., Dahlen, G., Bergenholtz, G.: Dental pulp response to bacterial cell wall material. J Dent Res 64, 1046 (1985)

Literatur zu Kapitel 5, Diagnostik der Karies

Backer Dirks, O.: Posteruptive changes in dental enamel. J Dent Res 45, 503 (1966)
Black, G.V.: Konservierende Zahnheilkunde,. Bd I: Die Pathologie der harten Zahngewebe. Meusser, Berlin 1914, S. 87
Brown, L.R., Dreizen, S., Handler, S., Johnston, D.A.: Effect of radiation – induced xerostomia in human oral microflora. J Dent Res 54, 740 (1975)
Curilović, Saxer, U.P., Marthaler, T.M.: Radiologische Kariesläsion im Schmelz – füllen oder abwarten? Schweiz Monatsschr Zahnheilkd 93, 930 (1983)
De Josselin de Jong, E., Sundström, F., Westerling, H., Tranaeus, S., ten Bosch,

J. J., Angmar-Månsson, B.: A new mehtod for in vivo quantification of changes in initial enamel caries with laser fluorescence. Caries Res 29, 2 (1995)
Ekstrand, K., Qvist, V., Thylstrop, A.: Light microscope study of the effect of probing in occlusal surfaces. Caries Res 21, 368 (1987)
Frykholm, K.O., Ericsson, Y.: Intraorale Kohlenhydratbestimmungen bei Bäckern. Dtsch Zahn Mund Kieferheilkd 51, 177 (1968)
Gängler, P., Hoyer, I., Schinkel, H.-J.: Progression und Stagnation der Wurzelkaries. Dtsch Zahnärztl Z 47, 774 (1992)
Günay, H., Fricke, R., Triadan, H.: Approximale Wurzeldentinkaries – eine zweite Karieswelle? Dtsch Zahnärztl Z 42, 904 (1987)
Günther, H.: Zahnarzt, Recht und Risiko. Hanser, München 1982, S. 403
Hoppe, W.: Bäckerkaries. Dtsch Zahnärztl Z 35, 283 (1980)
Imfeld, T., Barbakow, F., Curilović, Z.: Sondierung und Kariesdiagnose. Schweiz Monatsschr Zahnmed 100, 872 (1990)
Irmisch, B.: Initialkaries unter besonderer Berücksichtigung der Approximalkaries Jugendlicher. In: Ketterl, W. (Hrsg): Deutscher Zahnärztekalender, Hanser, München 1994, S. 27
Kainz, E.: Die Bäcker- und Konditorenkaries und ihre Anerkennung als entschädigungspflichtige Berufskrankheit. Med. Diss., München 1982
Kainz, E., Sonnabend, E.: Zur sogenannten Bäcker- und Konditorenkaries – eine kritische Auswertung gutachterlicher Erfassungen. Dtsch Zahnärztl Z 38, 202 (1983)
Katz, R.V.: Development of an index for the prevalence of root caries. J Dent Res 63 (Spec. Iss.), 814 (1984)
Ketterl, W.: Diagnose der Karies. In: Ketterl, W. (Hrsg.): Zahnerhaltung I. 3. Aufl., Urban & Schwarzenberg, München 1992
Kielbassa, A., Attin, T., Hellwig, E.: Die Wurzeloberflächenkaries. Dentalforum 1, 13 (1995)
Klimm, W., Graehn, G.: Der keilförmige Defekt. Quintessenz, Berlin 1993, S. 127
Koch, M.J., Milnes, A.R.: Saugerflaschenkaries: Eine Sonderform der Karies im Milchgebiß. In: Staehle, H.J., Koch, M.J.: Kinder- und Jugendzahnheilkunde. Dtsch Ärzteverlag, Köln 1996, S. 67
Koch, M.J., Staehle, H.J.: Karies und Kariesprävention. In: Kinder- und Jugendzahnheilkunde. Dtsch Ärzteverlag, Köln 1996, S. 61
Llory, H., Dammron, A., Gionni, M., Frank, R.M.: Some population changes in oral anaerobic microorganisms, Streptococcus mutans and yeasts following irradiation of the salivary glands. Caries Res 6, 298 (1972)
Lussi, A., Firestone, A., Schoenberg, V., Hotz, P., Stich, H.: In vivo diagnosis of fissure caries using a new electrical resistance monitor. Caries Res 29, 81 (1995)
Marthaler, T.M.: A standardized system of recording dental conditions. Helv Odont Acta 10, 1 (1966)
Newbrun, E.: Cariology.Third ed., Quintessence Publishing, Chicago 1989
Nordenram, G., Bergkvist, A., Johnson, G., Henriksson, C. O., Anneroth, G.: Macroscopic and radiographic examination of proximal root surface caries. Acta Odontol Scand 46, 95 (1988)
Nyvad, B., Fejerskov, O.: Root surface caries: clinical, histopathological and microbiological features and clinical implications. Int Dent J 32, 311 (1982)

Ott, K.H.R.: Epidemiologische Untersuchungen zur Bäckerkaries. Dtsch Zahnärztl Z 39, 267 (1984)
Pasler, F.A.: Radiologie. Bd 5. Thieme, Stuttgart 1991, S. 47
Pieper, K., Schurade, B.: Die Untersuchung mit der Kaltlicht-Diagnosesonde. Eine Alternative zum Flügelbißstatus? Dtsch Zahnärztl Z 42, 900 (1987)
Pilz, W.: Praxis der Zahnerhaltung und oralen Prävention. Barth 1985, S. 113
Poulsen, S., Holm, A.-K., Rölla, G.: Karies: Ätiologie, klinische Charakteristika und Epidemiologie. In: Koch, G., Modéer, T., Poulsen, S., Rasmussen, P.: Kinderzahnheilkunde – ein klinisches Konzept, Quintessenz, Berlin 1994, S. 131
Pschyrembel: Klinisches Wörterbuch. 257. Aufl. De Gruyter, Berlin 1994, S. 323
Raper, H.R.: Practical clinical preventive dentistry based upon periodic roentgen-ray examinations. J Am Dent Ass 12, 1084 (1925)
Ricketts, D.N., Kidd, E.A., Wilson, R.F.: A re-evaluation of electrical resistance measurements for the diagnosis of occlusal caries. Br Dent J 178, 11 (1995)
Sonnabend, E.: Zum Röntgenbild bei der Diagnostik in der Zahnerhaltung. Dtsch Zahnärztl Z 45, 691 (1990)
Valentin, H., Lehnert, G., Petry, H., Weber, G., Wittgens, H., Woitowitz, H.-J.: Arbeitsmedizin. Bd 2: Berufskrankheiten. 3. neub. u. erw. Auflage, Thieme, Stuttgart 1985, S. 118
Verdonschot, E. H., Wenzel, A., Truin, G.J., König, K.G.: Performance of electrical resistance measurements adjunct to visual inspection in the early diagnosis of occlusal caries. J. Dent 21, 332 (1993)
Verdonschot, E.H., Bronkhorst, E.M., Burgersdijk, R.C., König, K.G., Schaeken, M.J., Truin, G.J.: Performance of some diagnostic systems in examinations for small occlusal carious lesions. Caries Res 26, 59 (1992)

Literatur zu Kapitel 6, Diagnostik des erhöhten Kariesrisikos

Axelsson, P.: Methode zur Bestimmung des Kariesrisikos. Phillip J 7, 181 (1990)
Axelsson, P.: Eine 4-Punkte-Einteilung zur Identifizierung von Kariesrisikopatienten auf der Basis von S. mutans-Speichelwerten und dem Plaque Formation Rate Index (PFRI). In: Löst, C., Bratthall, D., Schlagenhauf, U.: 1. Konsensussymposium Tübingen 1991: Nutzenorientierte Prävention mittels Risikodiagnostik. Quintessenz, Berlin 1992, S. 31
Bauch, J., Eder-Debye, R., Micheelis, W.: Ausgewählte Ergebnisse zum Zusammenhang sozialwissenschaftlicher und zahnmedizinischer Variablen. In: Micheelis, W, Bauch, J. (Hrsg.): Mundgesundheitszustand und -verhalten in der Bundesrepublik Deutschland. Ärzte-Verlag, Köln 1991, S. 355
Bose, M., Ott, K.H.R.: Zur Abschätzung des Kariesrisikos mit Speicheltests. Dtsch Zahnärztl Z 49, 867 (1994)
Bose, M., Rudovics, V., Ott, K.H.R.: Zur Reproduzierbarkeit von Speicheltests.In: Löst, C., Bratthall, D., Schlagenhauf, U. (Hrsg.): 1. Konsensussymposium Tübingen 1991: Nutzenorientierte Prävention mittels Risikodiagnostik, Quintessenz, Berlin 1992, S. 111
Brändle, C.-R., Helfenstein, U., Marthaler, T.M., Steiner, M.: Kariesrisikobestimmung bei Kindern anhand klinisch-röntgenologischer Hinweise (Dentoprog-Methode). In: Löst, C., Bratthall, D., Schlagenhauf, U. (Hrsg.): 1. Kon-

sensussymposium Tübingen 1991: Nutzenorientierte Prävention mittels Risikodiagnostik, Quintessenz, Berlin 1992, S. 87

Bratthall, D., Carlsson, J.: Current status of caries activity tests. In: Thylstrup, A., Fejerskov, O. (Hrsg.): Textbook of cariology. Munksgaard, Copenhagen 1986, S. 249

Bratthall, D.: Mutans-Streptokokken – Zahnärztliche orale und globale Aspekte. In: Löst, C., Bratthall, D., Schlagenhauf, U. (Hrsg.): 1. Konsensussymposium Tübingen 1991: Nutzenorientierte Prävention mittels Risikodiagnostik, Quintessenz, Berlin 1992, S. 9

David, H. (Hrsg.): Wörterbuch der Medizin, Band 2, 13. überarb. Aufl., Volk und Gesundheit, Berlin 1987

Einwag, J., Naujoks, R.: Prophylaxe der Karies. In: Ketterl, W. (Hrsg.): Zahnerhaltung II. Urban & Schwarzenberg, München 1993, S. 3

Einwag, J. Micheelis, W., Reich, E.: Risikoprofilanalysen zur Kariesverteilung. In: Micheelis, W., Schroeder, E. (Hrsg.): Risikogruppenprofile bei Karies und Parodontitis. Ärzte-Verlag Köln 1996, S. 43

Einwag, J., Pfister, M.: Untersuchungen zur Reproduzierbarkeit mikrobiologischer Kariesaktivitätstests in Abhängigkeit vom Zeitpunkt der Speichelentnahme. In: Löst, C., Bratthall, D., Schlagenhauf, U. (Hrsg.): 1. Konsensussymposium Tübingen 1991: Nutzenorientierte Prävention mittels Risikodiagnostik, Quintessenz, Berlin 1992, S. 119

Granath, L., Schröder, U., Poulsen, S., Holm, A.-K.: Karies; Analyse der Krankheitsfaktoren. In: Koch, G., Modéer, T., Poulsen, S., Rasmussen, P.: Kinderzahnheilkunde – ein klinisches Konzept. Originalausgabe, Munksgaard, Kopenhagen 1991, dtsch Übersetzung und Bearbeitung: Finke, C., Heintze, S.D., Quintessenz, Berlin 1994, S. 171

Greene, J.C., Vermillion, J.R.: The oral hygiene index: a method for classifying oral hygiene status. J Am Dent Ass 61, 29 (1960)

Holm, A.-K., Theilade, E., Birkhed, D.: Dietary measures and dental caries. In: Thylstrup, A., Fejerskov, O. (Hrsg.): Textbook of cariology, Munksgaard, Copenhagen 1986, S. 343

Hook, B., Heidemann, D.: Ist die Speichelanalyse zur Risikobestimmung der Karies in der Praxis durchführbar. In: Löst, C., Bratthall, D., Schlagenhauf, U.: 1. Konsensussymposium Tübingen 1991: Nutzenorientierte Prävention mittels Risikodiagnostik. Quintessenz, Berlin 1992 S. 163

Joyston-Bechal, S.: Persönliche Mitteilung, London 1987

Klimek, J., Hellwig, E., Jürgensen, R.: Identifizierung von Kindern mit hohem Kariesrisiko anhand des Kariesbefalls in der Vergangenheit. ZWR 99, 163 (1990)

Klimm, W., Natusch, I., Schreger, E., Gorjewa, R., Hamann, V., Neugebauer, A.: Orale Gesundheit einer ostdeutschen Großstadtpopulation. Basisuntersuchungen der Dresdener Präventionsstudie an 2500 16 bis 35jährigen. Schweiz Monatsschr Zahnmed 101, 1109 (1991)

Klimm, W., Müller, B., Pöschmann, M.: Unveröffentlicht 1996

Klimm, W., Natusch, I., Pöschmann, M., Wichmann, G.: Kriterien des erhöhten Kariesrisikos bei der gezielten präventiv-kurativen Betreuung 16 – 35jähriger. Zahn Mund Kieferheilkd 78, 267 (1990)

Klimm, W., Graehn, G.: Der keilförmige Defekt. Quintessenz, Berlin 1993, S. 99

König, K.G.: Ursachen der Karies. In: Ketterl, W. (Hrsg.): Zahnerhaltung I, 3. Aufl., Urban & Schwarzenberg, München 1992, S. 1
Krasse, B.: Die Quintessenz des Kariesrisikos. Quintessenz, Berlin 1986, S. 55
Larmas, M.: Der Laktobazillentest in der zahnärztlichen Praxis: Diagnose und Vorhersage von Karies, Kontrolle des Ernährungsverhaltens. In: Löst, C., Bratthall, D., Schlagenhauf, U. (Hrsg). 1. Konsensussymposium Tübingen 1991: Nutzenorientierte Prävention mittels Risikodiagnostik. Quintessenz, Berlin 1992, S. 53
Maiwald, H.-J.: Zweijahresstudie zur Beurteilung des Kariesrisikos. In: Löst, C., Bratthall, D., Schlagenhauf, U. (Hrsg.): 1. Konsensussymposium Tübingen 1991: Nutzenorientierte Prävention mittels Risikodiagnostik. Quintessenz, Berlin 1992
Newbrun, E.: Cariology, 3rd ed. Quintessence Publishing, Chicago 1989, S. 273
Pieper, K., Hülsmann, M.: Der Patient mit erhöhtem Kariesrisiko. ZWR 99, 160 (1990)
Pöschmann, M., Klimm, W.: Unveröffentlicht 1996
Pschyrembel: Klinisches Wörterbuch. 257., neu bearb. Aufl. de Gruyter, Berlin, New York 1994
Quigley, G. A., Hein, J.W.: Comparative cleansing efficiency of manual and power brushing. J Am Dent Ass 65, 40/26 (1962)
Reich, E.: Welche Faktoren führen zu einem hohen Kariesrisiko? Dtsch Zahnärztl Z 50, 769 (1995)
*Silness, J, Löe, H.:*Periodontal disease in pregnancy II. Correlation between oral hygiene and periodontal condition. Acta Odont Scand 22,121 (1964)
Skupin, M.: Untersuchungen zur Kariesrisikovorhersage im Kindesalter durch die Ermittlung der Streptococcus mutans-Speichelkeimzahl. Med. Diss., Leipzig 1994
Staehle, H.J.: Wege zur Realisierung einer präventionsorientierten Zahnheilkunde in Deutschland – Förderung erfolgversprechender Strategien, Aufholung von Versäumnissen, Korrektur von Fehlentwicklungen. Hanser, München 1996
Westergren, G, Krasse, B.: Evaluation of a micromethod for determination of Streptococcus mutans and lactobacillus infection. J Clin Microbiol 7, 82 (1978)

Literatur zu Kapitel 7, Prophylaxe der Karies

Aasenden, R., De Paola, P.F., Brudevold, F.: Effects of chewable fluoride tablets on dental caries in school children: Results after six years of use. J Am Dent Ass 97, 820 (1978)
American Dietetic Association: Position of the American Dietetic Association: The impact of fluoride on dental health. J Am Diet Assoc 94, 1428 (1994)
Anonymus: Der vollkommene Zahnarzt. Voß, Leipzig 1835
Arends, J., Christoffersen, J., Christoffersen, M.R., Schuthof, J.: Influence of fluoride concentration on the progress of demineralization in bovine enamel at pH 4,5. Caries Res 17, 455 (1983)
Arends, J., Christoffersen, J.: The nature of early caries lesions in enamel. J Dent Res 65, 1 (1986)
Arends, J., Christoffersen, J.: Nature and role of loosely bound fluoride in dental caries. J Dent Res 69, 601 (1990)

Arnold, F.A.jr., Likins, R.C., Russell, A.L., Scott, D.B.: Fifteenth year of the Grand Rapids fluoridation study. J Am Dent Ass 65, 780 (1962)
Backer-Dirks, O.: Posteruptive changes in dental enamel. J Dent Res 45, 503 (1966)
Baehni, P., König, K., Saxer, U.P.: Kein Risiko-Faktor bei sorgfältiger Putztechnik. Zahnärztl Mitt 3, 36 (1992)
Bánóczy, J., Zimmermann, P., Hadas, E., Pinter, A., Bruszt, V.: Ergebnisse mit Milchfluoridierung im klinischen Experiment an Heimkindern, nach fünf Jahren. Oralprophylaxe 7, 12 (1985)
Bass, C.C.: An effective method of personal oral hygiene. J Louisiana State Med Soc 106, 100 (1954)
Basting, G.H., Ammann, A.: Säulen des Erfolges – IP 2. Video, Quintessenz, Berlin
Baume, L.J., Holz, J., Rateitschak, K.H., Regolati, B., Maeglin, B., Schroeder, A., Hotz, P., Marthaler, T., Mühlemann, H.R.: Erklärung der Vorsteher der für konservierende und präventive Zahnheilkunde zuständigen zahnmedizinischen Kliniken zur Anwendung von Fluoriden bei der Zahnkariesprophylaxe. Schweiz Monatsschr Zahnheilkd 88, 264 (1978)
Bellini, H.T., Arneberg, P., von der Fehr, F.: Oral hygiene and caries: a review. Acta Odontol Scand 39, 257 (1981)
Bibby, B.G., Van Kesteren, M.: The effect of fluoride on mouth bacteria. J Dent Res 19, 391 (1940)
Bößmann, K.: Zahn- und Mundpflegemittel. In: Bundeszahnärztekammer und Kassenzahnärztliche Bundesvereinigung (Hrsg.): Das Dental Vademekum. Dtsch Ärzte-Verlag, Köln 1993
Bradshaw, D.J., McKee, A.S., Marsh, PD.: Prevention of population shifts in oral microbial communities in vitro by low fluoride concentrations. J Dent Res 69, 436 (1990)
Bramstedt, F., Bandilla, J.: Über den Einfluß organischer Fluorverbindungen auf Säurebildung und Polysaccharidsynthese von Plaquestreptokokken. Dtsch Zahnärztl Z 21, 1390 (1966)
Breyer, H.: Max von Pettenkofer. Hirzel, Leipzig 1980, S. 126
Bowden, G.H.W.: Effects of fluoride on the microbial ecology of dental plaque. J Dent Res 69, 653 (1990)
Büttner, W.: Der Fluorstoffwechsel bei niedriger und hoher Zufuhr von Fluoriden. Dtsch Zahnärztl Z 23, 123 (1968)
Dean, H.T.: Classification of mottled enamel diagnosis. J Am Dent Ass 21, 1421 (1934)
Department of National Health and Welfare: Preventive dental services. Canada 1988
Deutsche Gesellschaft für Zahn-, Mund- und Kieferheilkunde: Richtlinien zur Tabletten- und Kochsalzfluoridierung. Dtsch Zahnärztl Z 48, 350 (1993)
Deutsche Gesellschaft für Zahn-, Mund- und Kieferheilkunde, Deutsche Gesellschaft für Kinderheilkunde und Deutsche Gesellschaft für Ernährung: Empfehlungen zur Kariesprophylaxe mit Fluoriden. Dtsch Zahnärztl Z 51, 725–726 (1996)
Deutscher Arbeitskreis für Zahnheilkunde: Empfehlungen zur Kariesprophylaxe mit Fluoriden. Groß-Gerau 1994

Doll, R., Kinlen, L.: Fluoridation of water and cancer mortality in the U.S.A. Lancet 1, 1300 (1977)
Driscoll, W.S.: A review of clinical research on the use of prenatal fluoride administration for prevention of dental caries. ASDC J Dent Child 48, 109 (1981)
Dumbach, J., Dumbach, G.: Zur akuten Toxizität von Fluoridtabletten in der Kariesprophylaxe. Dtsch Zahnärztl Z 38, 59 (1983)
Einwag, J., Naujoks, R.: Prophylaxe der Karies. In: Ketterl, W. (Hrsg): Zahnerhaltung II, 3. Aufl. Urban & Schwarzenberg, München 1993, S. 5
Ericson, T., Ericsson, Y.: Effect of partial fluorine substitution on the phosphate exchange and protein adsorption of hydroxyapatite. Helv Odontol Acta 11, 10 (1967)
Fischer, C., Lussi, A., Hotz, P.: Kariostatische Wirkungsmechanismen der Fluoride. Schweiz Monatsschr Zahnmed 105, 311 (1995)
Fones, A.C.: Home care of the mouth. Lea & Febiger, Philadelphia 1934
Gehring, F.: Wirkung von Aminfluorid und Natriumfluorid auf Keime der Plaqueflora. Dtsch Zahnärztl Z 38, 36 (1983)
Gehring, F.: Zuckeraustauschstoffe – Zuckerersatzstoffe. In: Deutscher Zahnärztekalender. Hanser, München 1984
Gehring, F.: Kariesprophylaxe durch den Einsatz von Zuckerersatzstoffen. Zahnärztl Mitt 80, 900 (1990)
Glantz, P.O.: On wettability and adhesiveness. Odontol Rev 20 (Suppl. 20), 58 (1969)
Gülzow, H.-J., Maeglin, B., Mühlemann, R., Ritzel, G., Stäheli, D.: Kariesbefall und Kariesfrequenz bei 7–15jährigen Basler Schulkindern im Jahre 1977, nach 15jähriger Trinkwasserfluoridierung. Schweiz Monatsschr Zahnheilk 92, 255 (1982)
Gülzow, H.-J.: Präventive Zahnheilkunde. Grundlagen und Möglichkeiten der Karies- und Gingivitisprophylaxe. Hanser, München 1995
Hefti, A.: Der Fluoridmetabolismus. Schweiz Monatsschr Zahnmed 96, 305 (1986)
Heifetz, S.B., Horowitz, H.S.: The amounts of fluoride in current fluoride therapies: safety considerations for children. J Dent Child 51, 257 (1984)
Hellwig, E., Klimek, J., Attin, T.: Einführung in die Zahnerhaltung. Urban & Schwarzenberg 1995
Hodge, H.C., Smith, F.A.: Fatal human poisonings. In: Simons, J.H. (ed): Fluorine chemistry. Vol. 4. Academic Press, New York 1965
Holzinger, W.: Prophylaxefibel. Neubearb. Kramer, E., 7. Aufl. Hanser, München, Wien 1995
Hoover, R.N., McKay, F.W., Fraumeni, J.R., jr.: Fluoridated drinking water and the occurence of cancer. J Natl Cancer Inst 57, 757 (1976)
Horowitz, H.S., Creighton, W.E., McClendon, B.J.: The effect on human dental caries of weakly oral rinsing with a sodium fluoride mouth wash: A final report. Arch Oral Biol 16, 609 (1971)
Horowitz, H.S., Heifetz, S.B., Poulsen, S.: Retention and effectiveness of a single application of an adhesive sealant in preventing occlusal caries: final report after five years in Kalispell, Montana. J Amer Dent Assoc 95, 1133, 1977
Irmisch, B.: Kariesprophylaxe mittels Fissurenversiegelung. Dtsch Zahnärztl Z 47, 790 (1992)

Johnson, N. W.: Hygiene and health: the value of antiplaque agents in promoting oral health. Internat Dent J 43, 375 (1993)
Klimm, W., Maiwald, H.-J., Paschutina, W.A., Treide, A., Nowikow, L.L., Koljesnik, A.G.: Zur kariesprotektiven Wirkung einer mineralisierenden Lösung in An- und Abwesenheit von Fluoriden im Tierexperiment. Zahn- Mund- Kieferheilkd 65, 186 (1977)
Klimm, W.: Zur externen Wirkung der Fluoride: Ihre antibakterielle und plaquehemmende Bedeutung. 1. Mitteilung: Literaturübersicht und In-vitro-Untersuchungen. Stomatol DDR 32, 745 (1982)
Klimm, W., Hanefeld, M., Natusch, I.: Präventionsempfehlungen zur Kohlenhydraternährung. Med Aktuell 17, 34 (1991a)
Klimm, W., Natusch, I., Schreger, E., Gorjewa, R., Hamann, V., Neugebauer, A.: Orale Gesundheit einer ostdeutschen Großstadtpopulation. Basisuntersuchungen der Dresdener Präventionsstudie an 2500 16- bis 35jährigen. Schweiz Monatsschr Zahnmed 101, 1109 (1991b)
Klimm, W., Natusch, I., Koch, R., Schreger, E.: Präventiv-kurative zahnmedizinische Betreuung in einer ostdeutschen Großstadtpopulation. 4-Jahres-Ergebnisse der Dresdener Präventionsstudie an 16- bis 35jährigen. Schweiz Monatsschr Zahnmed 104, 1068 (1994 a)
Klimm, W., Natusch, I., Koch, R.: Wie effektiv ist die Individualprophylaxe? Dtsch Zahnärztl Z 49, 809 (1994b)
Koulourides, T., Cameron, B.: Enamel remineralization as a factor in the pathogenesis of dental caries. J Oral Pathol 9, 255 (1980)
König, K.G.: Möglichkeiten der Kariesprophylaxe beim Menschen und ihre Untersuchung im kurzfristigen Rattenexperiment. Hans Huber, Bern, Stuttgart 1966
König, K.G.: Karies und Kariesprophylaxe. Goldmann, München 1971
Künzel, W.: Trinkwasserfluoridierung Karl-Marx-Stadt. III. Mittteilung: Die Kariesverbreitung im Milchgebiß nach achtjähriger Kontrollzeit. Dtsch Stomatol 19, 405 (1969)
Künzel, W.: Trinkwasserfluoridierung als kollektive kariesvorbeugende Maßnahme. Volk und Gesundheit, Berlin 1972
Laurisch, L.: Individualprophylaxe. Hanser, München, Wien 1994, S. 127
Leone, N.C., Stevenson, C.A., Hilbish, T.F., Sosman, M.C.: A roentgenologic study of a human population exposed to high-fluoride domestic water. Am J Roentgenol 74, 874 (1955)
Leonhard, N.S.: In our opinion-home technics for the care of the teeth. J Periodont 20, 37 (1949)
Lewis, M.H.: Sealants for community programs. J Canad Dent Assoc 51, 841 (1985)
Liebold, Raff, H., Wissing, K.-H.: Bema-Z, Kommentar, KZV-Ausgabe, Asgard-Verlag Dr. Werner Hippe, Sankt Augustin 1995
Maiwald, H.-J.: Zuckerersatz- und Zuckeraustauschstoffe. In: Maiwald, H.-J. (Hrsg): Kinderzahnheilkunde. Spitta, Balingen 1996, 3, 3.4, S. 1
Margolis, H.C., Moreno, E.C., Murphy, B.J.: Effect of low levels of fluoride in solution on enamel demineralization in vitro. J Dent Res 65, 23 (1986)
Marsh, P.D.: Effect of fluorides on bacterial metabolism. In: Bowen, W.H.: Relative efficacy of sodium fluoride and sodium monofluorophosphate as anti-caries agents in dentifrices. Royal Soc Med Press, London 1995, S. 9

Marthaler, T.M.: Heutiger Stand und Ausblicke in der Kariesprophylaxe. Dtsch Zahnärztl Z 47, 724 (1992)
Mellberg, J.R., Ripa, L.W.: Fluoride dentifrices. In: Fluoride in preventive dentistry. Quintessence Publishing, Chicago 1983
Mertz-Fairhurst, E.J., Fairhurst, C.W., Williams, J.E., Della-Guistina, V.E., Brooks, J.D.: A comparative clinical study of two pit and fissure sealants: Six-year results in Augusta, Georgia. J Amer Dent Assoc 105, 237 (1982)
Meurman, J.H., Helminen, S.K.J., Luoma, H.: Caries reduction over 5 years from a single application of a fissure sealant. Scand J Dent Res 86, 153 (1978)
Morosowa, L.W., Klimm, W., Maiwald, H.-J: Über den Einfluß verschiedener Kariespräventiva auf die Mikroflora von Albinoratten. Stomatol DDR 27, 659 (1977)
Morosowa, L.W., Klimm, W., Treide, A.: Über den Einfluß lokalapplizierter organischer Fluoride sowie einer Fluor-Molybdän-Verbindung und Chlorhexidinlösung auf die orale Mikroflora der Wistar-Ratte. Unveröffentlicht
Murray, J.: Caries experience of 15-year-old children from fluoride and non-fluoride communities. Br Dent J 127, 128 (1969)
Murray, J., Winter, J., Hurst, C.P.: Duraphat varnish, a two year clinical trial in 5-year-old children. Br Dent J 143, 11 (1977)
Mühlemann, H.R., König, K.G., Marthaler, T.M., Schait, A., Schmid, H.: Organische Fluoride. Schweiz Monatsschr Zahnheilk 70, 1037 (1960)
Mühlemann, H.R.: Die kariesprophylaktische Wirkung der Aminfluoride (I). 10 Jahre Erfahrungen. Quintess zahnärztl Lit 18, 113 (1967)
Mühlemann, H.R.: Die Salzfluoridierung – die beste Fluoridierung. Eine Einleitung. Schweiz Monatsschr Zahnheilk 92, 251 (1982)
Newbrun, E.: Cariology. Third ed., Quintessence Publishing, Chicago 1989
Nikolaus, C., Klimm, W.: Fluoridgehalt der bakteriellen Plaque nach lokaler Fluoridapplikation. Stomatol DDR 36, 682 (1986)
Øgaard, B., Rölla, G., Ruben, J., Dijkman, T., Arends, J.: Microradiographic study of demineralization of shark enamel in a human caries model. Scand J Dent Res 96, 209 (1988)
Øgaard, B.: Effects of fluoride on caries development and progression in vivo. J Dent Res 69 (Spec. Iss.), 813 (1990)
Pilz, M.E.W.: Praxis der Zahnerhaltung und oralen Prävention. Barth, Leipzig 1985, S. 449, 457
Riethe, P.: Kariesprophylaxe und konservierende Therapie. Farbatlanten der Zahnmedizin (Hrsg. Rateitschak, K.H., Wolf, H.F.). Bd 6, 2. überarb. erw. Aufl. Thieme, Stuttgart, New York 1994
Rogot, E., Sharrett, A.R., Feinleib, M., Fabsitz, R.R.: Trends in urban mortality in relation to fluoridation status. Am J Epidemiol 107, 104 (1978)
Rölla, G.: Effects of fluoride on initiation of plaque formation. Caries Res 11 (Suppl. 1), 243 (1972)
Rölla, G., Hjeljord, L.G.: Desorption of protein and bacteria from hydroxyapatite by fluoride and monofluorphosphate. Vortrag 20th ORCA Congr., Zürich 1973
Rölla, G., Melsen, B.: Desorption of protein and bacteria from hydroxyapatite by fluoride and monofluorphosphate. Caries Res 9, 66 (1975)
Schmidt, H.F.M.: Neue Erkenntnisse in der örtlichen Anwendung eines langhaf-

tenden Fluorpräparates zur Prophylaxe der Zahnkaries. Dtsch Zahnärztl Z 23, 148 (1968)
Schmidt, H.F.M.: Die Beurteilung des Fluoridlackes Duraphat® als Kariesprophylaktikum auf Grund der 1981 vorliegenden klinischen Ergebnisse. Kariesprophylaxe 3, 177 (1981)
Schraitle, R., Siebert, G.: Zahngesundheit und Ernährung. Hanser, München 1987
Saxton, C.A., Critchley, P.: The effect of fluoride and monofluorphosphate on polysaccharide synthesis in human plaque in vivo. Caries Res 6, 102 (1972)
Shern, R.J., Rundell, B.B., De Fever, C.J.: Effect of an amine fluoride mouthrinse on the plaque formation and microbial content of plaque. Helv Odont Acta 18 (Suppl. VIII), 57 (1974)
Silverstone, L.M.: Remineralization phenomena. Caries Res 11 (Suppl. 1), 59 (1977)
Sperr, W.: Die Abrasivität von Zahnpasten – Ergebnisse einer Pilotstudie. Zahnärztl Prax 10, 366 (1991)
Staehle, H.J.: Versiegelungen von Zähnen. Quintessenz, Berlin 1994
Strubelt, O.: Fluoridprophylaxe ohne Risiken. Zahnärztl Prax 43, 122 (1992)
Swartz, M.L., Phillips, R.W., Clark, H.E.: Long-term F release from glass ionomer cements. J Dent Res 63, 158 (1984)
Ten Cate, J.M.: Laboratory de- and remineralization models. In: Bowen, W.H.: Relative efficacy of sodium fluoride and sodium monofluorophosphate as anti-caries agents in dentifrices. Royal Soc Med Press, London 1995, S. 25
Thylstrup, A., Fejerskov, O.: Clinical appearance of dental fluorosis in permanent teeth in relation to histologic changes. Community Dent Oral Epidemiol 6, 315 (1978)
Topoll, H.H.: Prophylaxe marginaler Parodontopathien. In: Kettterl, W. (Hrsg.): Zahnerhaltung II. 3. Aufl. Urban & Schwarzenberg, München 1993, S. 60
Treide, A.: Gefahr der Überdosierung bei Fluoridapplikation im Vorschulalter? Informationsblatt Ges Kinderstomatol DDR Nr. 17, 12 (1984)
Treide, A.: Die Fissurenversiegelung. In: Maiwald, H.-J.: Kinderzahnheilkunde. Spitta, Balingen 1996
Völk, W., Mierau, H.-D., Biel, P., Dornheim, G., Reithmeyer, C.: Beitrag zur Ätiologie der keilförmigen Defekte. Dtsch Zahnärztl Z 42, 499 (1987)
WHO: Fluorides and oral health. Technical report series 846, Geneva 1994
Wilson, I.P.: zit. bei: Simonsen, R.J.: Fissurenversiegelung – Anno 1895. Quintessenz 6, 1033 (1985)

Literatur zu Kapitel 8, Therapie der Karies

Arends, J., Ruben, J.: Fluoride release from a composite resin. Quintessence Int 19, 513 (1988)
Black, G.V.: Konservierende Zahnheilkunde. Bd II Die Technik des Zahnfüllens. Meusser, Berlin 1914, S. 126, 133
Bowen, R.L.: Use of epoxy resins in restorative materials. J Dent Res 35, 360 (1956)
Bowen, R.L.: Properties of a silica-reinforced polymer for dental restorations. J Am Dent Assoc 66, 57 (1963)

Brodsky, K.B., Cohen, E.N., Whitcher, C., Brown, B.W., Wu, M. jr.: Occupational exposure to mercury in dentistry and pregnancy outcome. J Am Dent Assoc 111, 779 (1985)
Buchmann, G.: Pathomorphologie des Keildefekts. In: Klimm, W., Graehn, G.: Der keilförmige Defekt. Quintessenz, Berlin 1993, S 69
Bundesgesundheitsamt: Amalgame-Nebenwirkungen und Bewertung der Toxizität. Zahnärztl Mitt 82, 36 (1992)
Bundesinstitut für Arzneimittel und Medizinprodukte: Gamma-2-freie Amalgame als Füllungswerkstoffe. Bescheid. Berlin 1995
Buonocore, M.G.: A simple method of increasing the adhesion of acrylic filling materials to enamel surfaces. J Dent Res 34, 849 (1955)
Burkes, E.J. jr., Hoke, J., Gomes, E., Wolbarsht, M.: Wet versus dry enamel ablation by Er: YAG Laser. J Prosthet Dent 67, 847 (1992)
Curilović, Z., Saxer, U.P., Marthaler, T.M.: Radiologische Kariesläsion im Schmelz – füllen oder abwarten? Schweiz Monatsschr Zahnheilk 93, 930 (1983)
Deutsche Gesellschaft für Zahn-, Mund- und Kieferheilkunde (DGZMK) gemeinsam mit der *Deutschen Gesellschaft für Zahnerhaltung (DGZ):* Stellungnahme der DGZMK zum Bescheid des BfArM vom 31.03.1995 im Rahmen des Stufenplanverfahrens für Gamma-2-freie Amalgame, 1995
Dorniok, R., Klimm, W., Pöschmann, M.: In-vitro-Untersuchungen zur mikrobiellen Randspaltbesiedelung bei Klasse-V-Restaurationen. Autorenreferate der 10. Jahrestagung der Dtsch. Ges. f. Zahnerh., Münster 10.–11.5.1996
Dreyer-Jörgensen, K.: Amalgame in der Zahnheilkunde. Hanser, München, Wien 1977
Eggleston, D.W., Nylander, M.: Correlation of dental amalgam with mercury in brain tissue. J Prosthet Dent 58, 704 (1987)
Eley, B.M., Cox, S.W.: The release, absorption and possible effects of mercury from dental amalgam: a review of recent findings. Br Dent J 175, 355 (1993)
Garber, D.A., Goldstein, R.E.: Ästhetische Seitenzahnrestaurationen. Zahnfarbene Inlays und Onlays. Quintessenz, Berlin 1994
Garber, D.A., Goldstein, R.E., Feinman, R.A.: Keramische Verblendschalen (Veneers). 3. unv. Aufl. Quintessenz, Berlin 1995
Geurtsen, W.: Klinik der Kompositfüllung. Hanser, München 1989, S. 110
Geurtsen, W.: Amalgam in der Diskussion. Zur Frage der Amalgamtoxizität und -allergie. Phillip J 7, 121 (1990)
Geurtsen, W.: Kunststoff-Füllung. In: Ketterl, W. (Hrsg.): Zahnerhaltung I. 3. Aufl. Urban & Schwarzenberg, München-Wien-Baltimore 1992 a, S. 167
Geurtsen, W.: Keramik- und Kunststoffinlay. In: Ketterl, W. (Hrsg.): Zahnerhaltung I. 3. Aufl. Urban & Schwarzenberg, München-Wien-Baltimore 1992b, S. 239
Hahn, R.: Goldfolienfüllung. In: Riethe, P.: Kariesprophylaxe und konservierende Therapie. 2. überarb. und erw. Auflage. Thieme, Stuttgart 1994, S. 150
Haller, B.: Aktueller Stand der Komposit-Dentinhaftung. Zahnärztl Mitt 18, 86 (1992)
Heidemann, D.: Kavitätenpräparation. In: Ketterl, W. (Hrsg.): Zahnerhaltung I. 3. Aufl. Urban & Schwarzenberg, München 1992, S. 65
Heidemann, D.: Amalgamfüllung. In: Ketterl, W. (Hrsg.): Zahnerhaltung I. 3. Aufl. Urban & Schwarzenberg, München-Wien-Baltimore 1992, S. 131

Hellwig, E., Klimek, J., Attin, T.: Einführung in die Zahnerhaltung. Urban & Schwarzenberg, München 1995, S. 171

Hickel, R., Kunzelmann, K.-H.: Der Einfluß der Kavitätenpräparation auf die Randspaltbreite bei Cerec®-Inlays. Dtsch Zahnärztl Z 45, 675 (1990)

Hickel, R.: Glasionomerzement und Cermet-Zement. In: Ketterl, W. (Hrsg.): Zahnerhaltung I. 3. Aufl. Urban & Schwarzenberg, München-Wien-Baltimore 1992, S. 207

Hochschullehrer für Zahnerhaltung: Zur Bewertung von Amalgam aus der Sicht der Hochschullehrer für Zahnerhaltung. 1994

Irmisch, B.: Initialkaries. In: Ketterl, W. (Hrsg.): Deutscher Zahnärztekalender. Hanser, München, Wien 1994, S 27

Ivoclar-Vivadent: Feinpartikel-Hybrid-Füllungsmaterialien. Ivoclar-Vivadent-Report Nr. 7, 4 (1992)

Keller, U., Raab, W.H., Hibst, R.: Die Pulpareaktion während der Bestrahlung von Zahnhartsubstanzen mit dem Erbium-YAG-Laser. Dtsch Zahnärztl Z 46, 158 (1991)

Kemper, F.H.: Zustimmung. Dtsch Ärztebl 93, A 1656 (1996)

Klaiber, B.: Metallinlay und Metallkrone. In: Ketterl, W. (Hrsg.): Zahnerhaltung I. 3. Aufl. Urban & Schwarzenberg, München-Wien-Baltimore, 1992, S. 239

Klaiber, B.: Nichtmetallische direkte Klasse-I- und Klasse-II-Restaurationen. In: Schneider, H. (Hrsg.): Nichtmetallische Amalgam-Alternativen. Apollonia-Verlag, Linnich 1995, S. 21

Klaiber, B.: Persönliche Mitteilung 1996

Klimm, W., Buchmann, G., Dorniok, R., Pöschmann, M., Koch, R.: Mikrobielle Randspaltbesiedelung bei Klasse-V-Restaurationen in vitro. Dtsch Zahnärztl Z 51, 90 (1996)

Kunzelmann,K.-H.,Hickel,R.: Feinpolitur von Cerec®-Inlays mit Diamantpoliersystemen. Dtsch Zahnärztl Z 45, 680 (1990)

Leinfelder, K.F.: Using composite resin as a posterior restorative material. J Am Dent Assoc 122, 65 (1991)

Li, Z.Z., Code, J.E., Van-De-Merwe, W.P.: Er: YAG laser ablation of enamel and dentin of human teeth: determination of ablation rates of various fluences and pulse repetition rates. Lasers Surg Med 12, 625 (1992)

Lussi, A.: Toxikologie der Amalgame. Schweiz Monatsschr Zahnmed 97, 1271 (1987)

Lutz, F., Lüscher, B., Ochsenbein, H., Mühlemann, H.R.: Adhäsive Zahnheilkunde. Eigenverlag Zahnärztl Institut, Zürich 1976

Lutz, F., Phillips, R.W., Roulet, J.-F., Imfeld, Th.: Komposits-Klassifikation und Wertung. Schweiz Monatsschr Zahnheilk 93, 914 (1983)

Lutz, F., Krejci, I.: Zahnfarbene adhäsive Restaurationen im Seitenzahnbereich. Eigenverlag, Zürich 1994

Lutz, F.: Das Post-Amalgam-Zeitalter. In: Schneider, H. (Hrsg.): Nichtmetallische Amalgam-Alternativen. Apollonia-Verlag, Linnich 1995, S. 83

Mjör, I.A.: Long term cost of restorative therapy using different materials. Scand J Dent Res 100, 60 (1992)

Mörmann, W., Brandestini, M.: Die Cerec Computer Reconstruction. Quintessenz, Berlin 1989

Motsch, A.: Die Gestaltung der Kaufläche einer Amalgamfüllung. Dtsch Zahnärztl Z 35, 469 (1980)
Motsch, A.: Goldhämmerfüllung. In: Ketterl, W. (Hrsg.): Zahnerhaltung I. Urban & Schwarzenberg, München 1992, S. 229
Nylander, M., Friberg, L., Lind, B.: Mercury concentrations in the human brain and kidneys in relation to exposure from dental amalgam fillings. Swed Dent J 11, 179 (1987)
Ott, K.H.R.: Amalgame unter besonderer Berücksichtigung gesundheitlicher Gefährdung in der Zahnarztpraxis. Zahnärztl Prax 9, 329 (1993)
Pashley, D.H.: Clinical correlations of dentin structure and function. J Prosthet Dent 66, 777 (1991)
Riethe, P.: Kariesprophylaxe und konservierende Therapie. Farbatlanten der Zahnmedizin (Hrsg. Rateitschak, K.H., Wolf, H.F.). Bd 6, 2. überarb. erw. Aufl. Thieme, Stuttgart, New York 1994
Schiele, R., Erler, M., Reich, E.: Speichelanalysen eignen sich nicht zur Bewertung der Quecksilberbelastung. Dtsch Ärztebl 93, A-1448 (1996a)
Schiele, R., Erler, M., Reich, E.: Speicheltests bringen keine zuverlässigen Aussagen. Zahnärztl Mitt 86, Nr. 8, 54 (898) (1996b)
Schmalz, G., Federlin, M., Geurtsen, W.: Sind Keramik-Inlays und -Veneers wissenschaftlich anerkannt? Dtsch Zahnärzt Z 49, 197 (1994)
Schug, J., Pfeiffer, J., Sener, B., Mörmann, W.H.: Schleifpräzision und Paßgenauigkeit von Cerec-2-CAD/CIM-Inlays. Schweiz Monatsschr Zahnmed 105, 15 (1995)
Schuh, H.: Persönliche Mitteilung 1995
Schüpbach, P., Guggenheim, B., Lutz, F.: Histopathology of root surface caries. J Dent Res 69, 1195 (1990)
Spreter von Kreudenstein, Th.: Kariestherapie mit schnellhärtendem Kunststoff. Hanser, München 1952
Stanley, H.R., Going, R.E., Chauncey, H.H.: Human pulp response to pretreatment of dentin and to composite restoration. J Am Dent Assoc 91, 817 (1975)
Staehle, H.J.: Versiegelungen von Zähnen. Quintessenz, Berlin 1994
Staehle, H.J.: Wege zur Realisierung einer präventionsorientierten Zahnheilkunde in Deutschland. Hanser, München, Wien 1996, S. 44
Visser, H.: Quecksilber-Exposition durch Amalgamfüllungen. Hüthig, Heidelberg 1993
Visser, H.: Indikationen und Kontraindikationen der Amalgamfüllung. In: Friberg, L.T., Schrauzer, G.N. (ed.): Status quo and perspectives of amalgam and other dental materials. Thieme, Stuttgart, New York 1995, S. 32
Voß, A., Hickel, R.: Nachuntersuchung von zervikalen Glasionomerzement- und Kompositfüllungen. Dtsch Zahnärztl Z 43, 944 (1988)
Wilson, A.D.,. Kent, B.E.: The glass-ionomer cement: A new translucent dental filling material. J Appl Chem Biotechnol 21, 313 (1971)
Wilson, A.D., McLean, J.,W.: Glasionomerzement. Quintessenz, Berlin 1988
Witzel, A.: Das Füllen der Zähne mit Amalgam. Berlinische Verlagsanstalt, Berlin 1899, S. 6

Register

α-Hämolyse 99
Abdruck, optischer 293
Abformung 265
Abrasion 23
Actinomyces 137
– israelii 67, 103
– naeslundii 67, 97, 103
– odontolyticus 73, 103
– viscosus 67, 73, 97, 103
Adhärenz 93ff.
Adhäsine 93
Adhäsion, interbakterielle 95
Adhäsiv 237
Aerobier 98
Aerobierflora 97
Aktinomyzeten 73, 103, 158
Aktion zahnfreundlich e.V. 180
allogene Sukzession 96
Amalgam 224
Amalgambrunnen 229
Amalgamfüllung 221
Amalgamtätowierung 223
Ameisensäure 109, 119
Aminfluorid 198, 206
Aminfluorid-Zinnfluorid-Mundspülungen 207
Ampullen 137
Anaerobier 80, 98
Anaerobierflora 97
Antagonismus 112
Apolactoferrin 90
Approximalfläche 104
Approximalkaries 23, 150
Approximalplaque 92, 105
Arachnia 137
Aromastoffe 187
Artikulator, teiljustierbarer 271
Asialie 85
Aspartam 179, 187
Äthanol 109, 119
Ätzmuster, mikroretentives 235
Aufnahmefrequenz 164
Aufzeichnung, teilweise 18
autogene Sukzession 96
Autoimmunkrankheit 86

β-Hämolyse 99
Bäckerkaries 157
Basisprophylaxe 176
Bass-Technik 189
Berufskrankheit 1312 157
Bifidobacterium 137
Bindemittel 186
Biotop 73
–, mikrobielles 76
Biozönose 77
Bißflügel-Röntgenaufnahme 18
Bißflügeltechnik 158
Bißgabel 270
Bite-wing-Technik 158
Blindversuch 19
Bonding 237
Bowen-Formel 234
Brennkeramik 281
brown spot lesion 126
Bruxismus 224
burn-out-effect 159
Burnishing 230

Candida albicans 158
Caries acuta 149
– alba 149
– chronica 149
– decline 41
– florida 149
– humida 149
– initialis 147f.
– insistens 149
– media 147f.
– nigra 149
– profunda 147f.
– rapida 149
– sicca 149
– superficialis 147f.
– tarda 149
Carving 229
Cerec®-System 291
Cermetzement 256
Chelation 57
Chemostat 66
Chlorhexidindigluconat 214, 228

Chlorhexidingelapplikation 207
Compliance 213
Computertomogramm 22
configuration-factor 239
Constriction with conviction 218
Corynebacterium 97
Creep-Wert 225
Crista transversa 218

Demineralisation 13, 76, 108, 132, 142, 195
–, subfizielle 131
De- und Remineralisation, Gleichgewicht 87
Dentalfluorose 36, 192
Denticola hominis 51
Dentinadhäsiv 237
Dentinhaftvermittler 237
Dentinhypersensibilität 220
Dentinkonditionierung 219, 244
Dentinläsion, initiale 143
Dentinpriming 244
Dentinsklerosierung 136
Dentinwundverband 219
Dentinwundversorgung 228, 265
Dentinzone 134
Dentoprog-Methode 167
Dextran 111
Diabetes mellitus 86
Diaphanoskopie 161
Disaccharid 121
DMF-Index 19
DMF-S-Index 157
Doppelblindversuch 19
Doppelmischabdruck 265
Dresdener Präventionsstudie 44, 177, 184
Durchgangsflora 77
Durchsicht 18
Dysbiose 77, 114

v. Ebnersche Schichtlinien 138
Einmalzahnbürste 185
Einphasenabdruck 265
Einzeldrüsenspeichel 83
Elektronenmikroskopie 126
Embden-Meyerhoff-Weg 109
Endodontologie 7

Epidemiologie 14
Erhebungen 17
Erleichterungsform 217
Ernährung 164
Ernährungsanamnese 164
Ernährungsberatung 175
Ernährungslenkung 41, 175
Ernährungstagebuch 166
Ernährungsverhalten 176
Erythrosin 168
Essigsäure 68, 104, 109, 119
Eubacterium 137
Eubiose 77, 113
Expansion, merkuroskopische 225
Extension for prevention 218

Fädeln 190
Feinpartikelhybridkomposit 235
Fenster-Technik 65
Fette 123
Feuchthaltemittel 186
Fibrillen, kollagene 135
Finieren 230
Fissur 104
Fissurenformen 80, 132
Fissurenkaries 23, 67, 150
–, initiale 132
–, superfizielle 133
Fissurenplaque 92, 106
Fissurentypen 80
Fissurenversiegelung 175, 208
–, einfache 211
–, erweiterte 214, 216
Flow-Wert 225
Fluorapatit 88, 198
Fluorhydroxylapatit 81
Fluorid 82, 114, 166, 193, 195, 200
Fluorid-Depot 196
Fluoridanwendung 175, 190
Fluoridapplikation 46, 201
Fluoridbilanz 192
Fluoriddosierung 193
Fluoridgehalt im Trinkwasser 35
Fluoridgel 166, 207
Fluoridierung 41, 215, 230, 243
Fluoridlack 207, 215, 230
Fluoridlösung 206, 215
Fluoridspüllösungen 166

Fluoridstoffwechsel 191
Fluoridsupplement 193
Fluoridtablette 193, 204
Fluoridzahnpaste 166, 184, 206, 213
Fluorose 35
Formgebungshilfe 228, 277
Fruktane 111
Fruktose 32, 179
Fruktoseintoleranz, hereditäre 118
Füllung 15
–, kurativer Wert 216
–, sofortige 16
Furniertechnik 295

γ-Hämolyse 99
Gamma-1-Phase 224
Gamma-2-Phase 224
Gelträger 207
genetische Faktoren 40
geometrischer Effekt 237
Gesamtaufzeichnung 18
Gesamtspeichel 83
Geschmacksstoffe 187
Gesichtsbogen 270
Gingivasulkusflüssigkeit 77
Glasionomere 255
Glasionomerzement 208, 245
–, konventioneller 255
–, lichthärtender 245, 256
Glattfläche 104
Glattflächenkaries 67, 150
–, initiale 126
–, superfizielle 132
Glattflächenplaque 92, 104
Glazing 243
Glukane 111
Glukose 109, 179
Glykolyse 109
Glykosyltransferase 95
Gnotobiose 66
–, relative 68
Goldhämmerfüllung 294
Grübchenkaries 150
Gruppenprophylaxe 175
Gußkeramik 281

Habitat 76
Haftung 237

Hauptmahlzeiten 30, 124, 177
Höcker-Fossa-Dreipunktgruppen-Kontakt 229
Höcker-Randleisten-Zweipunktgruppen-Kontakt 229
Hopewood-House-Studie 31
Hybridglasionomerzement 256
Hybridkomposit 235
Hybridschicht 237
Hydroxyl-Fluor-Apatit 198
Hydroxylapatit 81, 198

ICS-Studie 44
Immunglobulin A 91
Indikatorzahnbürste 185
Individualprophylaxe 175
Infekt, opportunistischer 116
Infektionskrankheit, kohlehydratmodifizierte bakterielle 116
Initialkaries 15, 131
Initialläsion 127
Inlay 263
Intensivmotivation 176
Intensivprophylaxe 176
Ionenprodukt 87
Ionenwippe 108

Kalibrierung 17
Kalziumbrücke 89, 201
Kalziumfluorid 88, 196
Kalziumhydroxidsuspension 219
Kalziumhydroxidzement 219
Kalziumphosphate 88
Kapselmischgerät 229
Karies 13
–, behandelte 15
–, klinische 15
–, multiple 156
– bei radiogener Xerostomie 158
–, stationäre 149
Kariesaktivität 16, 30, 163
Kariesaktivitätsbestimmung 147
Kariesanstieg 16, 23, 30
Kariesätiologie 73
–, Plaquekonzept 74
Kariesbefall 16
Kariesdiagnostik, nichtinvasive 147
Kariesdisposition 81

Karieseinschränkung 16
Kariesentfernung 214, 228, 240
kariesfrei 16
Kariesfrequenz 19, 23, 27
Kariesfrühdiagnostik 146, 216
Kariesfrühtherapie 216
Kariesgrad 15
kariesinduzierende Mikroorganismen 67
Kariesmarke 149
Kariesmorbidität 19
Kariesprädilektionsstellen 16, 20, 23, 150
Kariesprävalenz 167
Kariespräventiva 16
Kariesprogression 16, 115
kariesprophylaktische Mittel 16
Kariesprophylaxe 175
Kariesrisiko 163
Kariesrisikobestimmung 167
Kariesrisikogruppen 166
Kariesrückgang 16, 41
Kariesstillstand 16
Kariestheorie 62
Kariestherapie, invasive 216
–, minimalinvasive 214
–, nichtinvasive 213
Kariesursachen, exzitierende 50
–, prädisponierende 50
Kariesverbreitung 16, 23, 32, 34, 40, 44
Kariesvorhersage 167
Karieszuwachs 37f.
kariogene Wirksamkeit 117
kariogenes Potential 117
Kariologie 7
Kaugummi, xylithaltiger 33
Kaverne 137
Kavität 13
Kavitätenklassen 216
Kavitätenreinigung 214, 228
Kavitation 132, 153
Keramikinlay 281
Keramikonlay 281
Keramikverblendschalen 287
Kinderzahnheilkunde 7
Klebrigkeit 121
Koaggregation 93

Kofferdam 214, 228, 241, 245, 280
Kohlenhydrat-Protein-Komplex 135
Kollektivprophylaxe 175
Kommensalismus 112
Kompomerfüllung 260
Kompositfüllung 234, 240
Kompositinlay 274
Kondensation 226
Konservierungsmittel 186
Kontaktflächenkaries 150
Konturierung 242
Koprophagie 64
Korrekturabdruck 265
Korrosion 60
Kristallite 130
Kristalltypen 135
Kronenkaries 150
Kugelamalgam 224

Lactobacillus 97
– acidophilus 67, 103
– casei 67, 103
– plantarum 106
Lactoferrin 90
Lactoperoxidase-Thiocyanat-H_2O_2-System 90
Laktatdehydrogenase 109
Laktatschleuse 110
Laktobazillen 72, 75, 137, 158
Laktobazillentest 174
Längsschnittstudie 37, 71
Läsion, Zentrum 127
Laterotrusionsregistrat 270
Lävane 111
Lektine 95
Lichen ruber planus 223
Lichtpolymerisation 242
Lichtpolymerisationsgerät 215
Liganden 93
Lipoteichonsäure 95
Löslichkeitsprodukt 87
Lupenbrille 147, 213
Lycasin 118, 179
Lysozym 90

Maiskolbenstrukturen 95, 97
Makrodefekt, superfizieller 132
Makrofüller 235

Materia alba 92
Medikamente, salivationshemmende 86f.
Mesiodens 81
Metallgußfüllung 262
Mikrobenökologie 76
mikrobielle Sukzession 115
mikrobielles Biotop 76
– Ökosystem 76
Mikrobiotop 76, 104
Mikroflora 73, 77
Mikrofüller 235
Mikrohybridkomposit 215, 235
Mikroökologie 76
mikroökologische Sukzession 96
mikroökologisches Gleichgewicht 113
Mikrooorganismen, fakultativ-anaerobe 97
–, aerobe 97
–, allochthone 77
–, amphibiotische 116
–, autochthone 77
–, kariesinduzierende 67
–, kariogene 71
–, opportunistische 77
–, säurebildende 113
–, säuretolerante 113
–, strikt anaerobe 97
Mikroradiographie 126
Milchfluoridierung 206
Milchsäure 49, 68, 104, 109, 119
Milchzahnkaries, akute 149
–, zirkuläre 152
Mineralisation, initiale 81
–, intratubuläre 134f.
–, peritubuläre 134f.
Mischamalgam 224
Mischspeichel 83
Mittelwertartikulator 266
Monobüschelbürste 185
Monomer-Polymerkonversion 274
Monosaccharid 121
Mund, künstlicher 65
Mundhöhle, Ökosystem 78
Mundhygiene 36, 114, 164, 175, 183, 213
Mundhygieneinstruktion 37, 41
Mundhygienestatus 176

Mundinspektion 18
Mundpflegetagebuch 166
Mundspülung 206
Mundtrockenheit 85
Mutans-Streptokokken 76
Muzine 90

Natriumfluorid 198, 206
Natriumlaurylsulfat 187
Neisseria 97
Nekrose 137
Netzmittel 187
Niedrig-pH-Nicht-Mutansstreptokokken 72, 115
Nocardia 97
Normaldentinzone 138
Norwegen-Studie 28
Nüchternspeichel 83
nursing bottle syndrom 152

ökologische Nische 77
ökologisches Gleichgewicht 78
– System 73
Ökosystem, Mundhöhle 78
–, mikrobielles 76
Oligosialie 85
Onlay 263
optischer Abdruck 293
Oral sugar clearance 123f.
ORCA 42
Ost-/Westgrönland-Studie 27

Parabiose 63
Parodontologie 7
Pellikelbildung 89
periodontoblastische Matrix 135
pH-Wert, kritischer 108, 124
Phosphorsäureregel 215
Pinlay 263
Placebogruppe 17
Plaque Formation Rate Index 169
Plaque, Alter 123
–, bakterielle 73, 92
–, grampositive 97
–, marginale 92
Plaquebeeinflussung 183
Plaqueflora 76, 113
Plaquekonzept der Kariesätiologie 74

Plaqueökologie 75
Plaquepuffersysteme 88
Plaquerevelator 168
Plaquestreptokokken 98, 116
Polarisationsmikroskopie 126
Politur 230
Polymerisation, schichtweise 251
Polymerisationsschrumpfung 274
Polypeptide, histidinreiche 91
Polysaccharide 95, 101, 110f.
Porengröße 128
Prädilektionsstellen 38, 80
Praktikabilität 163
Präparation 218
Präparationsinstrumentarium 219
Präparationsregel 217
Prävention 299
Präventionsempfehlungen 177
Preßkeramik 281
Preßpassung 262
Prevotella 105
Primärkaries 15
Primärpräparation 214, 227, 240, 243, 250, 257, 261, 264, 269, 275, 280, 283, 288, 292
Primer 237
Primitivkost 25
Propionibacterium 137
Propionsäure 68, 104, 109
Proteolyse 57
Protrusionsregistrat 270
Pufferkapazität des Speichels 171
Pufferwirkung des Speichels 88
Pulpa-Dentin-System 134, 213
Pulpairritation 220
pulpaschonendes Vorgehen 219
Pulverstrahlgerät 211, 214
Putzkörper 186
Pyruvat-Formiat-Lyase 109

Quecksilberexposition 224
Quecksilberkonzentration 222
Querschnittstudie 37, 71
Quigley-Hein-Index 168

Radiovisiographie 160
Raffinationsgrad 121
Redoxpotential 80, 98

Registrat, zentrisches 270
Reihenuntersuchung 18
Reisezahnbürste 185
Reizspeichel 83
Remineralisation 76, 87, 108, 195
Remotivation 176
Reproduzierbarkeit 163
Reservepolysaccharide 110
Retention, adhäsive 218
–, mikrobielle 93
Retentionsform 217
Retentionszeit des potentiell kariogenen Substrats 123
Rezeptor 93
rheologischer Effekt 237
Risikoprodukte 164
Rolltechnik 189
Röntgenographie 147
Rosenkränze 137
Rot-Weiß-Technik 188
Rotationstechnik 188
Ruhespeichel 83

Saccharin 179, 187
Saccharose 32, 119, 179
Säftetheorie 48
Salzfluoridierung 46, 203
Sandwichtechnik 245
Saugflaschenkaries 152
Säure-Ätz-Technik 235
Säureätzung 215
Säurebildner, säuretolerante 115
Säuretoleranz 114
Schmelz-Zement-Karies, zervikale 153
Schmelzfluorose 194
Schmelzhypoplasien 82
Schmelzkaries, initiale 153
–, superfizielle 153
–, zervikale 153
Schmelzkonditionierung 215, 241
Schmelzprismen 129
Schmelzreifung 81f.
Schmerzen 146
Schmierschicht 219, 237
Schnitzen 229
Schwalbenschwanzpräparation 218
Schwangerschaftskaries 39

Sekundärkaries 15, 38, 150, 216
Sekundärkariesprophylaxe 230
Sekundärpräparation 214, 228, 241, 245, 251, 257, 261, 264, 269, 276, 280, 292
Selektivität 164
Semikollektivprophylaxe 176
Sensitivität 164
Silan-Primer 284
Silane 281
Silanisierung 284
Silness-Löe-Index 169
Sjögren-Syndrom 85
smear layer 219, 237
Sofortinlay 275
Sonde, zahnärztliche 147
Sorbit 117, 179
Sorbose 118
Spalten 138
Speichel 77, 82
–, Pufferkapazität 171
–, Pufferwirkung 88
–, Sekretionsrate 85
–, Viskosität 58
Speicheldrüsen 83
Speichelfluß 90
Speichelinsuffizienz 114
Speichelproteine 89
Speichelpuffer 88
Speichelsekretionsrate 170
Speichelsuffizienz 113
Speicheltest 163, 173
Speichelviskosität 89
Spezifität 164
Sphäroidamalgam 224
Spielpassung 262
Splitteramalgam 224
Standortflora 77
Staphylokokken 158
Stärke 117
Stärkeabbau 111
Streptococcus anginosus 72, 102, 115
– constellatus 102
– cricetus 100
– crista 101
– downei 100
– ferus 100
– gordonii 72, 101, 115

– intermedius 102
– macacae 100
– milleri 67, 72, 97, 99
– mitior 67, 98, 101
– mitis 72, 101, 115
– mutans 67, 72, 75, 97f., 100, 158
– oralis 72, 101, 115
– parasanguis 101
– rattus 100
– salivarius 67, 72, 98f., 102
– sanguis 67, 72, 97f., 101
– sobrinus 72, 75, 100
– vestibularis 102
S.-milleri-Gruppe 99
S.-mutans-Gruppe 99
S.-mutans-Test 171
S.-oralis-Gruppe 99
S.-salivarius-Gruppe 99
S.-viridans-Gruppe 98
Streptokokken 72, 137
–, orale 98
Stufenteilkrone 263
Substrat 73
–, potentiell kariogenes 123
Substratzufuhr, Häufigkeit 123
Sulkus-Zahnbürste 185
Süßmittel 179
Süßstoffe 179

Tablettenfluoridierung 46, 204
Teilkrone 263
Telemetrie 117
Tertiärdentin 136
Tertiärdentinzone 134, 139
Tetrade der Kariesätiologie 73f.
Tiefziehschiene 289
Tierversuche 69
Transillumination 18, 147, 161, 213
Transmissionselektronenmikroskopie 135
Transparenzzone 134, 138
Triade der Kariesätiologie 73
Trinkwasserfluoridierung 46, 202
Tristan-da-Cunha-Studien 25
Trituration 221
Trockenlegung 214, 245
Turku-Zuckerstudie 32, 118

Übertragungstisch 271
Umrißform 217
Untersuchung 18
Validität 163
Veillonella 68, 73, 104
Veneer 287
Versuche, klinische 17
Verweildauer 123
Vipeholm-Studie 29
Viskosität, Speichel 58
Vorhersagewert 164
Vorpostenbakterien 138
Voruntersuchung 18

Wechselwirkungen, bakterielle 112
white spot lesion 126
Whitlockite 135
Widerstandsform 217
Widerstandsmessung, elektrische 162
Wirt 73
Wurzelkaries 67, 141, 150, 153
–, fortgeschrittene 143
–, initiale 142
–, stationäre 144
Wurzelkariesindex 21
Wurzeloberfläche 104
Wurzeloberflächenplaque 104

Xerostomie 85, 114, 166
–, radiogene 158
Xylit 32, 118, 179, 187

zahnärztliche Sonde 147
Zahnbürste 184f.
Zähne 73
Zahnerhaltungskunde 7
Zahnhalskaries 150
Zahnhölzer 186

Zahnkatastrophe im Gomser-Tal 29
Zahnkennzeichnung, zweiziffriges System 18
Zahnoberfläche, habituell unsaubere Stellen 126
Zahnpaste 46, 186, 209
Zahnputztechniken 187
Zahnreinigung, professionelle 37
Zahnseide 186
Zahnwurmtheorie 48
Zahnzwischenraumbürste 186
Zapfen 138
Zementläsion, initiale 142
Zinkoxid-Eugenol 219
Zinkoxid-Nelkenöl 219
Zinkoxidphosphatzement 215
Zinkphosphatzement 228, 245
Zinkpolycarboxylatzement 228, 245
Zinnfluorid 206
Zivilisationskost 25
Zone, artifiziell saubere 218
– der Demineralisation 138, 143
– der Destruktion 143
–, dunkle 127
–, habituell saubere 218
– der Penetration 137, 143
– der Sklerose 144
–, superfizielle 127
–, transluzente 127
–, tote 138
– der Transparenz 138
– der vitalen Reaktionen 139
Zuckeraustauschstoff 119, 178f.
Zuckerersatzstoffe 179
Zuckerkonsum 33, 177
Zuckerorgie 179
Zuckerrestriktion 213
Zuckertee-Karies 152
Zwischenmahlzeiten 30, 125, 177